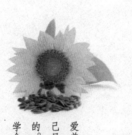

爱美是女人的天性，没有人会觉得自己足够美丽。对美丽的追求是无止境的。想要自己越来越美，就要学会保养、学会美容养颜。

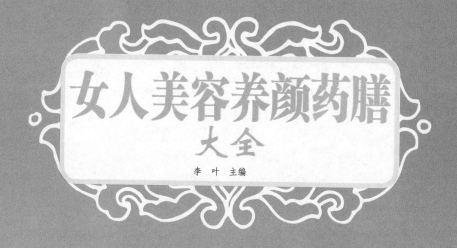

# 女人美容养颜药膳
## 大全

李 叶 主编

北京联合出版公司
Beijing United Publishing Co.,Ltd.

北京科学技术出版社

**图书在版编目（CIP）数据**

女人美容养颜药膳大全 / 李叶主编 . — 北京：北京联合出版公司，2014.1
ISBN 978-7-5502-2410-0（2022.3 重印）

Ⅰ . ①女… Ⅱ . ①李… Ⅲ . ①女性 – 美容 – 食物疗法 – 食谱 Ⅳ .
① R247.1 ② TS972.164

中国版本图书馆 CIP 数据核字（2013）第 293164 号

**女人美容养颜药膳大全**

主　　编：李　叶
责任编辑：喻　静
封面设计：韩　立
内文排版：盛小云

北京联合出版公司
北京科学技术出版社　　出版
（北京市西城区德外大街 83 号楼 9 层　100088）
德富泰（唐山）印务有限公司印刷　新华书店经销
字数 350 千字　　720 毫米 × 1020 毫米　1/16　20 印张
2014 年 1 月第 1 版　2022 年 3 月第 2 次印刷
ISBN 978-7-5502-2410-0
定价：68.00 元

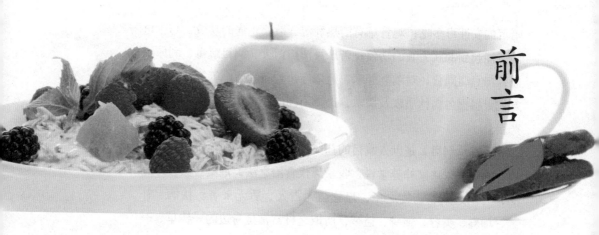

前言

世界上没有丑女人，只有懒女人。虽然人们常说"天生丽质""一白遮百丑"，但美丽并不是专属于底子好的女性，底子再好，如果不懂得保养，美丽很快就会远离。相反，或许你长得平凡无奇，但只要经过悉心地保养和调理，你也可以绽放魅力、美丽动人。因此，女性的美丽是后天练成的。爱美是女人的天性，没有人会觉得自己已经足够美丽了，没有最美，只有更美，想要自己越来越美，就必须学会保养、学会给自己做美容。说到美容，很多人只会联想到护肤品和化妆品。实际上，女性外表的美丽和身体内部的健康是密不可分的。身体健康，气色就会好，情绪就会佳，自然就美丽了。所以，女性的健康是美丽的基础，注重内调外养是打造美丽容颜的不二法宝。而药膳养生，就是女性内部调理的最佳之选。

所谓药膳，就是药材与食材搭配做成的美食。女性身体各方面的不适都可以通过药膳进行内部调理。食用美容养颜药膳是一种天然健康而又有明显效果的科学美容方法，与其他美容养颜方法相比，具有物美价廉、操作简便、容易坚持的优越性。一些上班族可能觉得煮药膳会浪费很多时间，其实煮药膳像做饭一样操作简单、取材便捷，而且营养丰富、美味可口。另外，不同的药材、食材其功效各有不同。例如食用红枣可补血，煮汤时加入红枣有补中益气、养血安神的功效，脸色暗沉的女性可多吃；鸡骨草有清热利湿、散瘀止痛的功效，与生鱼同煮能起到润肤去皱的功效；苦瓜可清热泻火、明目解毒、利尿凉血，与豆腐同食，对咽喉肿痛、痤疮疔疖均有疗效，等等。女性朋友们可根据各自体质以及需求，选择不同的药材、食材做成美味的药膳。

《本草纲目》是世人瞩目的药典，更是一部无与伦比的养生宝典。书中博采诸家补养学说，收录历代食治之法，汇集各家食疗之品，方剂之全、药物之多，堪称前无古人、后无来者。祛病、补养、增寿、美容、强身、益智，所取之材常常是身边的一株草、一朵花、一颗籽、一粒实，只需正确配伍和对症使用就能收获意想不到的效果。很多苦苦追寻美丽的女性没有想到，我们日常生活中的"菜篮子"就是一本能演绎酸甜苦辣的草药方子。本书借鉴了《本草纲目》中利用本草内调外养进而达到美容效果的方法与食例，分护肤篇、塑形篇和调养篇向女性朋友详细介绍本草药膳在美容养颜、塑身美体、调养治病方面的功效，精选了400多例具有润肤养颜、塑身美体、治病防病功效的营养食谱。在保证其营养合理、膳食平衡的同时，力求变换花样，调剂口味，让你在愉快的烹制过程中，既能享受到佳肴的美味，又能获得如花容颜。这样一本每个女人都想拥有的美容宝典，让女人从头到脚、由内而外都散发出迷人气息。

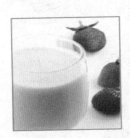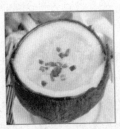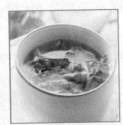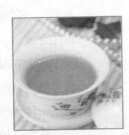

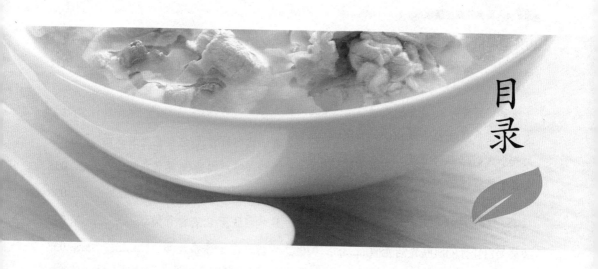

目录

## 护肤篇 | 本草药膳美容，打好四大美肌保养战

◎ **本草保湿润肤，成就水润女人** ...002

**补水食物存在于日常饮食中** .................**002**

**中药补水给您意想不到的润肤效果**.......**004**

**药膳润肤，因人而异** .........................**006**

保湿润肤药膳 ............................ 007

黄精牛筋煲莲子/清补养颜汤 ................007

玉竹瘦肉汤/丝瓜鸡片汤 .....................008

苹果雪耳猪腒汤/蛤蜊炖蛋 ..................009

枸杞马蹄鹌鹑蛋/蜜橘银耳汤 ...............010

牛奶胡萝卜汁/阳桃紫苏梅甜汤 ............011

◎ **本草醒肤抗皱，收获"弹力"肌肤** ...012

**女人为什么比男人衰老得快** .................**012**

**瓜果去皱让你的皮肤紧致、细腻** ............**013**

**沉浸花草世界让你美丽绽放** .................**015**

**对抗衰老有奇招——药膳养生法** ..........**016**

醒肤抗皱药膳 ............................018

鸡骨草煲生鱼/百合猪蹄汤 .................018

益气润肤汤/木耳海藻猪蹄汤 ..............019

牛奶炒蛋清/橙子藕片 ......................020

香蕉蜂蜜牛奶/枸杞蒸鲫鱼 ...............021

木瓜炖银耳/灵芝玉竹麦冬茶 .............022

养颜胡萝卜羹/桂圆枸杞冰糖饮 ...........023

◎ **本草祛斑消痘，面部光洁无瑕** ...024

**中药祛斑——还你洁净肌肤** .................**024**

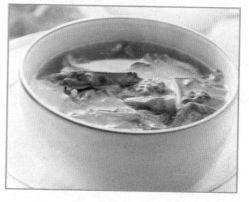

内外调理相结合，斑点去无踪............025

祛斑消痘药膳.................026

夏枯草黄豆脊骨汤/清热除斑汤.........026

玫瑰枸杞养颜羹/红豆沙.............027

元气小火锅/苦瓜炖豆腐............028

女贞子蜂蜜饮/玫瑰醋.............029

◎ 本草美白褪黑，扫除黑色素 ...... 030

蔬菜美白让你的肌肤光洁无瑕.............030

三步扫除黑色素..................031

不能错过的药膳美白法..............032

美白褪黑药膳...................034

青豆党参排骨汤/猪皮花生眉豆汤 ........034

番茄莲子咸肉汤/粉葛煲花豆...........035

通络美颜汤/银耳樱桃羹...............036

健体润肤汤/山药排骨煲..............037

牛奶炖花生/木瓜炖奶.............038

## 塑形篇 | 本草纤体，成就完美身材

◎ 本草瘦脸，拥有人人羡慕的"巴掌脸" ...040

本草内外瘦脸，让你令人惊羡 ...... 040

高钾质食物是小脸女人的贴心宝贝......041

本草瘦脸面膜，让你的脸一小再小......042

正确按摩与适量运动辅助塑小脸......043

本草瘦脸药膳...................044

茯苓豆腐/西芹山药木瓜 ................044

木瓜鲤鱼汤/枸杞冬瓜淡菜汤 .............045

茯苓清菊茶/养肤瘦脸茶 .............046

山楂苹果大米粥/鲜笋魔芋面..........047

◎ 本草丰胸，"昂首挺胸"有诀窍 ....048

不同年龄段的丰胸食谱..................048

药膳丰胸让你拥有傲人双峰..................049

丰胸小窍门..................050

本草丰胸药膳..................052

丰胸猪蹄煲/黄豆猪蹄汤 .................052

牛奶炖木瓜/银耳木瓜鲫鱼汤/虾肉粥 ....053

丰胸美颜汤/酱猪蹄/红豆花生乳鸽汤 ....054

木瓜煲猪蹄/木瓜汤/木瓜花生鸡爪汤......055

◎ 本草祛除乳腺疾病，活出女人真风采 ....056

摆脱乳腺炎，做个漂亮自信的女人.......056

乳腺炎调理药膳..................059

茯苓菊花猪瘦肉汤/莲藕赤小豆汤 ........059

银花茅根猪蹄汤/苦瓜牛蛙汤 ..............060
大黄公英消炎茶/丝瓜银花饮 ..............061
马蹄百合生鱼汤/蒲公英茶 ..............062
**吃能消除乳腺增生，还你健康乳房**......**063**

乳腺增生调理药膳 ..............065

青皮炒兔肉/香附豆腐泥鳅汤 ..............065
佛手元胡猪肝汤/海带海藻瘦肉汤 .......066
田七薤白鸡肉汤/佛手黄精炖乳鸽 .......067
山楂茉莉高粱粥/柴胡橘皮饮 ..............068
**本草调养，乳腺癌不再是噩梦**......**069**

乳腺癌调理药膳 ..............072

豌豆炖猪尾/佛手瓜老鸭汤 ..............072
雪莲银花煲瘦肉/生地绿豆猪大肠汤 ....073
螺肉煲西葫芦/土茯苓鳝鱼汤 ..............074
排骨苦瓜煲陈皮/甲鱼红枣粥 ..............075

◎本草瘦身，帮你实现减肥梦 .........076

**不反弹的减肥瘦身法**......**076**
**花草减肥，让你拥有迷人曲线**......**077**
**纤纤玉腿吃出来**......**078**
**膳食瘦身之宜忌**......**080**

本草瘦身药膳 ..............082

冬瓜瑶柱汤/三鲜烩鸡片 ..............082
茶鸡竹笋汤/薏苡仁煮土豆/鱼头煮冬瓜 ..............083
山楂荷叶泽泻茶/青苹果炖生鱼/莲藕龙骨汤 ..............084
萝卜排骨汤/藕节萝卜排骨汤/瞿麦蔬果汁 ...085

◎本草排毒，清除毒素一身轻松 .....086

**花草茶——排毒塑身最便捷**......**086**

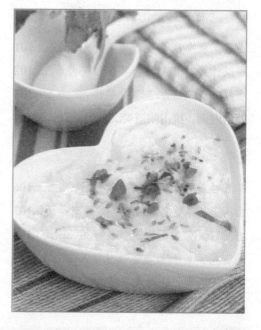

**细看水果排毒经**......**088**
**赶走便秘，让你轻松无忧**......**089**

本草排毒药膳 ..............090

赤豆薏苡炖鹌鹑/茯苓绿豆老鸭汤 ........090
清疮田鸡汤/葛根荷叶田鸡汤/鲜荷西丝消
暑汤 ..............091
去湿解毒汤/清肺润燥汤/粉葛银鱼汤 ....092
绿豆茯苓薏苡仁粥/紫草杏仁粥/鱼腥草银
花瘦肉汤 ..............093
雪耳猪骨汤/雪梨猪脹汤/绿豆黄糖粥 ....094
核桃仁粥/百合绿豆凉薯汤/川贝母蒸梨 ..095
冰糖炖香蕉/川贝枇杷茶/双黄茶 ..............096
陈皮山楂麦芽茶/山楂陈皮菊花茶/金银花
绿茶 ..............097

◎本草祛病排毒，让女人由内而外
地美 ..............098

**摆脱外阴瘙痒，让你轻轻松松做女人**...**098**

## 外阴瘙痒调理药膳 ............101

山药蒺藜排骨汤/生地煲龙骨 ..............101

雪梨竹蔗煲猪胰/马齿苋杏仁瘦肉汤 .....102

杏鲍菇清蒸鳕鱼/苦参黄檗饮 ..............103

**外治内调，抗击阴道炎 ............104**

## 阴道炎调理药膳 ............106

苦瓜甘蔗鸡骨汤/车前草猪肚汤 ..........106

山药土茯苓煲瘦肉/土茯苓绿豆老鸭汤 ...107

上汤窝蛋苋菜/绿豆苋菜枸杞粥 ..........108

马齿苋荠菜汁/银花连翘甘草茶 ..........109

**摆脱尿道炎，让女人一路通畅无阻 ......110**

## 尿道炎调理药膳 ............112

薏苡仁瓜皮鲫鱼汤/绿豆炖鲫鱼 ..........112

茯苓西瓜汤/芹菜甘草汤 ..............113

石韦蒸鸭/冬瓜荷叶排骨汤 ..............114

竹叶茅根茶/通草车前子茶 ..............115

**本草祛除盆腔炎，还女人美丽自信 ......116**

## 盆腔炎调理药膳 ............118

冬瓜薏苡仁煲洋鸭/生地木棉花瘦肉汤 ..118

马齿苋瘦肉汤/莲子茅根炖乌鸡 ..........119

二草红豆汤/薏米黄芩酒 ..............120

## 调养篇｜本草内养，由内而外绽放娇颜

◎ 本草滋补气血，白里透红才是真的美 ...122

**女性养颜必有气 ............122**

**女人养颜必有血 ............123**

**补气养血药膳餐，让女人光彩夺人 ............125**

## 气血滋补药膳 ............126

阿胶淮杞炖水鱼/芪枣黄鳝汤 ..............126

芝麻润发汤/木耳大枣汤/生津补血汤 ....127

灵芝石斛鱼胶猪肉汤/山药炖猪血/栗子蜜枣汤 ............128

枸杞鹌鹑蛋鸡肝汤/黑木耳红枣猪蹄汤/百合桂圆瘦肉汤 ............129

归芪红枣鸡汤/毛血旺/何首乌炒猪肝 ....130

桂圆养生粽/红豆牛奶汤/黑豆蛋酒汤 ....131

番茄阿胶薏米粥/葡萄当归煲猪血/参果炖瘦肉 ............132

白芷川芎炖鸡蛋/醪糟葡萄干/双仁菠菜猪肝汤 ............133

**赶走月经不调，让女人恢复迷人气息 ...134**

## 月经不调调理药膳 ............136

益母草红枣瘦肉汤/黄精黑豆塘虱汤 .....136

当归田七炖鸡/四物乌鸡汤 ............137

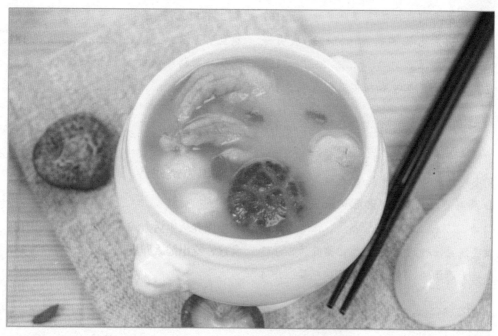

旱莲猪肝汤/黄芪炖生鱼 ..................138

生地山药粥/香菇鸡粥 ..................139

**祛除痛经，让女人不再痛苦难耐** ....**140**

痛经调理药膳 ..................142

鸽肉莲子红枣汤/肉桂生姜米粥 ..........142

黑豆益母草瘦肉汤/香菇白菜猪蹄汤 .....143

菠菜芝麻卷/当归田七乌鸡汤 ..........144

红糖西瓜饮/山楂二皮汤 ..........145

**本草治闭经，让女人血气通畅** ..........**146**

闭经调理药膳 ..................148

田螺墨鱼汤/参归枣鸡汤 ..................148

猪蹄炖牛膝/当归羊肉汤 ..................149

桃仁当归瘦肉汤/淮杞红枣猪蹄汤 ........150

玫瑰调经茶/木瓜墨鱼汤 ..................151

◎ **本草脏腑调和，是美容养颜必修课** ...**152**

**美丽女人先养心** ..................**152**

淡斑去瑕必补肝 ..................**153**

不老容颜需强肾 ..................**155**

肌肤水润要润肺 ..................**156**

气血充盈需健脾 ..................**157**

花容月貌靠胃护 ..................**158**

脏腑调和——养心药膳 ..................160

远志菖蒲鸡心汤/养心安神粥 ..................160

莲子茯神猪心汤/黄豆鲤鱼汤/枸杞桂圆银耳汤 ..................161

灵芝红枣瘦肉汤/灵芝鸡腿养心汤/百合乌鸡汤 ..................162

木耳桂圆汤/灵芝蒸猪心/桂圆凤爪汤 ....163

双莲粥/桂参大枣猪心汤/桂圆小米粥 ....164

脏腑调和——补肝药膳 ..................165

白芍蒺藜山药排骨汤/枸菊肝片汤 ........165

枸杞叶猪肝汤/柴胡枸杞羊肉汤/黑豆排骨汤 ..................166

海带排骨汤/糯米红枣/芹菜蔬果汁 .......167

白果决明菊花茶/柴胡菊花枸杞茶/决明枸
杞茶 .................................................168

黑豆甘草茶/丁香绿茶/梅芪玉米须茶 ....169

脏腑调和——健脾益胃药膳............. 170

山楂麦芽猪腱汤/莲子百合芡实排骨汤....170

麦冬炖猪肚/茯苓糙米鸡/红枣炖兔肉 ....171

白菜黑枣牛百叶汤/猪肚煲米豆/玉米肚
仁汤 .................................................172

黄芪蔬菜汤/党参煮土豆/淮山猪肚汤 ....173

生姜大枣汤/牛奶红枣粥/黄芪枸杞茶 ....174

脏腑调和——润肺药膳.................... 175

南杏萝卜炖猪肺/沙参玉竹煲猪肺 .......175

雪梨银耳瘦肉汤/银耳淮山莲子煲鸡汤/霸
王花猪肺汤 .......................................176

百合无花果鳎鱼汤/百合冬瓜鸡蛋汤/海蜇
马蹄汤 ..............................................177

川贝母炖豆腐/山药杏仁糊/香菇炖银杏....178

干贝鸡丝粥/参麦玉竹润肺茶/玉竹西洋
参茶 .................................................179

脏腑调和——补肾药膳.................... 180

猪肠核桃汤/二参猪腰汤..................180

黑豆牛肉汤/莲子补骨脂猪腰汤/二冬炖
鲍鱼 .................................................181

党参马蹄猪腰汤/鹿茸枸杞蒸虾/巴戟天黑
豆鸡汤 ..............................................182

山药枸杞莲子汤/玉米须蛤蜊汤/生蚝瘦
肉汤 .................................................183

◎本草卵巢保养，娇嫩女人的"源头
活水" ...............................................184

卵巢保养从生活方式入手......................184

食疗，吃出健康卵巢.............................185

卵巢保养药膳.................................... 186

栗子桂圆炖猪蹄/虾子大乌参 ..............186

党参枸杞红枣汤/木瓜冰糖炖燕窝/海马龙
骨汤 .................................................187

草杞红枣鹌鹑汤/玉竹煮猪心/银耳猪骨汤 ...188

南北杏无花果煲排骨/燕窝粥/墨鱼粥 ....189

◎细心呵护你的卵巢，和不孕说
"拜拜" ..............................................190

认识不孕，找出不孕原因......................190

细心调理卵巢，选对药物和食物...........191

不孕调养药膳.................................... 192

四物鸡汤/鲍汁鲜竹焖海参.....................192

栗子羊肉汤/龟甲杜仲猪尾汤 .................193

虫草红枣炖甲鱼/顺气猪肝汤 .................194

灵芝茯苓炖乌龟 .................................195

◎预防卵巢早衰，让卵巢永葆青春...196

卵巢早衰有何症状................................196

本草调理卵巢，女人幸福一生...............197

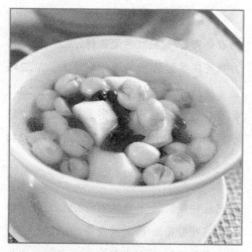

荠菜猪腰汤/蒜蓉马齿苋......................206
黄檗苍耳消炎茶/大蒜银花茶.............207
**子宫疾病调理——功能性子宫出血**......**208**

**功能性子宫出血调理药膳**.................210

莲藕炖排骨/猪骨黄豆丹参汤.............210
槐花猪肠汤/艾蒿茶...........................211
田七炖乌鸡/人参莲枣炖乌鸡.............212
三七粉粥/墨鱼鸡肉汤.......................213
**子宫疾病调理——子宫脱垂**.................**214**

**子宫脱垂调理药膳**.............................216

枣鸡汤/莲子枸杞炖猪肚.....................216
鲜人参炖鸡/参芪炖牛肉.....................217
党参老母鸡汤/人参雪梨乌鸡汤...........218
黄芪山药鱼汤/胡椒猪肚汤.................219
**子宫疾病调理——子宫肌瘤**.................**220**

**子宫肌瘤调理药膳**.............................222

花生丁香猪尾汤/甲鱼芡实汤.............222
兔肉薏米煲/带鱼黄芪汤.....................223
莪术粥/当归川芎鱼头汤.....................224
川芎桃仁青皮饮/青皮红花茶.............225

**卵巢早衰调养药膳**...............................198

鹿茸黄芪煲鸡汤/双色蛤蜊................198
麦枣甘草排骨汤/当归红枣牛肉汤.......199
虫草海马炖大鲜鲍/山药黄精炖鸡.......200
枸杞炖甲鱼/六味地黄鸡汤................201

◎ 本草子宫调养，保卫女人的第六脏器.... 202

**子宫疾病调理——宫颈炎**...................**202**

**宫颈炎调理药膳**.................................204

茅根马蹄猪展汤/黄檗油菜排骨汤........204
大芥菜红薯汤/苦瓜败酱草瘦肉汤........205

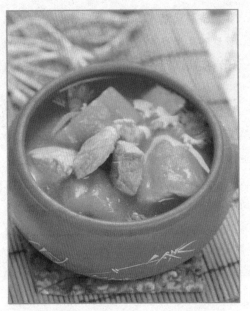

子宫疾病调理——子宫癌..................... **226**

子宫癌调养药膳 ............................. 228

田七冬菇炖鸡/土茯苓灵芝炖龟............228
鱼腥草乌鸡汤/洋参无花果甲鱼汤 .........229
蒜子芦笋煲鱼头/甘草蛤蜊汤 ...............230
无花果瘦肉汤/丹参槐花酒.....................231

◎本草调养经, 使青春期的你还可以更完美 ................................. 232
青春期战痘大攻略.............................. **232**
青春期打造完美胸部.......................... **234**
特殊时期的特别呵护.......................... **235**

青春期保健药膳 ............................. 236

西洋菜北杏瘦肉汤/苹果雪梨瘦肉汤 .....236
乌骨鸡粥/醪糟银耳/首乌核桃粥...........237

◎本草调养经, 让你妊娠期也依旧迷人 .. 238
本草调养, 预防先兆流产...................... **238**

先兆流产调理药膳 ......................... 240

阿胶牛肉汤/菟杞红枣炖鹌鹑 ...............240
白术芡实煲猪肚/杜仲栗子鸽汤............241
莲子猪肚/杜仲艾叶鸡蛋汤...................242
葡萄红枣汤/菟丝子大米粥...................243
本草调理, 防治胎滑有一手 ...............**244**

习惯性流产调理药膳 ..................... 246

枸杞杜仲炖鹌鹑/补肾乌鸡汤 ..............246
杜仲艾叶瘦肉汤/阿胶猪皮汤 ...............247
艾叶煮鹌鹑/山药白术羊肚汤 ...............248
菟丝子煲鹌鹑蛋/菟丝子粳米粥...........249
食疗助你缓解妊娠反应.......................**250**

妊娠反应调理药膳 ......................... 252

白扁豆鸡汤/香菜鱼片汤 .....................252
豆蔻陈皮鲫鱼羹/砂仁黄芪猪肚汤 ........253
砂仁桂圆腰豆粥/生姜牛奶...................254
莲子乌杞炖鸽蛋/生姜橘皮茶...............255
妊娠肿胀不用愁, 本草帮你来消肿.......**256**

妊娠肿胀调理药膳 ......................... 258

白术茯苓田鸡汤/赤小豆炖鲫鱼............258
胡萝卜马蹄煮鸡腰/粉葛薏苡仁脊骨汤...259
鲜车前草猪肚汤/马蹄冬菇鸡爪汤 ........260
玉米须鲫鱼煲/粉葛薏米脊骨汤............261

◎本草调养经, 产后调养不容忽视 . 262
找对原因, 让女人快速恢复完美身材...**262**
产后妈妈饮食养颜经.............................**263**

产后调养药膳 ............................. 265

晶莹醉鸡/归参炖母鸡 .....................265

山药鲑鱼/鲜人参炖竹丝鸡/党参排骨汤 ...266

黑枣党参鸡肉汤/淡菜枸杞煲乳鸽/燕麦枸杞粥 ..................267

**本草催乳，让女人奶水充足 ...268**

产后缺乳调理药膳 ................270

莲子土鸡汤/竹笋鲫鱼汤 .............270

萝卜干蜜枣猪蹄汤/通草丝瓜对虾汤 .....271

猪蹄凤爪冬瓜汤/枸杞香猪尾 .........272

红枣莲藕猪蹄汤/章鱼花生猪蹄汤 ......273

**本草去痛，让女人轻松一身 .........274**

产后腹痛调理药膳 ................276

桃仁红米粥/当归生姜羊肉汤 ..........276

生姜肉桂炖虾丸/鸡血藤鸡肉汤 ........277

丹参三七炖鸡/化瘀止痛酒 ...........278

山楂桂皮茶/川芎肉桂姜茶 ...........279

**本草止恶露——加速子宫修复 ............280**

产后恶露不净调理药膳 .................282

花旗参炖乌鸡/苦瓜菊花猪瘦肉汤 ........282

冬瓜黑鱼汤/养血止痛粥 ..............283

白果莲子糯米乌鸡汤/无花果煲猪肚 .....284

小蓟生地饮/山楂香附茶 ..............285

**本草解郁，让女人产后心情舒畅！ .......286**

产后抑郁调理药膳 ..................288

玫瑰香附茶/郁金大枣鳝鱼汤 ..............288

白果炖乳鸽/金针生地鲜藕汤 ..............289

甲鱼猪骨汤/金针黄豆排骨汤 ..............290

佛手瓜白芍瘦肉汤/酸枣仁莲子茶 ..........291

◎ 本草调养经，更年期要养足精气神 ... 292

**更年期，女人要懂得好好呵护自己 .....292**

**饮食调养，让你轻松度过更年期 ..........294**

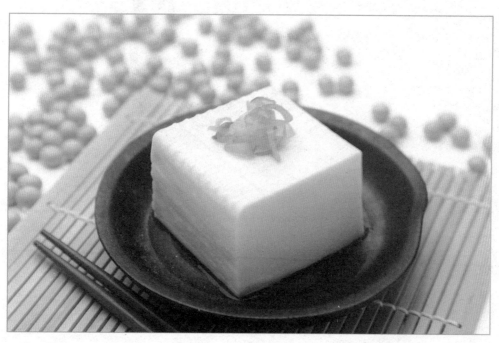

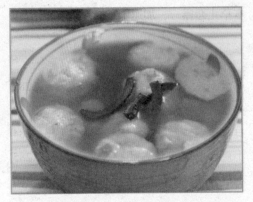

黑芝麻山药糊/何首乌黑豆煲鸡爪/板栗枸
杞粥 ......................................296

茯苓鸽子煲/浮小麦莲子黑豆茶/天麻苦瓜
酿肉 ......................................297

**细看更年期综合征**..........................**298**

更年期综合征调理药膳 .................. 300

灵芝炖土鸡/兔肉百合枸杞汤 ..............300

山药麦芽鸡肫汤/参麦泥鳅汤 ..............301

天麻炖猪脑/姜片海参炖鸡汤 ..............302

莲子芡实猪心汤/莲心苦丁更年清心茶...303

更年期保健药膳 ..................... 295

湘莲桂圆炖猪脑/枸杞红枣炖猪心 ........295

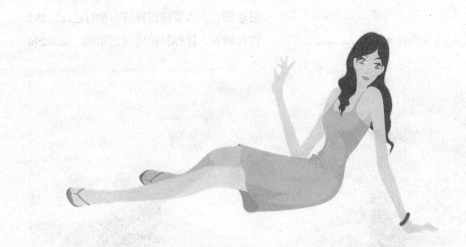

# 护肤篇
# 本草药膳美容，
# 打好四大美肌保养战

《本草纲目》既是中国古代最著名的药学宝典，又是一部现代女性抗衰养颜的百科全书。女人养颜养生如同养花，要想让女人这朵"花"一直娇艳下去，就必须灌溉根部，真正做到由内到外地呵护。女人要学会时刻善待自己，而保养，就是对自己最好的爱护。

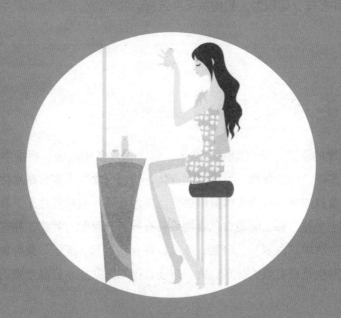

# 本草保湿润肤，
# 成就水润女人

水分，是人体美容最重要的条件，我们赞美别人的肌肤水嫩常常会说"能挤出水来"，可见体内蕴藏适度水分，对爱美的女人来说是多么重要。

机体的水分为健康所需，也为美丽所需，它既有润滑的作用，又有减肥的作用。适当补充水分，可以滋润皮肤，防止皱纹产生，减少油脂的积聚，消除臃肿。俗话说"女人是水做的"，说得一点都没有错。一个健康的女人，包括皮肤在内的机体各器官都离不开水。皮肤健康要有水嫩的肌肤作为基础，如果肌肤缺水，色斑、皱纹和炎症等问题就会找上你。

既然水分对美容那么重要，究竟该如何补水呢？要知道，化妆品和护肤品并非补水的最佳选择，而食物和中药不仅能让身体和皮肤更健康，补水也更相宜。中医学认为，女性补水需先滋阴，而滋阴的食材与药材多种多样，可以为人们提供多种选择。

## 补水食物存在于日常饮食中

按照中医学的说法，补水即解除燥热，解除燥热多用润法。根据中医"五行五色"的说法，多吃"白色食物"可以滋润身体，且白色食物多富含碳水化合物、蛋白质和维生素等营养成分，可为人体提供热能。白色食物一般味甘性平，具有安定情绪的作用，适合于平补。那么哪些白色食物最具有补水效果呢？其实，补水食物就存在于我们的日常生活中。白萝卜、白菜、冬瓜、百合、银耳、莲子、梨等食物均是最为大众化的，同时也是最有效的补水食物。想让自己的肌肤如水般晶莹剔透，白色食物是最好的选择。

## ❀ 白萝卜——"冬天里的人参"

白萝卜中含有多种维生素和矿物质，且维生素C的含量是梨和苹果的8～10倍，同时白萝卜中还含有丰富的维生素E，两者都能起到防止因燥热导致皮肤干燥的作用。此外，白萝卜中还含有大量纤维素，能促进肠道蠕动，改善便秘。

## ❀ 百合——安神滋润，美容护肤

百合鲜品除富含黏液质和B族维生素、维生素C等营养素外，还含有一些特殊的营养成分，如秋水仙碱等多种生物碱。这些成分不仅具有良好的营养滋补功效，而且还对秋季因气候干燥而引起的多种季节性疾病有一定的防治功效，常食百合，可美容养颜。

## ❀ 银耳——内服滋阴，外敷美容

银耳性平，味甘、淡、无毒，有润肺生津、滋阴养胃、益气安神、强心健脑的作用。用银耳保湿养颜可内服、外敷。内服时可熬银耳羹天天食用，银耳羹的具体做法是：银耳3～6克，用温水浸5～8小时，再加热炖成糊状，加适量的冰糖服用。外敷的方法是：用适量银耳熬成糊状，直接涂在脸上，待干后再洗净。天天敷效果非常好，不仅可让肌肤摸上去很滑，还能让肌肤看上去十分水润，结合银耳羹一起食用，还可以有效医治青春痘、皮炎等皮肤病。

## ❀ 梨——缓解干燥最佳之选

梨"生者清六腑之热，熟者滋五脏之阴"，是缓解秋季干燥最宜选用的保健果品。它不但能增加水分的摄入，还能为人体补充大量维生素，梨中所含有的维生素成分，有深层清洁及平衡油脂分泌的作用，特别适合油性及中性肌肤者食用。梨除了可以生吃，还可制成梨汁、膏、酱、果茶等。

## ❀ 葡萄——"植物奶"

葡萄的营养价值很高，葡萄汁被科学家誉为"植物奶"。市面上很多以葡萄为原料制作的面膜，受到众多爱美人士的极力追捧，因为葡萄中所含有的糖分与有机酸，是肌肤天然的保湿滋润剂，也是肌肤毒素的"清道夫"，能让肌肤更有弹性、更具光泽，并能延缓衰老。葡萄富含大量的水分，极易被人体吸收，且能促进血液循环，保护皮肤的胶原蛋白与弹性纤维，还能阻挡紫外线对皮肤的伤害。

## 🌸 香蕉——肌肤的"清洁保湿剂"

香蕉富含蛋白质、淀粉、维生素及矿物质，还是含钾元素特别丰富的食物，从食疗的角度讲，香蕉对患心血管疾病的人是一种非常好的食疗食物。对于皮肤来说，它温和的清洁与滋养修复肌肤的功效深得爱美人士的喜爱。香蕉还是一种很好的面膜材料，可直接将香蕉捣成泥状敷在脸上，也可在其中加上蜂蜜，这样，保湿滋润的功效会更好。此外，将香蕉泥敷在微湿的头发上5～10分钟，会让头发更加亮丽，有光泽。

# 🎀 中药补水给您意想不到的润肤效果

中医学认为，皮肤的光泽滋润与脏腑功能息息相关，女人要从根本上焕发光彩，延缓衰老，使青春常驻，还要从内部调理开始，通过补血理气、调整营养平衡来让你的皮肤水嫩透亮。

## 🌸 补水，首先要健脾

脾为后天之本，气血生化之源。脾胃功能正常，气血旺盛，皮肤才能得到滋润。脾胃功能失常，津液生化不足，皮肤自然得不到滋养，会变得干枯萎黄。所以补水先要健脾，只有健脾益气，才能化生津液，通达阳气，为滋润皮肤打下良好的基础。

（1）**当归**：具有补血活血、祛瘀生新之功效，是妇科之要药。当归含有挥发油及多种人体必需微量元素。长期服用当归能营养皮肤，防止皮肤粗糙，可使面部皮肤重现红润色泽。

（2）**茯苓**：能宁心安神，益脾补肾，渗湿利水。茯苓含有三萜类、多聚糖类、胆碱、脂肪、卵磷脂及钾、镁等多种元素。不仅能显著提高机体免疫能力，而且可使血液中氧合血红蛋白释放更多的氧，以供给组织细胞。同时，还可使细胞活性增强，从而使我们的皮肤、毛发显得更加滋润，达到美容的效果。

（3）**红枣**：枣是中国的传统滋补品，民间相传有"天天吃三枣，一辈子不见老""五谷加小枣，胜似灵芝草"之说。中医认为，枣可以养血、益气。鲜枣营养丰富，维生素C含量非常高，被人们称为"天然维生素丸"。

（4）**白芍**：具有补气益血、美白润肤的功效，适用于气血虚寒导致的皮肤粗糙、萎黄、黄褐斑和色素沉着等。中医认为，人的皮肤润泽与否和脏腑功能有着密切的关系，如果脏腑病变，气血循行受阻，脸色就会黯沉无光。

## 🌸 滋养肌肤，润肺为基

肺为"水之上源"，水液要经肺的宣发作用，才能滋养五脏六腑，润泽皮肤。若肺的功能失常，失去了输布水液的能力，肌肤就得不到濡养滋润。下面介绍两种润肺食物。

（1）杏仁：具有生津止渴、润肺定喘的功效。现代研究证明，杏仁富含单不饱和脂肪酸和维生素E，这两种物质都非常有助于控制甚至降低血液中的胆固醇含量，并具有抗氧化功能，可滋养肌肤。

（2）罗汉果：具有清肺润肠的功效。现代研究表明，罗汉果有净化血液中的过氧化脂质的作用，可以改善全身皮肤新陈代谢，以达到补水、美容的效果。

## 🌸 保水，固肾是王道

肾主水，水液由肺输布全身，滋养人体后，又集聚于肾，在肾的作用下，分别成清者和浊者两部分。清者，通过肾中阳气的蒸腾汽化作用，回到肺，由肺再布散周身，以维持体内的正常水液含量。而浊者则被化生成尿液排出。因此，补水除了补充水分，将水液正常输布于人体之外，更为重要的是强化肾阳的气化作用，才能留住水分。代表中药如下。

（1）山药：《本草纲目》概括山药功用为"益肾气，健脾胃，止泻痢，化痰涎，润皮毛"。既能补肺脾之气，益肾肾之阴，又能固涩肾精，故不论脾阳亏或肺肾阴虚，皆可应用。此外，山药对滋养皮肤、健美养颜有独特疗效。除痰湿体质外，其他体质者均可食用，气虚的女人食之尤佳。

（2）黑芝麻：《本草纲目》记载"服食胡麻，服至百日，能除一切痼疾，一年身面光泽不饥"。有补肝肾、益精血、润肠燥的功效。许多乌发养颜的美容古方都以黑芝麻为主药，可缓解皮肤的干枯、粗糙，令肌肤细腻光滑、红润光泽。

（3）核桃：核桃性味甘平、温润，含有大量的脂肪和蛋白质，还有糖类、维生素A、维生素E、卵磷脂、钙、铁等营养成分，具有补肾养血、润肺定喘、润肠通便的作用。同时，核桃仁还是一味乌发养颜、润肤防衰的美容佳品，对肾亏腰痛的女人也有很好的疗效，长期食用还可对癌症具有一定的预防效果。

（4）枸杞子：《本草纲目》记载枸杞子"补精气诸不足，易颜色，变白，明目安神，令人长寿"。中医很早就有"枸杞养生"的说法，认为常吃枸杞子能"坚筋骨，轻身不老，耐寒暑"。所以，枸杞子常常被当作滋补调养和抗衰老的良药，可以提高皮肤吸收养分的能力，还能起到美白作用。

#  药膳润肤，因人而异

药膳"寓医于食"，既能满足你味觉的追求，摄取丰富的营养又能让你的皮肤获得充足的水分。无论春夏秋冬，都能让你享受其中。但药膳养生也要看体质，对症下药，才能"药"到病除。

## 🌸 药膳——"寓医于食"

"良药苦口"，传统中药制剂多有苦味，相当一部分人会因怕药苦而拒绝服药。这时候，药膳就可发挥其作用。所谓药膳，即药材与食材相配伍而做成的美食。药膳既将药物作为食物，又将食物赋以药用，药借食力，食助药威，二者相辅相成，相得益彰。药膳具有很高的营养价值，不仅可以防病治病、强身健体，配合恰当的食材，还能让皮肤滋润保湿。

## 🌸 药膳养生须对症下药

中医讲究辨证施治，对于药膳养生来说，需要根据每个人不同的体质、不同的症状表现加以施治，这样才能做到"对症下药，药到病除"。否则不仅对病症无益，还会损伤身体，加重病情。中医临床中通常把人体各种病症分为虚证、实证、寒证、热证。根据中医"虚者补之""实者泻之""热者寒之""寒者热之"的治疗原则，不同症状的患者根据其不同脏腑阴阳气血虚损的差异，分别给予滋阴、补阳、益气、补血的食疗治之，从而使身体恢复健康。

（1）**虚证**：主要表现为神疲气短、倦怠懒言、舌质淡、脉虚无力等。而虚证又分为气虚、阳虚、血虚和阴虚四种类型，根据虚证的不同类型应有针对性地选择恰当的补虚药。

（2）**实证**：主要表现为形体壮实、脘腹胀满、大便秘结、舌质红、苔厚苍老、脉实有力等。

（3）**寒证**：主要表现为怕冷喜暖、手足不温、舌淡苔白、脉迟等。饮食方面，要注意适当吃一些温热性食物，如辣椒、花椒、香菜、南瓜、大葱、大蒜等。

（4）**热证**：主要表现为口渴喜冷、身热出汗、舌红苔黄等。在饮食方面，要适当吃一些偏阴凉性的食物，如苦瓜、白菜、黄花菜、冬瓜、紫菜、海带等。

# 保湿润肤药膳

利用药膳补水不是一蹴而就的事，需要持之以恒。要想皮肤滋润水嫩，不能光依靠护肤品，必须通过精心调理才行。以下推荐一系列滋润皮肤的药膳，请根据个人体质选择适合你的一款。

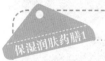 保湿润肤药膳1 ...................o 黄精牛筋煲莲子

◎ **配方** 黄精10克，莲子15克，蹄筋500克，生姜、盐、味精各适量。

◎ **制作** ①莲子泡发，黄精、生姜洗净。②蹄筋切块，入沸水氽烫。③煲中加入清水烧沸，放入蹄筋、莲子、黄精、生姜片煲2小时，加盐、味精调味即可。

◎ **功效** 黄精补气养阴；牛筋含有丰富的胶原蛋白，能增强细胞生理代谢，使皮肤更富有弹性和韧性，延缓皮肤的衰老。黄精、牛筋、莲子合用，不但能够滋阴润肺、健脾益胃，更具有滋润肌肤、增加皮肤弹性、延缓衰老的美容功效。

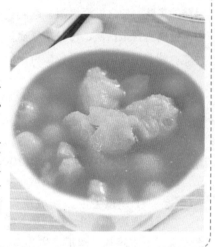

保湿润肤药膳2 ...................o 清补养颜汤

◎ **配方** 莲子10克，百合15克，北沙参15克，玉竹15克，桂圆肉10克，枸杞子15克，冰糖适量。

◎ **制作** ①将药材洗净；莲子洗净去心备用。②将所有材料放入煲中加适量水，以小火煲约40分钟，再加冰糖调味即可。

◎ **功效** 莲子可养心明目、补中养神，健脾补胃；百合鲜品富含黏液质及维生素，对皮肤细胞新陈代谢有益；北沙参、玉竹可滋阴润肤；桂圆可补血养颜、抗衰老；枸杞子可滋阴润肤，清除自由基、抗氧化、抗衰老。此汤具有很好的滋补功效，常食可美容润肤。

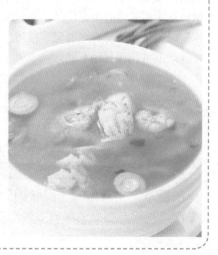

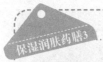

## 保湿润肤药膳3 ．玉竹瘦肉汤

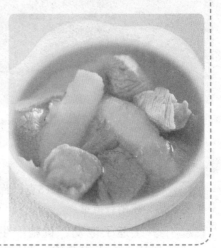

◎ **配方** 玉竹30克，猪瘦肉150克，盐、味精适量。

◎ **制作** ①玉竹洗净用纱布包好，猪肉洗净切块。②玉竹、瘦肉同放入锅内，加适量水煎煮，熟后取出玉竹，加盐、味精调味即可。

◎ **功效** 玉竹味甜，质柔而润，是一味养阴生津的良药，玉竹中所含的维生素A能改善干裂、粗糙的皮肤，使之滋润嫩滑，起到美容护肤的作用；瘦肉富含蛋白质，可补益气血，改善因气血亏虚、营养不良引起的面色微黄现象。

## 保湿润肤药膳4 ．丝瓜鸡片汤

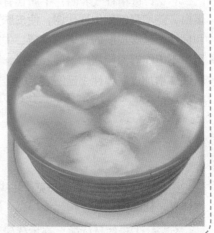

◎ **配方** 丝瓜150克，鸡胸肉200克，生姜5克，盐6克，味精5克，淀粉适量。

◎ **制作** ①丝瓜去皮，切成块，鸡胸肉切成片。②将鸡肉片用淀粉、盐腌渍入味。③锅中加水烧沸，下入鸡片、丝瓜、生姜煮6分钟，待熟后用味精调味即可。

◎ **功效** 丝瓜中富含B族维生素和维生素C，能防止皮肤老化、消除斑点，使皮肤洁白、细嫩，是不可多得的美容佳品，故丝瓜汁有"美人水"之称。丝瓜能清热解毒、祛痘。此外，女性多吃丝瓜可调理月经不调。

## 保湿润肤面面观

　　先天性缺水的皮肤要想办法让肌肤留住水分，同时要注意补充营养，药膳调养的同时应合理使用营养性较强的护肤品。敏感性皮肤若发生缺水则主要是由于皮肤组织受损引起的，所以当皮肤出现干燥、瘙痒、洗脸后有刺痛感且皮肤微红时，应尽量多喝水以达到补水效果。

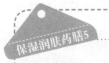

○ 苹果雪耳猪腱汤

◎ **配方** 苹果4个，雪耳15克，猪蹄筋250克，鸡爪2个，水适量、盐适量。

◎ **制作** ①苹果洗干净，连皮切成4份，去果核，鸡爪斩去甲趾。②银耳浸透，剪去梗蒂，飞水，冲干净；猪蹄筋、鸡爪飞水，冲干净。③煲中加清水，将各材料加入，以大火煲10分钟，改小火煲两个小时，下盐调味即可。

◎ **功效** 银耳能滋阴润肤，可有效祛除脸部黄褐斑、雀斑。猪蹄筋富含胶原蛋白，苹果富含维生素C和膳食纤维，能美白养颜、滋阴润肤、排毒通便、清除体内垃圾。

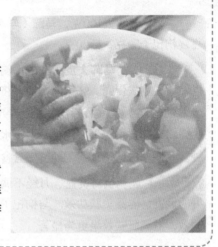

○ 蛤蜊炖蛋

◎ **配方** 蛤蜊250克，鸡蛋3个，葱6克，盐6克，鸡精3克。

◎ **制作** ①蛤蜊洗净，锅内加水烧沸，将蛤蜊下入锅中煮至开壳，取出洗净泥沙。②鸡蛋打入碗中，加入盐、鸡精搅拌均匀。③将蛤蜊放入鸡蛋中，加葱入蒸锅蒸10分钟即可。

◎ **功效** 蛤蜊具有滋阴润燥、利尿消肿、软坚散结的作用；鸡蛋可以补肺养血、滋阴润燥，蛋白则可清热解毒、滋养肌肤。此品具有丰富的营养价值，且有很好的美肤功效。

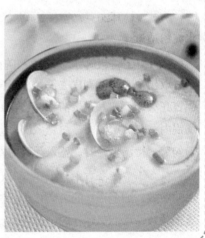

## 保湿润肤面面观

外部环境干燥时会使皮肤缺水。皮肤发生环境性缺水时，可用一些乳液加以改善，化妆水只能让皮肤暂时得到水分，却不能使皮肤保湿，因为没有乳液保护，水分会很快蒸发，反而会使皮肤更加干燥，所以适当用一些乳液会有缓解作用。

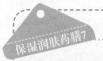

保湿润肤药膳7 ◦ **枸杞马蹄鹌鹑蛋**

◎ **配方** 鹌鹑蛋100克，马蹄（学名荸荠）150克，枸杞子50克，糖20克。

◎ **制作** ①将马蹄去皮，洗净；鹌鹑蛋入锅中煮熟后，剥去蛋壳。②锅内下油，将剥壳的鹌鹑蛋入油锅炸至金黄后捞出控油。③锅中放水烧沸，将马蹄、鹌鹑蛋、枸杞子入沸水锅中煮20分钟。④调入白糖搅拌均匀即可盛盘食用。

◎ **功效** 鹌鹑蛋对贫血、月经不调的女性有很好的调补、养颜美肤功效。与枸杞子、马蹄一起同煮，滋润肌肤效果更为显著。

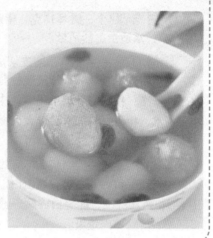

保湿润肤药膳8 ◦ **蜜橘银耳汤**

◎ **配方** 银耳20克，蜜橘200克，白糖150克，水淀粉适量。

◎ **制作** ①将银耳水发后放入碗内，上笼蒸1小时取出。②蜜橘剥皮去筋，成净蜜橘肉；将汤锅置旺火上，加入适量清水，将蒸好的银耳放入汤锅内，再放蜜橘肉、白糖煮沸。③沸后用水淀粉勾芡。待汤见开时，盛入汤碗内即成。

◎ **功效** 蜜橘含有丰富的维生素C，有润肤美白的功效；加上银耳的滋阴祛斑、美容养颜、补虚损功效，可谓美容界的一道佳肴。

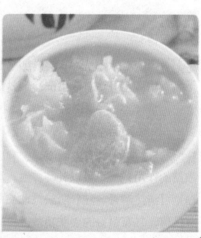

## 保湿润肤面面观

皮肤缺水时会发出自我保护的信号，使得毛孔扩张，释放出更多的油分来保护皮肤，导致皮肤油脂分泌过度，使得皮肤看上去油亮亮的，这种情况称为油脂性缺水。此类皮肤的女性要注意多食水果蔬菜，并尽量采用兼有控油和补水双重功效的护肤品。

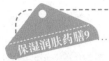

保湿润肤药膳9

## 牛奶胡萝卜汁

◎ **配方** 胡萝卜1个，牛奶200毫升，冰块适量，冰糖20克。

◎ **制作** ①胡萝卜洗净，放入榨汁机中榨成汁，倒入杯中。②再将牛奶加入榨好的胡萝卜汁中。③最后放入冰块、冰糖一起搅打均匀即可。

◎ **功效** 牛奶富含维生素A，可防止皮肤干燥及黯沉，使皮肤白皙有光泽。另外，牛奶中的乳清对黑色素有消除作用，可防止色素沉着引起色斑。胡萝卜营养价值丰富，包含胡萝卜素、其他维生素及微量元素等，可改善皮肤粗糙。

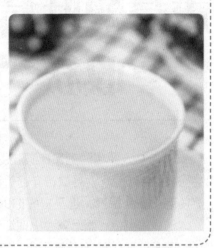

保湿润肤药膳10

## 阳桃紫苏梅甜汤

◎ **配方** 阳桃1颗，清水600毫升，麦冬15克，天冬10克，紫苏梅汁1大匙，冰糖汁1大匙。

◎ **制作** ①将麦冬、天冬放入棉布袋；阳桃表皮以少量的盐搓洗，切除头尾，再切成片状。②药材与全部材料放入锅中，加入清水以小火煮沸，加入冰糖搅拌溶化。③取出药材，加入紫苏梅汁拌匀，待降温后即可食用。

◎ **功效** 阳桃可助消化，有滋养、保健功能；天冬、麦冬可滋阴清肺；此汤可健脾开胃、助消化，对人体有很好的滋养作用。

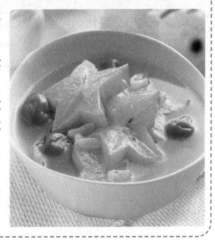

## 保湿润肤面面观

身体内脏的功能总是随着一定的节奏与旋律在改变，称为循环节奏。皮肤保湿也一样，应该随生理节奏而进行。在办公室准备收敛水和保湿霜。午饭后，用棉片蘸收敛水清洁额头；下午4点，喝杯下午茶后，顺手给额头补充点保湿霜，这种随生理节奏而进行的保湿，往往能收到事半功倍的效果。

# 本草醒肤抗皱，
## 收获"弹力"肌肤

女人要想时刻保持肌肤的年轻态，维持嫩滑、紧致状态，就必须要着手抗老化。各式各样的美容书都在提醒女性，必须在25岁后开始抗老化皮肤保养，甚至提醒你30岁将是皮肤保养的一道坎，如保养不及时、不到位，脸上就会出现细纹，肌肤会出现松弛、下垂现象，原因何在呢？现代医学研究证明，皮肤的生长、修复和营养，以及弹性、张力等，都与皮肤中的胶原蛋白密不可分。75%的真皮层由胶原蛋白组成，它们同时也是抗皱、保湿、美白的重要"靶点"。年轻人体内固然会制造大量胶原蛋白，但随着年龄增长，特别是25岁以后，胶原蛋白产量会逐渐减少，等体内胶原蛋白消耗量大于生产量时，衰老便不可避免地出现了。衰老固然不可避免，但可以让它来得更迟缓一些。保养手段要兼及内外，既要多使用具有醒肤、紧致肌肤、改善气色的营养美食，也要用具有各种抗皱功效的保养品，长期坚持，皮肤定能焕然一新，使整个人"亮"起来。

## 女人为什么比男人衰老得快

现实生活中，我们常会发现，女人会比男人衰老得快一些。而相关调查也证明了这一点。

### 女子之生命规律

《黄帝内经》指出，女子为阴，女子的生命节律以"七"为一个阶段。"女子七岁，肾气盛，齿更发长。""齿"，牙齿为骨之余，是肾的外在表现。"发"是头发，是肝气的外在表现。"二七而天癸至，任脉通，太冲脉盛，月事以时下，故有子。"

二七就是女人14岁的时候，开始有月经，太冲脉盛，乳房开始发育，这时候就有了怀孕生子的能力。到21岁的时候，女子的肾气已经长足了，生发之机也到了顶点，应该嫁人了。到28岁的时候，女人的各方面身体机能都达到了一个顶点，所以古人提倡女子在20岁左右结婚，就是让她在28岁之前要生育，我们现在经常讲最佳生育年龄在23~28岁，应该也是这个道理。"五七，阳明脉衰，面始焦，发始堕。"就是从35岁开始，女人就开始长皱纹了。到42岁的时候，就开始有白头发了。49岁时就闭经了，生育功能也丧失了。从这段论述我们可以看出，女人从35岁就开始衰老了。

## 🌸 男子之生命规律

《黄帝内经》指出，男子为阳，男子的生命节律以"八"为一个阶段。男人从8岁为1个周期，从8岁才开始发育，到16岁的时候青春期才开始，"能有子"。24岁是男子弱冠的年龄，刚成年，这时候身体还比较弱，不适合结婚行房。男子最适合结婚的年纪是在32岁，这是他的身体达到一个顶点的时候，才真正成熟，所以古人提倡男人32岁娶妻。40岁时，男人的身体才开始走下坡路，到48岁时才开始真正衰老，到64岁的时候才真正进入老年。

通过这样的对比，我们可以明显看出，男人的身体开始走下坡路比女人晚了5年，到正式进入老年时，男人和女人之间已经有了15年的差距，所以女人比男人老得快。因此，女人抗衰老，是刻不容缓的事。

## 🌸 瓜果去皱让你的皮肤紧致、细腻

人体皮肤表面老化和皱纹的产生大致有以下四种情况：第一种是皮肤保养不善造成皮下脂肪减少；第二种是皮肤表面的汗腺和真皮层的皮脂腺遭到长期破坏，以致丧失分泌功能，无法继续滋润皮肤；第三种是真皮层的胶原蛋白随年龄增高而逐渐变硬引起皱纹；第四种是肌肉的萎缩老化直接影响皮肤的丰满程度。时尚是我们一直追求的东西，但时尚往往又变化无穷。无论时尚的风向怎样转，"崇尚自然"始终是不可动摇的，对抗皱纹亦是如此，针对引起皱纹的各种因素，我们可以合理利用生活中常见的一些瓜果来进行内外护肤，这对延缓皱纹的产生能起到一定的作用。

## 🌸 黄瓜——"厨房里的美容剂"

黄瓜汁能美容，它有洁肤作用，可以防止皮肤老化。将黄瓜用榨汁机榨成汁，用棉签取黄瓜汁涂脸，有皱纹处应多涂一些，约20分钟后洗净。此款保养品能显著改善肌肤皱纹，使皮肤白净。

## 🌸 胡萝卜——常喝新鲜的胡萝卜汁能养颜美容

胡萝卜中所含的胡萝卜素，不但在人体内能转变为维生素A，而且对肌肤也有淡化斑点、促进新陈代谢、防止老化的作用，让肌肤红润有光泽，因此是一种非常好的护肤品。另外，胡萝卜汁外敷也有很好的美容效果。将胡萝卜搅碎成泥，加入适量奶粉与橄榄油调匀成面膜，用来敷脸，约20分钟后面膜干时将其洗净。此款面膜具有极好的抗皱功效，能有效防止皮肤老化。

## 🌸 苹果——"每日一苹果，医生远离我"

苹果含有丰富的果糖、葡萄糖和蔗糖，还有大量的钙、铁、锌、磷、钾等营养元素。苹果所含的营养既全面又容易被人体消化吸收，而且它还具有美容护肤的功效，无论是内服还是外敷，效果都相当不错！取半个苹果捣碎后，加1匙蜂蜜和少许面粉，调成糊状。使用时，将这种膏状物涂敷于面部，30分钟后洗净。每周1~2次，可达到去皱、增强皮肤弹性的效果。

## 🌸 西红柿——抗老化、润肤美白必不可少

西红柿是人们餐桌上不可或缺的美食。西红柿营养丰富且热量低，含有丰富的酸性汁液、维生素C和茄红素，这些营养成分对肌肤抗老化和润肤美白都有很好的效果。同时，西红柿中的维生素、矿物质、微量元素、优质的食物纤维及果胶等高价值的营养成分也很适合添加于保养品中，发挥优异的抗老化效果。

## 🌸 丝瓜——增白、去皱的天然美容品

丝瓜中含有防止皮肤老化的B族维生素、增白皮肤的维生素C等成分，能保护皮肤、消除斑块，使皮肤洁白、细嫩，是不可多得的美容佳品。据医学实验证明，长期食用丝瓜或用丝瓜液擦脸，可以让肌肤柔嫩、光滑，并可预防、消除痤疮和黑色素沉着，故丝瓜汁有"美人水"之称。

## 🌸 草莓——美容的理想佳品

草莓含有丰富的果酸、维生素和矿物质等，具有增白去皱之功效，是美容的理想佳品。用草莓挤汁敷面，能收到令人满意的美容效果，具体做法是：将草莓捣碎，用双层纱布过滤，将汁液混入鲜奶中，拌均匀后，将草莓奶液涂于皮肤上加以按摩。保留奶液于皮肤上15分钟后用清水清洗干净即可。

#  沉浸花草世界让你美丽绽放

五颜六色的鲜花是大自然最具灵性的精华。如今市面上有出售各种各样的花草茶，它们又有着各自不同的功效。

## 🌸 畅游花草茶世界

（1）**玫瑰花茶**：中医认为，玫瑰花味甘微苦、性温，最明显的功效就是理气解郁、活血散瘀和调经止痛。玫瑰花含有丰富的维生素A、B族维生素、维生素C、维生素E、维生素K以及单宁酸，能改善内分泌失调，促进血液循环，从而起到美容作用。

（2）**柠檬茶**：柠檬不仅可以瘦身，使肠胃通畅，而且富含维生素C，对保持皮肤张力和弹性、美白等方面都有着很好的效果。

（3）**桃花茶**：桃花含维生素A、B族维生素、维生素C等营养物质，因而具有美颜作用。这些物质能润泽肌肤，改善血液循环，促进皮肤营养和氧供给，能有效预防衰老和色斑。碧桃中还富含植物蛋白和呈游离状态的氨基酸，容易被皮肤吸收，对防治皮肤干燥、粗糙及控制皱纹生长等有效。

（4）**勿忘我花茶**：勿忘我具有滋阴补肾、养颜美容、补血养血的功效，并能促进机体新陈代谢，延缓细胞衰老，提高免疫能力。它能美容增白，清火明目，特别是对雀斑、粉刺有一定的消除作用，是健康女性的首选饮品。

## 🌸 花草护肤，美丽贴脸上

鲜花不仅能内服，爱美的女孩子不妨选一些自制的养颜护肤品，美肤效果也是相当不错的。

（1）**玫瑰醒肤水**：取新鲜的玫瑰花朵50克，花朵未全绽放的最好，将花朵浸泡在香醋中一周，然后兑入适量冷开水制成洁肤水，早晚各用1次洗脸。此款醒肤水可彻底祛除脸上的粉刺，让肌肤更加光亮柔嫩。

（2）**菊花抗皱面膜**：将适量鲜菊花捣烂成汁，与蛋清搅拌均匀敷面，待全干后洗净。此款面膜能有效抑制黑色素的产生，还能柔化表皮细胞，帮助祛除皱纹。

（3）**李花嫩白面膜**：将适量的李花捣烂成汁，与蜂蜜调匀后敷面，约20分钟后洗净。此款面膜能使肌肤变得更加细腻嫩白。

（4）**茉莉花爽肤液**：取适量茉莉花朵，花朵未全开的为最好，浸入冷开水中静放

5～7天，兑入少许药用酒精。每次洗脸后，取少量涂抹在面部，配合手轻轻拍打，帮助肌肤吸收。此款面膜能有效帮助收缩毛孔，清爽肌肤。

（5）**百合美白水**：将适量百合花瓣装入玻璃瓶内，注入少许药用酒精摇匀，静置1个月，取出以2倍冷开水兑入，可在早晚洗脸后，取少量用手拍在脸部。此款美白水美白效果极佳，对于改善皮肤出油状况尤其有帮助。

（6）**桃花护肤液**：取适量桃花花瓣，新开的最佳，置于适量的白醋内，静置1周至颜色微红即可。可在每次洗脸时取少量兑入洗脸水中。此款护肤液若长期坚持使用，能使人面色红润。

# 对抗衰老有奇招——药膳养生法

肾主藏精，要想保住年轻容颜，首先要把肾养好。日常生活中要注意合理膳食，多吃一些黑色食物以及补肾的食材，或者利用药材与食材的相互结合，煮出美味又富含营养的药膳，让您青春长驻。

## 延缓衰老，首先要把肾养好

青春是无限美好的，所以我们极力想留住青春、拒绝衰老。中医认为，肾主藏精。肾精充盈，肾气旺盛时，五脏功能运行正常。而气血旺盛，则容颜不衰。当肾气虚衰时，人就会表现出脸色黯沉、鬓发斑白、齿摇发落等未老先衰的症状。肾阳虚体质者更会导致身体功能的退化，在皮肤方面则表现为肌肤呈现老化的状态，脸上出现在皱纹。所以，要想让衰老来得慢些，首先要把肾养好。

肾为先天之本，而"黑色入肾"，所以可以通过多食用一些黑色食物以达到强身健体、补脑益精、防老抗衰的作用。那么，什么是"黑色食品"呢？"黑色食品"有两种含义：一是黑颜色的食品；二是粗纤维含量较高的食品。常见的黑色食品有黑芝麻、黑豆、黑米、黑荞麦、黑葡萄、黑松子、黑香菇、黑木耳、海带、乌鸡、甲鱼等。

此外，还可以经常吃一些富含胶原蛋白的食物，如猪蹄、猪皮等。猪蹄和猪皮中含有大量的胶原蛋白，常常吃煮得酥烂的猪蹄、猪皮，不仅能为肌肤补充大量的胶原蛋白，还能延缓衰老，让你面色红润，气色越来越好。下面这道具有补肾健脾、润肤抗皱功效的红枣猪皮汤就适合常常做来吃。取猪皮300克、黑豆150克、红枣20克，先将猪皮去毛、洗净，用水焯过后切块备用，然后将洗净的黑豆、红枣（去核）放入煲内煲至豆熟，再加入猪皮煮半个小时，最后放入调味料即可食用。

## 🌸 五种抗衰食材，让你吃出紧致肌肤

我们日常生活中常吃的鱼肉、莲藕、鸡蛋、蜂蜜和红糖，都是非常有效的抗衰食材，让我们来看一下这些食材的奇特功效吧。

（1）鱼肉——肌肤紧致的秘密。要想拥有年轻、紧致的皮肤，没什么比吃鱼肉更加有效了。鱼肉中含有一种神奇的化学物质，这种物质能作用于表皮的肌肉，使肌肉更加紧致，表皮也就自然紧致又富有弹性了。营养专家认为，只要每天吃100~200克的鱼肉，一星期内你就可以感受到面部、颈部肌肉的明显改善。

（2）莲藕——抗衰老"藕"当先。藕虽生长在淤泥中，但一出淤泥则洁白如玉。藕既可当水果又可做佳肴，生啖熟食两相宜。不论生熟都有很高的营养价值。对皮肤抗衰老有非常好的功效。

（3）鸡蛋——天然防晒佳品。如果你要晒太阳，除了搽上防晒霜之外，不妨再吃点鸡蛋。鸡蛋含有大量的硒元素，它的作用就是在你的脸上构筑一个自然的"防晒保护层"。爱美的你一定知道太阳光是皮肤衰老的重要原因，因为紫外线会破坏细胞结构，使肌肤快速衰老，所以给自己的皮肤构筑一个这样的天然保护层是非常重要的。不要以为只有夏天才需要防晒，或者只有怕晒黑才要防晒，防晒是任何爱美的女性随时随地都要做好的功课。

（4）蜂蜜——理想的天然美容剂。南北朝名医甄权在其《药性论》中有述："蜂蜜常服面如花红。"现代医学研究证明，蜂蜜内服与外用，不仅可以改善营养状况、促进皮肤的新陈代谢，增强皮肤的抗菌能力，减少色素沉着，还能改善肌肤的干燥状况，使肌肤柔软、洁白、细腻，对各种皮肤问题如皱纹和粉刺，也能起到理想的缓解作用。长期服用，能让肌肤柔嫩、红润，富有光泽。

（5）红糖——排毒除斑抗衰老。红糖实际上属于一种多糖，具有强力的"解毒"功效，能将过量的黑色素从真皮层中导出，通过全身的淋巴组织排出体外，从源头阻止黑色素的生成。另外，红糖中蕴含的胡萝卜素、维生素$B_2$、烟酸、氨基酸、葡萄糖等成分对细胞具有强效抗氧化及修护作用，能使皮下细胞排毒后迅速生长，避免出现色素，真正做到"美白从细胞开始"。

药膳养生是一场长久的战役。只用护肤品来抗衰并不够，还要与药膳养生相结合，才能达到理想的效果。

# 醒肤抗皱药膳

想要保持年轻的肌肤状态，首先要懂得保养。保养并不仅仅是指能在脸上涂多少昂贵的护肤品或者去美容院做多少专业的美容，其实内部调养更为重要。以下推荐一些抗皱防衰的药膳，让你自内而外都年轻动人！

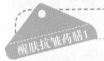

## ○ 鸡骨草煲生鱼

◎ **配方** 鸡骨草200克，生鱼1条，姜10克，葱2根，盐3克，鸡精2克，胡椒粉2克，香油少许。

◎ **制作** ①生鱼宰杀后去除内脏，切块；鸡骨草用温水泡发，洗净备用；姜去皮切片；葱洗净，切段。②锅上火，油烧热，爆香姜片，下生鱼块煎至两面呈金黄色，盛出。③砂锅上火，注入清水，放入姜片、鸡骨草煮沸，煲约40分钟，再放入生鱼块，煮至生鱼块熟，放入盐、鸡精、胡椒粉，撒入葱段，淋上香油即可。

◎ **功效** 鸡骨草可清热利湿，散瘀止痛；生鱼可补脾利水、补肝益肾。常食此品能润肤去皱。

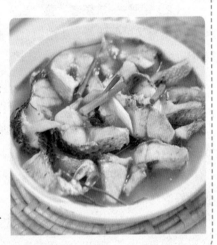

## ○ 百合猪蹄汤

◎ **配方** 百合100克，猪蹄1只，料酒、盐、味精、葱段、姜片各适量。

◎ **制作** ①猪蹄去毛后洗净，斩成件；百合洗净，备用。②将猪蹄块下入沸水中氽去血水。③猪蹄、百合加水适量，放入葱段、姜片大火煮1小时后，加入调味料即可。

◎ **功效** 百合鲜品富含黏液质及维生素，能促进皮肤细胞新陈代谢；猪蹄含有丰富的胶原蛋白，能防止皮肤干瘪起皱，增强皮肤弹性和韧性。常食此汤能起到非常好的润肤抗皱作用。

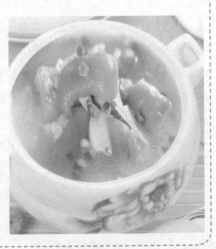

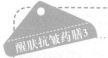

醒肤抗皱药膳3 ·········○**益气润肤汤**

◎ **配方** 土茯苓25克，胡萝卜600克，鲜马蹄10粒，木耳20克，盐少许。

◎ **制作** ①将所有材料洗净，胡萝卜、鲜马蹄去皮切块；木耳去蒂洗净，切小块。②将备好的土茯苓和2000毫升水放入砂锅中，以大火煮开后转小火煮约2小时。③再加盐调味即可。

◎ **功效** 土茯苓具有解毒、除湿、利关节的功效。胡萝卜富含维生素，可使皮肤细嫩光滑，对皮肤干燥、粗糙者有很好的食疗作用。此汤具有补气益血、润泽肌肤的功效。

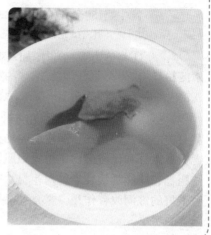

醒肤抗皱药膳4 ·········○**木耳海藻猪蹄汤**

◎ **配方** 猪蹄150克，海藻10克，黑木耳、枸杞子各少许，盐、鸡精各3克。

◎ **制作** ①猪蹄洗净，斩块；海藻洗净，浸水片刻；黑木耳洗净，泡发撕片；枸杞子洗净泡发。②锅入水烧开，下入猪蹄，煮尽血水，捞起洗净。③将猪蹄、枸杞子放入砂煲，倒上适量清水，大火烧开，下入海藻、黑木耳，改小火炖煮1.5小时，加盐、鸡精调味即可。

◎ **功效** 海藻中含有丰富的蛋氨酸、胱氨酸，能防止皮肤干燥，常食可使皮肤光滑润泽，还可改善油性皮肤的油脂过度分泌。

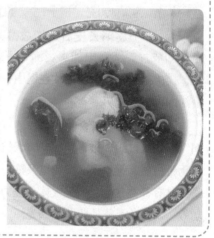

## 醒肤抗皱这样做

女性处于20～25岁时，皮肤细腻，能以正常的速度再生，其水脂性状况良好，皮肤能承受任何外来的侵袭，保持肌肤水润白皙。每晚用洗面奶清洁后，使用清淡的润肤霜即可。

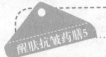

醒肤抗皱药膳5

# 牛奶炒蛋清

◎ **配方** 鲜牛奶150毫升，鸡蛋清200克，熟火腿末5克，盐5克，味精3克，淀粉2克。

◎ **制作** ①将鲜奶盛入碗内，加入鸡蛋清、盐、水淀粉打匀。②炒锅注油烧热，将牛奶、蛋清投入锅内翻炒至刚断生，撒上火腿末，装盘即成。

◎ **功效** 牛奶富含优质蛋白和多种微量元素，具有养心肺、解热毒、润皮肤的功效，蛋清富含大量水分和优质蛋白，可紧致肌肤、改善皮肤粗糙，还能延缓衰老，对粗糙、暗沉的皮肤有很好的滋润改善作用。常食此品可起到抗皱美容的功效。

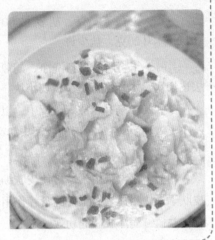

醒肤抗皱药膳6

# 橙子藕片

◎ **配方** 莲藕300克，橙子1个，橙汁20克。

◎ **制作** ①莲藕去皮后，切成薄片，橙子洗净，切成片。②锅中加水烧沸，下入藕片煮熟后，捞出。③将莲藕与橙片在锅中拌匀，再加入橙汁即可。

◎ **功效** 橙子中所含的营养物质可使肌肤白皙润泽、祛斑抗皱、排毒通便、防衰抗老；藕富含植物蛋白质、维生素、淀粉以及铁、钙等营养元素，具有补益气血、增强人体免疫力、抗衰老的功效。常食此品能使肌肤红润光泽。

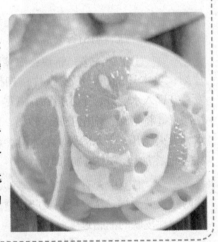

## 醒肤抗皱这样做

当女性处于25～35岁时，眼周围、下巴、颈部、额头上的细纹和脸颊上的斑点会增加，这个阶段正是需要紧锣密鼓地进行抗衰老行动的时候，加强肌肤的滋润与防晒是每天的必修课，同时要使用专业的抗衰老护肤品。这一阶段需要用眼霜以避免眼部出现皱纹。

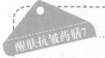

醒肤抗皱药膳7 ⚬ **香蕉蜂蜜牛奶**

◎ **配方** 牛奶200毫升，香蕉半根，橙子半个，蜂蜜10毫升。

◎ **制作** ①香蕉、橙子去皮，与蜂蜜一起放入果汁机内搅拌。②待搅至黏稠状时，冲入热牛奶，再搅拌10秒钟。③待温度适宜后即可食用。

◎ **功效** 香蕉能美白养颜、排毒通便、醒肤抗皱，防癌抗癌；牛奶是最佳的钙源，并且富含蛋白质，经常食用能改善机体微循环、促进新陈代谢，还能美白抗皱，改善皮肤粗糙黯黑；蜂蜜可滋阴润肤、排毒养颜、祛斑抗皱。经常便秘的女性也可经常食用本品。

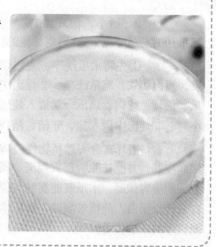

醒肤抗皱药膳8 ⚬ **枸杞蒸鲫鱼**

◎ **配方** 鲫鱼1条，枸杞子20克，姜丝5克，葱花6克，盐5克，味精3克，料酒4克。

◎ **制作** ①将鲫鱼洗净宰杀后，用姜丝、葱花、盐、料酒、味精等腌渍入味。②将泡发好的枸杞子均匀地撒在鲫鱼身上。③将鲫鱼上火蒸6~7分钟至熟即可。

◎ **功效** 枸杞子能养肝明目、补血安神；鲫鱼有健脾利湿、和中开胃、活血通络、温中下气之功效。常食此品能使面容红润亮泽、皮肤光滑细腻，是一道很好的美容佳品。

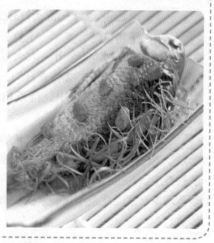

## 醒肤抗皱这样做

当女性进入35~45岁这一年龄阶段时，皱纹会越来越明显，皮肤会变得粗糙黯黑，原因是太阳光对皮肤的长期侵袭，加速了皮肤的老化，使细胞微循环和再生速度开始放慢。此阶段应持积极的态度，强化深层护理，使用含有营养素和平衡皮肤水分能力的化妆品。

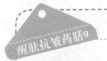

○ 木瓜炖银耳

◎ **配方** 木瓜1个，银耳100克，瘦肉100克，鸡爪100克，盐3克，味精1克，糖2克。

◎ **制作** ①先将木瓜洗净，去皮切块，银耳泡发，瘦肉切块，鸡爪洗净。②炖盅中放水，将木瓜、银耳、瘦肉、鸡爪一起放入炖盅，炖制1~2小时。③炖盅中调入盐、味精、糖拌匀即可。

◎ **功效** 银耳富含天然植物性胶质，常食可以滋润皮肤，并能祛除脸部黄褐斑、雀斑，是一种上乘的美容佳品。木瓜既能润肤又能丰胸，鸡爪富含胶原蛋白，能抗皱润肤，所以本品是女性不能错过的一道佳肴！

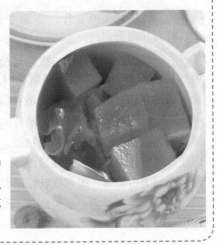

○ 灵芝玉竹麦冬茶

◎ **配方** 灵芝5克，麦冬6克，玉竹3克，蜂蜜适量。

◎ **制作** ①将灵芝、麦冬、玉竹分别洗净，一起放入锅中，加水600毫升，大火煮开，转小火续煮10分钟即可关火。②将煮好的灵芝、玉竹、麦冬茶滤去渣，倒入杯中，待茶稍凉后加入蜂蜜，搅拌均匀，即可饮用。

◎ **功效** 灵芝具有美白养颜、抗皱、抗衰老的功效。麦冬能滋阴润肤、抗皱、抗衰老，改善皮肤松弛症状；玉竹可滋阴润燥，改善面色苍白、萎黄现象。常喝此茶不仅能紧肤抗皱，还能增强体质。

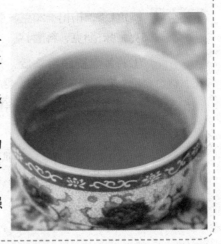

## 醒肤抗皱这样做

45岁以上的女人表皮细胞再生能力较差，老化加速，皱纹不退，皮肤干燥，原因是皮肤纤维组织加厚，皮肤的胶原和弹性纤维蛋白减少，所以需要全面的补救护理。应使用如蛋白胶、弹性蛋白之类的高蛋白修护霜，为肌肤提供营养，促进细胞生长和修补细胞。

## 养颜胡萝卜羹

**醒肤抗皱药膳11**

◎**配方** 胡萝卜250克，火腿末少许，高汤适量，盐4克，味精2克，胡椒粉1克，淀粉5克。

◎**制作** ①胡萝卜洗净，切成小块备用。②锅中注入适量水烧开，放入胡萝卜块煮熟，捞出成浆。③高汤同胡萝卜浆一起入锅煮开，调入调味料，勾芡，撒上火腿末即可。

◎**功效** 胡萝卜营养价值丰富，富含胡萝卜素、膳食纤维、B族维生素、维生素C及多种微量元素等，可改善皮肤粗糙，让肌肤滋润光泽，还能抗氧化、防衰老。常食此品能起到很好的美容功效。

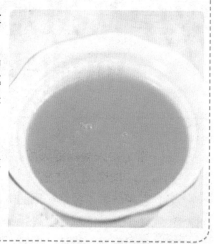

## 桂圆枸杞冰糖饮

**醒肤抗皱药膳12**

◎**配方** 干桂圆200克，枸杞子30克，冰糖适量。

◎**制作** ①枸杞子洗净，桂圆去壳备用。②锅中水烧沸，先下入桂圆、冰糖煮10分钟。③再撒上枸杞子，略煮2分钟即可关火。

◎**功效** 桂圆肉营养丰富，能使女性脸色红润，身材丰满，是女性常用的进补食材。枸杞子含有大量的胡萝卜素，多种维生素、蛋白质、烟酸、酸浆红素以及铁、钙、磷、镁、锌等营养元素，可美白养颜，还能提高人体免疫力，维持细胞活性，有效抗衰防老。常食此品可抗皱防衰老。

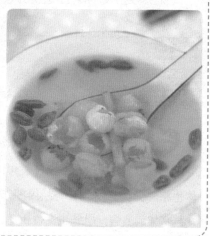

### 醒肤抗皱这样做

米饭也能除皱？当家中香喷喷的米饭做好之后，挑些比较软、温热的米饭揉成团，放在面部轻揉，把皮肤毛孔内的油脂、污物清除，然后用清水清洗，这样可使面部呼吸通畅，减少皱纹。

# 本草祛斑消痘，
# 面部光洁无瑕

斑是女人美丽的天敌，对于祛斑消痘来说，没有什么比中草药更有效。中医强调人体是一个有机的整体，而皮肤是机体最外层的一部分，它与脏腑、经络、气血等有着密切的关系，只有各脏腑功能正常，气血处于充盈的状态，经脉畅通，人的五官、指甲才能得到滋润，肌肤才能变得自然、光洁、细腻，没有斑点。若功能失调，经脉阻滞，则反映到脸上便是色素沉着、斑点密布。各种肌肤斑点与瑕疵产生的根本原因在于人体气血瘀滞，所以，若在食疗基础上配合服用理气类的药物，就能达到良好的活血祛瘀的效果，也就能在根本上祛除肌肤瑕疵。

## 中药祛斑——还你洁净肌肤

中医认为，女性以血为本，血为气之母，气为血之帅；气为阳，血为阴，血无气则无以化，气无血则无以生。月经有规律、经量适中的女子，大多肌肤润泽，容貌娇艳，身体也格外健美。反之，月经周期紊乱，患有痛经等妇科病的女性，因遭受疾患的折磨，常常体弱多病，肌肤也变得粗糙，面色无华，缺乏青春健美的神韵和风采。因此，若想从根本上改善女性肤质，宜采用以下中药材，补肾益气，活血调经。

### ❀ 丹参

丹参具有活血、凉血、祛瘀止痛、清心安神的作用，常常与川芎配伍来治疗癥瘕痞块，以及月经不调、经闭经痛等症状。

### ❀ 当归

当归被称为"妇科圣药"，有补血活血、调经止痛、润肠通便的功能，一般用于血虚萎黄、晕眩心悸、月经不调、闭经痛经、虚寒腹痛、肠燥便秘等病症，对于女性经、带、胎、产等各种病症都有很好的治疗效果。

## ✿ 红花

红花又名草红、刺红花、杜红花、金红花，具有活血通经、祛瘀止痛的作用，常用于治疗闭经、痛经、恶露不尽、症癥痞块等症状。红花以浙江和河南出产的为好。

## ✿ 桃仁

桃仁具有破血行瘀、润燥滑肠的作用，同样常用于治疗闭经、痛经、癥瘕痞块等症状。

## ✿ 牛膝

牛膝具有活血散瘀的功效，常用于治疗腰膝酸痛、下肢痿软、闭经痛经、产后血瘀腹痛、癥瘕、咽喉肿痛等症状。

# 🎀 内外调理相结合，斑点去无踪

造成皮肤长斑的原因有很多，其中内部原因有压力过大、激素分泌失调、新陈代谢缓慢、错误使用化妆品等；外部原因有遗传基因、紫外线的照射以及不良的清洁习惯等。因此，就要针对不同的原因，选择适当的祛斑方法。

## ✿ 宣泄压力，做快乐无斑女人

当人感受到压力时，就会分泌肾上腺素，以抵御压力的侵袭。一旦受到长期的压力困扰，人体新陈代谢的平衡就会遭到破坏，皮肤所需的营养供应趋于缓慢，色素母细胞就会变得很活跃，容易长斑。因此，无论什么时候，我们都要懂得宣泄压力，做一个快乐的女人，斑点才会远离你。

## ✿ 选择适合自己的化妆品，预防色素沉淀

现代女性把化妆品看得十分重要。没有漂亮的衣服、鞋子、包包都无所谓，如果没有化妆品，那可不行。但化妆品也要使用适当，适合自己的才是最好的。使用了不适合自己皮肤的化妆品，导致皮肤过敏，在治疗的过程中如过量照射到紫外线，皮肤会为了抵御外界的侵害，在有炎症的部位聚集麦拉宁色素，这样会出现色素沉着的问题。

# 祛斑消痘药膳

拥有光洁无瑕的肌肤是每个女人的梦想。脸上或多或少的色斑、痘痘确实令人头痛，它们不但影响女人的容貌，有时候红肿的痘痘还让人疼痛难耐。这时候，一碗清热消痘的美味药膳正合你意。

 祛斑消痘药膳1 ············○ 夏枯草黄豆脊骨汤

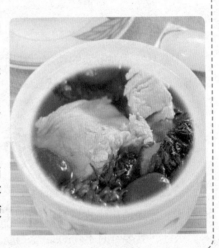

◎ **配方** 夏枯草20克，黄豆50克，猪脊骨700克，蜜枣5枚，姜5克，盐5克。

◎ **制作** ①夏枯草洗净，浸泡30分钟；黄豆洗净，浸泡1小时。②猪脊骨斩件，洗净，飞水；蜜枣洗净；姜切片。③将1600毫升清水放入瓦煲内，煮沸后加入以上所有原材料，大火煲滚后，改用小火煲2小时，加盐调味即可。

◎ **功效** 夏枯草能清热泻火、解疮毒、散结消肿；黄豆能消炎止痛，解毒排脓，排毒通便；蜜枣可滋阴润肤。三者合用，对粉刺、痤疮、疔疖、便秘、目赤疼痛等肝火旺盛者有较好的食疗作用。

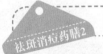 祛斑消痘药膳2 ············○ 清热除斑汤

◎ **配方** 绿豆30克，杏仁30克，百合30克，猪蹄骨450克，盐适量，水2000毫升。

◎ **制作** ①将食材洗净；猪蹄骨砍成块，氽烫后捞起备用。②将所有材料放入煲中，注入水，以小火煲至豆类和猪蹄骨软烂。③加盐调味即可。

◎ **功效** 绿豆可清热解毒、利尿通淋，对暑热烦渴、痰热哮喘、口舌生疮、水肿尿少、疮疡痈肿、粉刺痱子、风疹丹毒等都有很好的疗效；百合富含水分，可以滋阴润肤；杏仁富含B族维生素，可抑制皮脂腺分泌，改善皮肤油脂分泌过多的症状。三者合用，对改善痤疮、粉刺均有疗效。

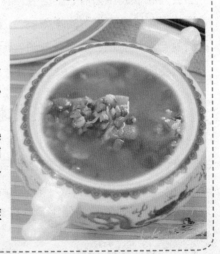

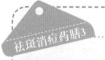

**祛斑消痘药膳3** ⋯⋯⋯⋯⋯⋯⋯⋯ ○ 玫瑰枸杞养颜羹

◎ **配方** 玫瑰花20克，醪糟1瓶，枸杞子、杏脯、葡萄干各10克，玫瑰露酒50毫升，白糖10克，醋少许，淀粉20克。

◎ **制作** ①玫瑰花洗净切丝备用。②锅中加水烧开，放入玫瑰露酒、白糖、醋、醪糟、枸杞子、杏脯、葡萄干煮开。③用淀粉勾芡，撒上玫瑰花丝即成。

◎ **功效** 玫瑰能理气活血、舒肝解郁、润肤养颜，尤其对妇女经痛、月经不调、面生色斑有较好的功效；醪糟有活血化瘀、益气补血的功效；葡萄富含维生素E和维生素C，能美白养颜、淡化色斑。三者配伍，效果尤佳。

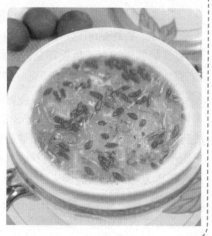

**祛斑消痘药膳4** ⋯⋯⋯⋯⋯⋯⋯⋯ ○ 红豆沙

◎ **配方** 红豆25克，百合10克，枸杞子10克，冰糖25克。

◎ **制作** ①红豆洗净泡发，百合洗净，枸杞子泡发。②锅中加水烧开，下入红豆煲烂。③红豆熟时，再下入百合、枸杞子、冰糖煲10分钟即可。

◎ **功效** 红豆具有利水消肿、解毒排脓、补血美容的作用，对消除痘痘有一定的功效，常食还能起到瘦身效果。百合富含黏液质及维生素，能促进皮肤细胞新陈代谢，也可帮助消除痘痘，还能滋润肌肤；枸杞子富含多种维生素和抗衰老成分，可延缓细胞老化，对皮肤大有益处。

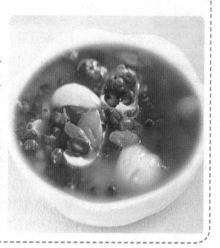

## 祛斑消痘小贴士

在使用淡斑产品时应注意，局部淡斑产品不光美白活性成分含量特别高，而且还含有较多的"角质剥脱剂"，可促进斑点处角质代谢，提高淡斑效果。可是，如果把这种产品使用在没有斑点的大片皮肤上，会"过犹不及"，有可能会让皮肤因代谢过度而产生敏感。

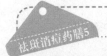

女人美容养颜药膳大全

## 元气小火锅

祛斑消痘药膳5

◎ **配方** 鸡骨高汤1000毫升，红番茄100克，玉米100克，杏鲍菇60克，猪肉薄片100克，饺子120克，鹌鹑蛋50克，鱼板75克，茼蒿150克，生地5克，粉光参5克，天门冬15克，盐2小匙。

◎ **制作** ①全部药材放入棉布袋置入锅中，倒入鸡骨高汤，以小火煮沸约5分钟后关火，滤取汤汁即成药膳高汤。②全部材料洗净，红番茄去蒂切片；玉米切小段；鱼板切片。③所有材料放入小火锅内，倒入药膳高汤煮沸，加入盐调味后即可食用。

◎ **功效** 此品对于红肿的痘痘有消肿的作用，还能改善虚火所引起口疮、痤疮。

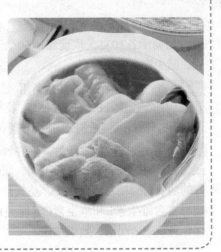

## 苦瓜炖豆腐

祛斑消痘药膳6

◎ **配方** 苦瓜250克，豆腐200克，食用油、盐、酱油、葱花、汤、香油各适量。

◎ **制作** ①苦瓜洗净，去籽、切片，豆腐切块。②烧开食油，将瓜片倒入锅内煸炒，加盐、酱油、葱花等佐料，添汤。③放入豆腐一起炖熟，淋香油调味即可。

◎ **功效** 苦瓜具有清热泻火、明目解毒、利尿凉血之功效，对痘痘、痱子均有消肿作用；豆腐有清热生津的功效，对改善上火、便秘引起的痘痘有很好的效果，还能改善皮肤干燥的症状；苦瓜与豆腐同食，对咽喉肿痛、痤疮疔疖均有疗效。

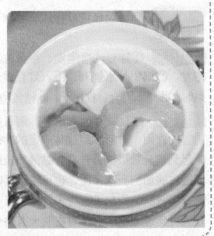

## 祛斑消痘小贴士

青春痘通常是由皮肤油脂分泌过多引起，故饮食应清淡，以减少油脂的摄入。多吃一些新鲜的水果和蔬菜、鱼类、瘦肉、鸡肉、谷类食物等，保持饮食规律，保持大便通畅。减少脂类、高糖类及刺激辛辣食物的摄入，避免食用油炸食物以及辣椒、咖啡、酒精等刺激性食物。

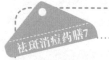

**祛斑消痘药膳7** ·················○ 女贞子蜂蜜饮

◎ **配方**　女贞子8克，蜂蜜10毫升，百香果汁25毫升，鸡蛋1个，橙汁10毫升，雪糕1个，冰块适量。

◎ **制作**　①取适量冰块放入碗中，再打入鸡蛋；女贞子洗净煎水备用。②再加入雪糕、蜂蜜、橙汁、百香果汁、女贞子汁。③一起搅打成泥即可饮用。

◎ **功效**　蜂蜜中含有丰富的抗氧化剂，能清除体内的垃圾，有抗癌、防衰老的作用。另外，蜂蜜能润肠通便，对由便秘引起的痘痘、色斑有很好的治疗功效。

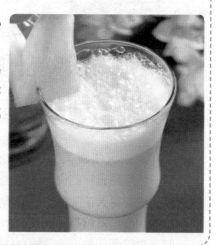

**祛斑消痘药膳8** ·················○ 玫瑰醋

◎ **配方**　醋300毫升，干玫瑰花40朵，桃子400克，冰糖适量。

◎ **制作**　①桃子去核，洗净。②把桃子、冰糖、玫瑰花放入罐中，倒入醋，没过食材后封罐。③发酵45~120天即可饮用。

◎ **功效**　玫瑰醋可促进新陈代谢，帮助消化、调节生理功能、养颜美容、减少疲劳感，能使人肌肤红润、充满活力，有非常好的美容祛斑功能。桃子有滋阴润肤、活血化瘀的功效，富含多种有机酸和膳食纤维，能通便排毒，也有很好的美容祛斑效果。

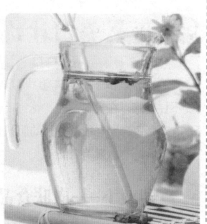

## 祛斑消痘小贴士

　　做好面部清洁、去除油垢，保持毛囊皮脂腺导管的通畅，是处理青春痘的关键。同时应注意：每天用温水洗脸2~3次，不要用碱性较大的香皂和油性大的洗面奶，应选择一些偏中性和酸性的洗面奶，有助于去除多余皮脂，有利于毛囊孔的排泄通畅和炎症消退。

# 本草美白褪黑，
# 扫除黑色素

女人天生爱美，东方女性对皮肤白皙的追求孜孜不倦，所以有"一白遮百丑"的说法。市面上的美白产品更是琳琅满目，功效也被各种广告吹得天花乱坠，而现实是，美白产品美白效果越好，使用者所付出的代价也就越高。其实，从中医学观点来讲，要想拥有美丽白皙的皮肤，内外调理才是真正得当的方法。

## 蔬菜美白让你的肌肤光洁无瑕

提到美容，很多人首先想到的是去美容院。做一次美容的费用动辄几百块，如果您受不住诱惑，在美容师的"花言巧语"下，您可能花费更多。其实，只要经常食用蔬菜，吃对蔬菜，照样能够让你的肌肤光彩照人，其效果不亚于美容院。营养学家研究指出，以下的蔬菜当属美白能手。

### 胡萝卜——皮肤食品

胡萝卜被誉为"皮肤食品"，能润泽肌肤。另外，胡萝卜含有丰富的果胶物质，可与汞结合，使人体里的有害成分得以排除，肌肤看起来更加细腻红润。

### 白萝卜——利五脏，令人白净

中医认为，白萝卜可"利五脏，令人白净"。白萝卜之所以具有这种功能，是由于其含有丰富的维生素C。维生素C为抗氧化剂，能抑制黑色素合成，阻止脂肪氧化，防止脂褐质沉积。因此，常食白萝卜可使皮肤白净细腻。

### 甘薯——护肤美容减脂肪

甘薯含大量黏蛋白，维生素C含量也很丰富，维生素A含量接近于胡萝卜中维生素A的含量。常吃甘薯能降胆固醇，减少皮下脂肪，补虚乏，益气力，健脾胃，益肾阳，从而有助于护肤美容。

### 黄瓜——传统的美颜圣品

黄瓜含有大量的维生素和游离氨基酸，还含有丰富的果酸，能清洁美白肌肤，消除雀斑，缓解皮肤过敏，是传统的养颜圣品。

### 豌豆——去黑暗，令面光泽

据《本草纲目》记载，豌豆具有"去黑暗，令面光泽"的功效。现代研究更是发现，豌豆含有丰富的维生素A原，维生素A原可在体内转化为维生素A，起到润泽皮肤的作用。

## 三步扫除黑色素

女人要美白，黑色素是最大的天敌。要想祛除黑色素，除了要认识黑色素形成的原因，更要找到对症治疗的策略，阻断黑色素的形成。

黑色素细胞是人体生成黑色素的特异细胞，它是从神经脊椎迁移及分化的，黑色素在人体中主要起保护皮肤的作用。具体来说，当紫外线照射到皮肤上时，黑色素细胞就会刺激其中的活性成分生成黑色素来抵抗紫外线对人体皮肤的侵害。正常的情况下，由于皮肤的新陈代谢，过量的黑色素会在皮肤中正常分解，也不会影响皮肤的肤色。但如果短时间内在紫外线下暴晒，黑色素无法借由肌肤代谢循环排出，就会从基底层慢慢跑出，沉淀在皮肤表面。如果沉淀均匀，肤色就会变黑，晒日光浴晒出小麦色皮肤就是这个道理；但如果沉淀不均匀，就会在皮肤上形成斑点。

### 阻止黑色素沉淀，防晒是关键

每次出门前30分钟涂抹一层防晒霜可以有效地起到防晒作用。有人觉得偶尔几次忘涂防晒霜也无妨，其实这种想法是不对的。日晒的影响是可以累积的，即使是间歇性的日晒，对皮肤的伤害也很大；即便短时间内无法看到后果，但时间一长，肌肤必然就会变黑，脸上就会出现斑点，皮肤就会老化，失去弹性，显得松弛、起皱。所以，防晒的重中之重在于防微杜渐。如果您的皮肤已经长期日晒而变黑，这里也有可供您选择的补救方法：用芦荟涂抹皮肤。具体方法是：把新鲜的芦荟清洗干净后，去除表皮将其汁液涂抹在皮肤上，就可以有效治疗被晒伤的皮肤，只要坚持使用，皮肤就能慢慢变白。

## 要想皮肤白，进食需当心

《本草纲目》记载，多吃包菜、花菜、花生等富含维生素E的食物能抑制黑色素的形成，加速黑色素从表皮经血液循环排出体外。多吃猕猴桃、草莓、西红柿、橘子等富含维生素C的食物，能淡化和分解已经形成的黑色素，美白皮肤。而像动物肝脏、豆类制品、桃子等所含有的铜或锌则会使皮肤变黑。其次，芹菜、茴香、香菜等食物会促进肌肤在受到日照后产生黑斑，属于感光食物，要少吃。

## 好习惯才能造就好皮肤

好的习惯是相通的，要想肌肤水水嫩嫩、白皙无瑕，就要做到：保证充足睡眠，学会调适身心，保持愉悦心情，少抽烟，少食辛辣食物，慎喝刺激性饮料。只有做到这些，肌肤才有可能柔嫩光润。

# 不能错过的药膳美白法

除了要多吃美白蔬菜，以抵抗顽固紫外线、扫除黑色素，药膳美白也是一个很不错的方法。很多药材、食材都有美白的功效，如果能把它们合理地结合在一起，定会收获到意想不到的效果。

## 要想皮肤白皙气色好，吃对食物很关键

对于女性来说，多吃红枣、枸杞子、玉竹、白芷、白及等做成的药膳，都能起到很好的美白效果。

（1）红枣：红枣性温味甘，有补中益气的功效，尤其适合血虚的女性养血安神，且红枣中含有丰富的维生素A与维生素C，也使它具有很好的美白效果。

（2）枸杞子：各种体质的人都能吃，它不仅有滋肾、润肺、补肝及明目的作用，还能加速血液循环，让女性由内到外如花般娇媚。

（3）玉竹：玉竹性平味甘，具有滋阴生津、润肺养神的功效，能让女性肠胃充分吸收养分，让脸上的肌肤变得粉嫩靓丽。

（4）白术：白术性温，味甘、苦，不仅有补肺益气的作用，还能燥湿利水、健胃

镇静，有助于消除脾虚水肿，让女性的肌肤变得更光亮。

（5）**白芷、白及**：白芷和白及是中药美白面膜中常见的成分，同时用它们做出的药膳美白功效也很显著。白芷可缓解皮肤湿气，也可排脓、解毒，而白及能有效修复及清除黑色素，内服外敷，都能起到很好的美白效果。

（6）**番茄**：番茄不仅可激发食欲，对付脾胃虚弱，且具有很好的美白功效，常吃番茄或是拿番茄切片来敷脸，都能起到很好的美白效果。

（7）**醋**：醋也可以用来美白，《本草纲目》记载："醋可消肿痛，散水气，理诸药。"想要肌肤美白的人，可以在中午与晚上进餐前喝两小勺醋，也可以在化妆台上放上一瓶醋，在洗完手之后再在手上敷一层，保持20分钟，就能起到很好的美白手部的效果。此外，在每天的洗脸水中加点醋，也能美白肌肤。

## ❀ 桃花、豆腐、龙胆草、火棘——四大美白材料

除了上述介绍的种种，还有四种非常有用的美白材料——桃花、豆腐、龙胆草和火棘。

（1）**桃花**：女性的面容常被形容为"面若桃花"，桃花能作为养颜护肤的佳品。桃花的美容功效早为古人所知，《神农本草经》说"桃花令人好颜色"，古代女子常用桃花来调制胭脂涂抹在脸上。相传太平公主也常用一种桃花秘方面膜，其方法是：采每年农历三月三的桃花阴干，研为细末，取七月初七的乌骨鸡血调和，用来涂面擦身，早晚各用一次，每次半个小时，长期使用能使人面部洁白如雪。现代医学研究证明，桃花中富含铁，能使人面色桃红。桃花中还含有山柰酚，能祛除黄褐斑。桃花中还含有香豆精，具有很好的香身功效。

（2）**豆腐**：豆腐不仅看上去嫩滑白皙，它的保湿与嫩白肌肤的功效也是其他食物所不能比的。豆腐内服外用都能美白。豆腐内服，其所含有的植物雌性激素能保护细胞不被氧化，给肌肤营造一层保护膜，而外用能直接锁住肌肤表层水分，并能补充蛋白质，让皮肤细腻动人。

（3）**龙胆草**：龙胆草是极品中药美容药材，具有舒缓、镇静及滋润肌肤的功效，无论是内服还是外用，都是珍贵的美容佳品。龙胆草具有高耐受性，可抵抗各种恶劣环境，经精细提取后的龙胆草萃取液被用于护肤品中，使肌肤抵抗力自然增强，同时兼具美白与保湿的功效。

（4）**火棘**：具有美白奇效的"火棘"是一种蔷薇科植物，又称"赤阳子"，主要生长在中国大陆西北部高原地区。经过临床实验证明，火棘具有美白功效，可以抑制色素细胞产生过多黑色素，具有淡化色素和保湿的神奇功效，还能让皮肤变得细腻、柔滑。

# 美白褪黑药膳

每个女人都想拥有洁白无瑕的肌肤。白皙的皮肤不仅看起来干净利落，还能增添女人气质。除了使用美白褪黑护肤品外，食用具有美白功效的药膳也是一个不错的选择！

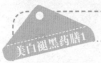

## 青豆党参排骨汤

◎ **配方** 青豆50克，党参25克，排骨100克，盐适量，水1000毫升。

◎ **制作** ①青豆洗净，党参润透切段。②排骨洗净砍块，氽烫后捞起备用。③将上述材料放入煲内，加水以小火煮约45分钟，再加盐调味即可。

◎ **功效** 青豆具有健脾宽中、润燥消水的作用；党参可补中益气、健脾益肺，可改善气虚导致的面色暗沉或萎黄症状；猪骨有补脾、润肠胃、生津液、丰肌、润泽皮肤的作用。三者合用具有改善皮肤粗糙、暗黄的功效；还可增强体质，改善神疲乏力、精神萎靡等症状。

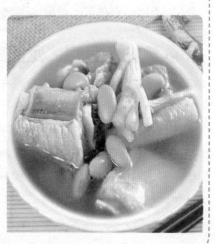

## 猪皮花生眉豆汤

◎ **配方** 猪皮120克，花生、眉豆各30克，姜片、盐、鸡精各适量，水、高汤适量。

◎ **制作** ①猪皮去毛洗净，切块；生姜洗净，去皮切片；花生、眉豆洗净，加清水略泡。②净锅注水，烧开后加入猪皮氽透，捞出。③往砂煲内注入高汤，加入猪皮、花生、眉豆、姜片，小火煲2小时后调入盐、鸡精即可。

◎ **功效** 猪皮含有丰富的胶原蛋白，能保持皮肤的弹性和湿润状态，防止皮肤过早出现皱纹，延缓衰老；花生能通便排肠毒、抗老化、补气血、滋润皮肤。常食此品有美白功效。

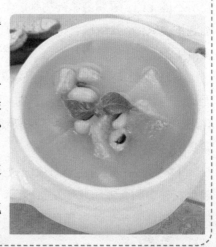

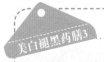

**美白褪黑药膳3** ○ 番茄莲子咸肉汤

◎ **配方** 鲜猪肉50克，番茄200克，红萝卜30克，莲子25克，油少许，盐8克，葱1根。

◎ **制作** ①将猪肉洗净，抹干水，肉块用盐搓匀，腌过夜，第二天切小块。②番茄洗净，切块；红萝卜去皮，洗净，切厚块；葱洗净，切葱花；莲子洗净。③将猪肉、红萝卜、莲子放入清水锅内，大火煮滚，改小火煲20分钟，加入番茄再煲5分钟，放入葱花，加油、盐调味即可。

◎ **功效** 番茄中的番茄红素能防御紫外线，抑制黑色素的形成。红萝卜富含胡萝卜素、B族维生素、维生素C，可润泽肌肤、抗氧化、抗衰老。

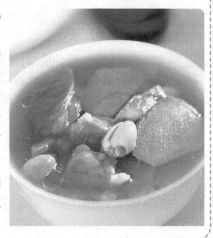

**美白褪黑药膳4** ○ 粉葛煲花豆

◎ **配方** 粉葛200克，花豆20克，生姜5克，白糖15克。

◎ **制作** ①粉葛去皮，切成小段；生姜去皮，切成片；花豆泡发，洗净。②煲中加适量水烧开，下入花豆、粉葛一起以大火煲40分钟。③快煲好时，下入白糖再煲10分钟，至粉葛、花豆全熟即可盛出食用。

◎ **功效** 粉葛是富含天然雌激素的女性食疗佳品，能嫩肤、美白养颜，还能使乳腺丰满坚挺、乳房组织重构、刺激乳腺细胞生长。花豆富含膳食纤维和多种维生素，也可排毒养颜。

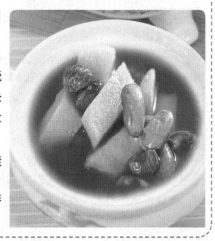

## 美白褪黑有诀窍

深层洁面是美白的第一步，使用美白洁面产品能温和地清洁皮肤表层；使用含有水质美白成分的化妆水能让营养成分很容易被吸收，这是使用其他美白产品前的基础步骤。美白精华液的有效成分能直接穿透表皮层，去除肌肤表层已生成的黑色素，而且可预防紫外线生成的黑斑、雀斑。

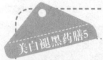

**美白褪黑药膳5** ........................ ○ **通络美颜汤**

◎ **配方** 桑寄生50克，竹茹10克，红枣8枚，鸡蛋2枚，冰糖适量。

◎ **制作** ①桑寄生、竹茹洗净；红枣洗净去核备用。②将鸡蛋用水煮熟，去壳备用。③药材、红枣加水以小火煲约90分钟，加入鸡蛋，再加入冰糖煮沸即可。

◎ **功效** 桑寄生可补肝肾、养气血，对肝肾不足引起的面色黯沉、皮肤干燥、腰膝酸痛等均有效果；竹茹可滋阴清热、美容润肤，对色素沉积、皮肤暗沉以及痘瘢均有一定的疗效；红枣可补气养血，改善皮肤暗沉、面色微黄。

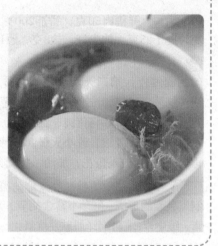

**美白褪黑药膳6** ........................ ○ **银耳樱桃羹**

◎ **配方** 银耳50克，樱桃30克，白芷15克，桂花和冰糖适量。

◎ **制作** ①将银耳洗净，泡软后撕成小朵；樱桃洗净，去蒂；白芷、桂花均洗净备用。②先将冰糖溶化，加入银耳煮20分钟左右，再加入樱桃、白芷、桂花煮沸后即可。

◎ **功效** 银耳含有丰富的胶原蛋白，能增强皮肤的弹性；银耳还可清除自由基、促进细胞新陈代谢，改善人体微循环，从而起到抗衰老的作用；樱桃可调中补气、祛风湿。加白芷同煮具有补气、养血、白嫩皮肤、美容养颜之功效。

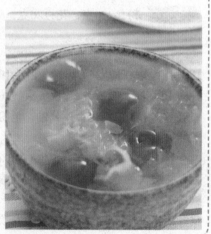

## 美白褪黑有诀窍

含有维生素C、维生素E的食物，尤其是熟番茄，既防晒又美白。猕猴桃、橙子、苹果、草莓、绿叶青菜、胡萝卜、燕麦、花生、青椒等都是不错的抗氧化和美白的食物。另外，摄入的食物是否使色素沉淀，也是美白能否见效的关键。想要美白就要少吃酸性食物如肉类、油脂类、酒类、白糖等。

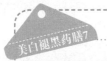

美白褪黑药膳7 ....................................◦健体润肤汤

◎配方　山药25克，薏苡仁50克，枸杞子10克，冰糖适量，生姜3片。

◎制作　①山药去皮，洗净切块；薏苡仁洗净；枸杞子泡发洗净。②备好的材料加水，加入生姜，以小火煲约1.5小时。③再加入冰糖调味即可。

◎功效　薏苡仁有利水消肿、健脾去湿、清热排脓等功效，还可美容，常食可使皮肤光滑白皙、消除粉刺色斑；山药有滋补作用，能助消化、补虚劳、益气力、抗衰老，也有润肤美容的效果；枸杞子可美白褪黑，还能提高细胞活性，抗衰防老。三者合用，具有很好的润肤美白效果。

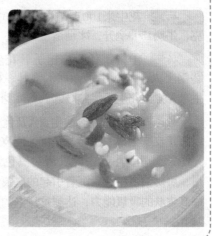

美白褪黑药膳8 ....................................◦山药排骨煲

◎配方　山药100克，排骨250克，胡萝卜1个，生姜5克，葱6克，盐5克，味精3克。

◎制作　①排骨洗净，砍成段，胡萝卜、山药均去皮洗净切成小块。②锅中加油烧热，下入姜片爆香后，加入排骨炒干水分。③再将排骨、胡萝卜、山药一起放入煲内，以大火煲40分钟后，加盐、味精调味即可。

◎功效　山药能增强人体免疫力、益心安神、延缓衰老、滋养皮肤、健美养颜；胡萝卜富含的胡萝卜素可清除致人衰老的自由基，所含的B族维生素和维生素C等成分也有润肌肤、抗衰老的作用。

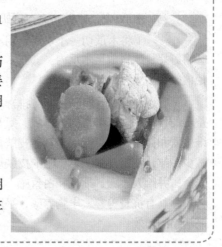

## 美白褪黑有诀窍

　　干性肌肤是雀斑、黑斑的高危人群，做美白工作时一定要将保湿当作第一要务。干性皮肤的人可以在夜间使用保湿精华，然后再抹美白晚霜；或者用美白精华与保湿晚霜交替使用。在日常护理中，可以交替使用保湿面膜与美白面膜，保湿面膜可充分补充肌肤水分和养分。

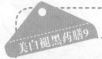

## 牛奶炖花生

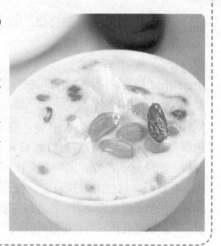

◎ **配方** 花生米100克，枸杞子20克，银耳30克，牛奶1500毫升，冰糖适量。

◎ **制作** ①将银耳、枸杞子、花生米洗净。②锅上火，放入牛奶，加入银耳、枸杞子、花生米，煮至花生米烂熟。③调入冰糖即可。

◎ **功效** 牛奶中富含维生素A及优质蛋白，可以防止皮肤干燥、粗糙及暗沉，使皮肤白皙、有光泽。另外，牛奶中的乳清对黑色素有消除作用，可防治多种色素沉着引起的斑痕；枸杞子可提高皮肤的吸氧能力，达到抗衰老的作用。

## 木瓜炖奶

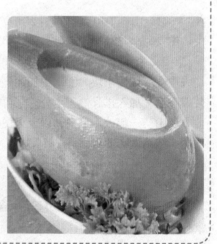

◎ **配方** 木瓜1个，冰糖10克，鲜奶250毫升。

◎ **制作** ①将木瓜切一小块后，用小刀去籽。②将鲜奶、冰糖放至木瓜内。③将木瓜盅放到蒸柜内，用中火蒸20分钟即可。

◎ **功效** 木瓜具有润肠通便、排毒养颜、延年益寿的作用，含有丰富的蛋白质、氨基酸、多种维生素和微量元素，能促进衰老皮肤重现活力，减少皱纹，使粗、黑、黄、暗的皮肤焕发特有的光泽，并给人柔嫩、细腻和白皙感。木瓜和牛奶合用，具有抗衰美容、丰胸养颜、平肝和胃、舒筋活络的功效。

## 美白褪黑有诀窍

油性肌肤想要美白，彻底清洁是第一步。含有美白成分的化妆水不仅可以对难以洗净的油性皮肤起到第二次清洁的作用，同时也可以通过水分的迅速渗透达到收敛和美白的效果，宜善加运用。有些带有控油效果的美白乳，既可以为皮肤提供养分，又不会"雪上加霜"。

# 塑形篇
## 本草纤体，成就完美身材

瘦身与美白一样，是女人永恒的追求，与其拿自己当小白鼠，尝试各种药性都不明确的减肥药，不如看看本草里有什么好法子。用本草来瘦身减肥，古已有之，它既无手术的风险，又没有药物不良反应之忧，且取材方便。最重要的是，这种方法治标又治本，能够让你从内因上解决屡次瘦身都不成功的困扰，长久地将瘦身成果保持下去。

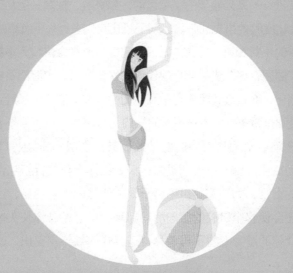

# 本草瘦脸，拥有人人羡慕的"巴掌脸"

瘦身不等于瘦脸，就算有人减肥成功，脸还是一样大，更何况不健康的瘦身方式，比如节食与过度依赖减肥药，就算短时间内体重迅速下降，也会让身体状况变差，还会间接影响脸色，使眼角处出现小细纹，脸颊乱冒小痘痘，不仅不会让你变漂亮，甚至会适得其反。瘦脸必须要遵循一些健康的规则，保持良好的饮食与作息习惯，多吃高纤维的海藻类、豆腐、青菜、水果，都对瘦脸大有帮助。

## 本草内外瘦脸，让你令人惊羡

瘦脸，除了要进行一系列脸部的强化运动，如咀嚼、按摩、运动等外，结合瘦脸食物和瘦脸面膜，会让瘦脸效果更加明显，以下就让我们来看一下有哪些瘦脸方法吧！

随着生活节奏的不断加快，现代人吃饭的速度也愈来愈快，大多数的食物都没嚼几口就进了肚子，"囫囵吞枣"成了典型现代人的饮食习惯。"囫囵吞枣"式的饮食习惯不仅让食物难以消化，而且会让咬肌得不到平衡的锻炼，造成大小脸、大饼脸的尴尬局面。因此，细嚼慢咽是爱美女人不得不学的一门必修课。

很多人都会忽略进食习惯对瘦脸的功效，其实在咀嚼食物时口腔内产生的唾液激素不仅能够帮助活化大脑，让大脑更加积极地指挥身体进行新陈代谢，而且通过多咀嚼纤维含量高的食物，如芹菜、粗粮饼干，还能帮助缓解便秘，让身体变得轻盈。另外，咀嚼动作还会使整个口腔的肌肉活动起来。反之，若你长久地使用不正确的咀嚼方式，不仅会让你的脸形变得不再匀称，还会让两颊特别突出，这样，即使吃得再少，脸也难瘦。

正确的咀嚼方法是：最好每一口食物都能在牙齿两侧各细嚼15下，而且要轻嚼慢咽，这样，不仅会让进入身体的食物能够更好地被消化，还能让脸形变得越来越标志、立体。

# 高钾质食物是小脸女人的贴心宝贝

钾质可以促进体内代谢功能，排除因为不当饮食的生活习惯所产生的脸部肿胀问题，常见的、必吃的高钾瘦脸食材大致有以下几种。

## 菠菜——最宜常吃的瘦脸食物

菠菜中含有丰富的钾及维生素A、维生素C，是最宜常吃的瘦脸食物，不过，烹饪菠菜时应特别注意，因为菠菜中的钾元素很容易因烹饪不当而流失。

## 豆苗——强化咀嚼效果

豆苗中含有丰富的可帮助消除水肿的钾元素，而且豆苗也可强化咀嚼的效果，是营养与促进口腔活动兼而有之的优质食物。

## 胡萝卜——超强的瘦脸功效

胡萝卜具备超强的瘦脸功效，每天早上喝一杯现榨的蜂蜜胡萝卜汁，不仅可美容美颜，还能帮助瘦脸。

## 纳豆——含丰富钾元素

纳豆中含有丰富的钾元素，对瘦脸非常有帮助。纳豆是日本人最爱吃的食物之一。

## 小鱼干——美味、营养、瘦脸

柴鱼或是吻仔鱼等鱼干都是含钾元素非常高的食物，且嚼劲十足，美味、营养与瘦脸功效兼得。

## 柿干——促进口腔活动

柿干可以当零食，又能拿来做烹饪食材，柿干软硬适中，又适口，又耐嚼，适当食用可促进口腔活动，非它莫属。

## 🌸 西芹——生熟皆可食

西芹具有很高的营养价值及促进口腔活动的功能，或是在夏天直接生吃，西芹都是十分可口又健康的食物。

# 🐝 本草瘦脸面膜，让你的脸一小再小

市面上美白、保水、消痘、祛皱的面膜十分常见，但是瘦脸面膜你见过吗？不要以为它是多神奇的东西，其实瘦脸面膜随处可见。我们平时吃的香蕉、豆腐、大蒜等，都可以做成面膜，而且瘦脸效果会让你惊叹不已！再花上十来分钟进行脸部按摩，效果更佳！

## 🌸 香蕉豆腐瘦脸面膜

取香蕉肉1/2根、豆腐1/4块，香蕉和豆腐捣碎拌匀，将其涂抹于脸上15分钟后用温水边按摩边清洗。此款面膜能调节皮肤代谢，消除水肿，可解决脸部水肿问题，可起到很好的瘦脸效果，另外，还能缓解眼部的水肿。

## 🌸 大蒜绿豆瘦脸面膜

取1～2头大蒜，剥皮，放微波炉中小火加热2分钟以去味，再放入果汁机中加10毫升水搅碎，过滤，除去渣滓，将面膜布泡在大蒜汁液中。取一个小碗放入适量绿豆粉，再加入大蒜水混合调匀。将绿豆粉抹在面膜布上后再敷在脸上，待15分钟左右便可洗净。此款面膜不仅具有非凡的瘦脸功效，且这种面膜还具有很好的抗菌消炎的作用，能祛除皮肤老化角质层，使肌肤恢复弹性。

## 🌸 神奇的瘦脸柠檬水

在1升的水里加入半个柠檬的原汁，柠檬是维生素C含量较高的水果，柠檬水不仅能消除脂肪，对保持皮肤的张力与弹性都十分有帮助，坚持每天喝，就能轻松瘦脸。对于水肿的人来说，应该每天喝至少3升的柠檬水。柠檬水能促进水在体内循环，加快新陈代谢，能够高效地改善水肿。此外，如果搭配每天进行15分钟运动，还能帮助有效排除体内的有害物质。

# 正确按摩与适量运动辅助塑小脸

## 按摩按出小瘦脸

每天花10分钟给脸部做做按摩对瘦脸来说也是一个相当不错的方法。在做按摩之前，挑选一种适合自己肤质、具有紧肤功效的精油，配合按摩，精油的作用可以得到充分的发挥。第一步先按摩脸颊，将适量的精油倒在手心上，两手轻贴增加精油的温度，并在脸上均匀分布。然后，用中间三根并拢的手指，沿下巴至太阳穴的路线，按摩8~10次。接下来要按摩鼻翼，同样用双手的食指和无名指，由内而外向斜上方打圈8~10次。最后一步是颈部按摩，用右手由左侧锁骨慢慢轻推至左下巴，左手同样操作，两边各做8~10次。此外，多吃瘦脸食品会让"瘦脸操"的效果更好，如食用具有收紧皮肤、增加皮肤弹性的鱼类和豆制品，以及冬瓜、西红柿、葡萄、西瓜等各种蔬果。

## 运动面部塑小脸

有很多女性朋友都为自己肉肉的脸部而苦恼，其实只要进行正确的面部运动，就能塑造出娇小可爱的脸型，面部运动的方法有以下几种。

（1）闭嘴面对镜子微笑，直到两腮的肌肉疲劳为止。这个动作能增强腮部肌肉的弹性，保持脸型。

（2）眼睛睁得越大越好，绷紧脸部所有肌肉，然后放松，重复4次。这个动作有利于保持脸部肌肉的弹性。

（3）皱起并抽动鼻子，不少于12次，这个动作能使鼻部血液畅流，保持鼻肌的韧性。将注意力集中于腮部，双唇略突，使两腮塌陷，重复几次，这个动作能防止嘴角产生深皱纹。

（4）鼓起两腮默数到6，重复1次，这个动作能保证腮部不易变形。

（5）将注意力集中于腮部，双唇略突，使两腮塌陷，重复几次，这个动作能防止嘴角产生皱纹。

（6）用两手轻轻捏着左右的脸颊，分别向斜上方拉，嘴巴尽量上下张开，口中发出"A"的声音，持续3秒。接着，尽量缩小嘴巴，发出"O"的声音，让嘴巴保持紧绷。持续发出"A""O"的声音，各用力持续3秒为1组，反复3~5组。

# 本草瘦脸药膳

每个女人都想拥有一张"巴掌脸"。要想达到这个目的，除了平时多做瘦脸操之外，食用具有瘦脸功效的药膳也是一个不错的选择，不仅能让你拥有"小脸蛋"，还能让你尽享美味，一举两得。

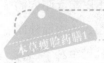

## 茯苓豆腐

◎ **配方** 豆腐500克，茯苓30克，香菇、枸杞子、盐、料酒、淀粉各适量。

◎ **制作** ①豆腐挤压出水，切成小方块，撒上盐，香菇切成片。②然后将豆腐块、香菇、茯苓下入高温油中炸至金黄色。③枸杞子、盐、料酒倒入锅内烧开，加淀粉勾成白汁芡，下入炸好的豆腐、茯苓、香菇片炒匀即成。

◎ **功效** 茯苓可健脾益气、利水减肥，对脾胃气虚引起的虚胖、脸部水肿均有疗效；豆腐能补脾益胃，利小便，解热毒；香菇可理气化痰、益胃和中、瘦脸减肥。

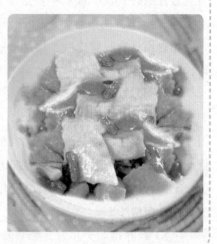

## 西芹山药木瓜

◎ **配方** 西芹300克，山药200克，木瓜200克，盐4克，味精1克，油适量。

◎ **制作** ①西芹洗净切成小段，木瓜去皮去籽切成块，山药去皮切块。②锅置火上，加水烧开，下入西芹段、木瓜块、山药稍余后捞出沥水。③锅上火加油烧热，下入原材料、调味料一起炒至入味即可。

◎ **功效** 西芹可消除体内钠潴留，利尿消肿，有一定的瘦脸功效。木瓜可祛脂减肥、帮助消化，还能通便排毒，与山药同煮，还可预防营养不良，起到滋润皮肤、减少面部色素沉着的作用。

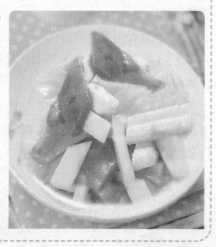

本草瘦脸药膳3 ........................................○ **木瓜鲤鱼汤**

◎ **配方** 木瓜300克，鲤鱼500克，姜2片，淮山适量，盐5克。

◎ **制作** ①木瓜去皮，去籽，切成块状；淮山洗净，浸泡1小时。②鲤鱼收拾干净，炒锅下油，爆姜，将鲤鱼两面煎黄。③瓦煲内放1800克清水，煮沸后加入所有原材料，大火煲滚后，改用小火煲2小时，加盐调味即可。

◎ **功效** 木瓜肉所含的果胶能加速排出体内毒素，起到瘦脸美肤的功效。鲤鱼补脾健胃、利水消肿，对去除各种水肿都有功效。

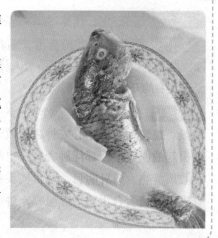

本草瘦脸药膳4 ........................................○ **枸杞冬瓜淡菜汤**

◎ **配方** 冬瓜400克，枸杞子10克，淡菜15克，高汤800毫升，生姜10克，盐8克，味精、鸡精各4克，胡椒粉适量。

◎ **制作** ①枸杞子洗净，淡菜洗净泡发。②冬瓜去皮，切成小块。③锅中下少许油，爆香淡菜、生姜，注入高汤，放入冬瓜、枸杞子煮40分钟，再加调味料烧滚即可。

◎ **功效** 冬瓜有清热解毒、利水消肿、除烦止渴、祛湿解暑的功效，常吃可减肥，也可瘦脸。但冬瓜性微寒，脾胃虚弱者不宜多吃。

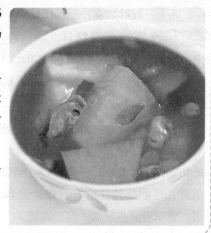

## 这样瘦脸最有效

　　绿豆薏米粥也是一款很好的瘦脸食谱，中医认为，绿豆和薏苡仁都有非常好的利尿、改善水肿的作用，薏苡仁本身就具有美白的功效，可以预防脸上斑点的产生；绿豆则有清热解毒的功效，能排除体内毒素，此粥做法简单且营养美味。

女人美容养颜药膳大全

本草瘦脸药膳5 ............................。**茯苓清菊茶**

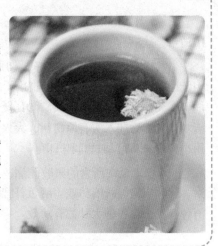

◎ **配方**　菊花5克，茯苓7克，绿茶2克。

◎ **制作**　①将茯苓磨粉备用，菊花、绿茶洗净。②将茯苓粉、菊花、绿茶放入杯中，用300毫升左右的开水冲泡即可。

◎ **功效**　茯苓味甘、淡，性平，入药具有利水渗湿、益脾和胃、宁心安神之功效，对脾胃气虚引起的虚胖、面部浮肿者有一定疗效；菊花可散风清热、清肝明目、解毒消炎；绿茶可瘦身排毒。三者合用对消除脸部水肿现象有明显的效果。

本草瘦脸药膳6 ............................。**养肤瘦脸茶**

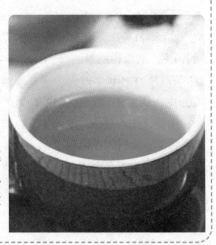

◎ **配方**　柿叶10克，薏苡仁15克，紫草10克。

◎ **制作**　①将所有材料洗净，放入陶瓷器皿中，先放入薏苡仁，加水煎煮20分钟，再下入柿叶、紫草续煮5分钟即可关火。②滤去渣，加入少许白糖，即可饮服。

◎ **功效**　柿叶含有芦丁、胆碱、蛋白质、矿物质和丰富的维生素C，具有利尿通便、消肿、减肥和安神美容的功效；薏苡仁可健脾利水、减肥消肿，还能排脓祛痘，对瘦脸美容有较好的效果；紫草可清热解毒、瘦脸减肥。

## 这样瘦脸最有效

　　胡萝卜是日常生活中比较常见的食材，它含有十几种营养素，能提高人体新陈代谢，达到自然减重的效果，它还能减少人体进食甜食及油腻食物的欲望，是一种很好的减肥食品。将胡萝卜榨成汁饭前喝，并坚持1个月，能轻松瘦身。

046

## 山楂苹果大米粥

**◎配方** 山楂干20克，苹果50克，大米100克，冰糖5克，葱花少许。

**◎制作** ①大米淘洗干净，用清水浸泡；苹果洗净切小块；山楂干用温水稍泡后洗净。②锅置火上，放入大米，加适量清水煮至八成熟。③再放入苹果、山楂干煮至米烂，放入冰糖熬融后调匀，撒上葱花即可。

**◎功效** 山楂所含的脂肪酶可促进脂肪分解，达到瘦脸减肥的效果；苹果富含膳食纤维和维生素C，能加速体内脂肪的代谢，排除体内毒素，达到美容减肥的效果。

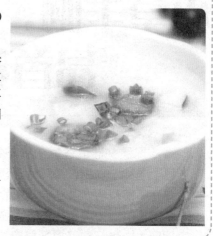

## 鲜笋魔芋面

**◎配方** 魔芋200克，茭白100克，玉米笋100克，椰菜30克，清水800毫升，大黄5克，甘草5克，盐2小匙，酱油1/2大匙，白芝麻1/4小匙。

**◎制作** ①全部药材与清水置入锅中，以小火煮沸，约3分钟后关火，滤取药汁备用。②茭白洗净，切片；玉米笋洗净，切对半；椰菜洗净；全部放入滚水汆烫至熟，捞起。③魔芋放入沸水中汆烫去味，捞起放入面碗内，加入茭白、玉米笋、椰菜及调味料。④药汁倒入锅中加热煮沸，盛入面碗中即可。

**◎功效** 魔芋可活血化瘀，解毒消肿，宽肠通便，具有散毒、养颜、减肥、开胃等多种功能。

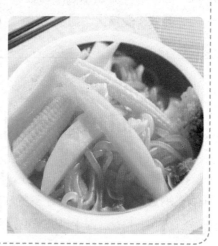

## 这样瘦脸最有效

对于减少多余的脂肪，西瓜也是不错的选择，因为西瓜本身就具有利尿通淋的作用，可以促进水分排出。另外常吃西瓜还能降火气，对上火引起的皮肤长痘也有很好的缓和效果。夏天比较燥热，食欲不佳，人们更喜欢吃冰品水果，这时候西瓜汁、西瓜雪泥都是很好的选择。

# 本草丰胸，"昂首挺胸"有诀窍

　　现代女性最在意的就是身材，除了瘦身，就是丰胸了。现代市场上各种丰乳霜、丰胸术层出不穷，但"是药三分毒"，吃药、手术都有不良反应。想让自己变得丰满一点无可厚非，但一定要采取安全的方法，比如采取食补的方法。食补丰胸是安全有效的方法，《本草纲目》中就记载了很多具有丰胸效果的中草药材。如葛根可"止渴、排毒、利大小便、丰胸、解酒、去烦恶"，其他还有木瓜、燕窝、橙子、葡萄、核桃等都是极好的丰胸食材。需要提醒各位注意的是，不同年龄的人有不同的身体条件，只有选择不同的食疗方法，才能让丰胸效果变得更明显。

## 不同年龄段的丰胸食谱

　　爱美之心人皆有之，从古至今，概莫能外。尤其是女性，无论哪个年龄段，都想拥有好的身材。现在市场上许许多多的丰胸产品，安全隐患层出不穷。食疗就不同了，既安全又方便。但是，对于丰胸来说，不同年龄段的人有不同的食谱。

### 青春期女性

　　为了促进青春期的乳房发育，避免乳房因营养不良而出现萎缩现象，这个年龄阶段的女性应多吃些促进体内激素分泌及富含维生素E的食物，如花菜、包菜、菜籽、豆类、葵花籽、猪肝、牛乳、牛肉等，另外，鳄梨中丰富的不饱和酸及维生素A、维生素E、维生素C等不仅能促进乳房发育，还能防止乳房变形。此外，青春期应少吃油腻、煎炸、辛辣以及咖啡、酒等不利于身体发育的食物。

## ❀ 产后女性

产后女性的胸部问题是因雌性激素减少而引起的。女性怀孕时，随着体内激素的变化，胸部会因乳腺组织与脂肪的增长而急剧增大，待生产完成后，因为要哺育宝宝，会让新妈妈们体重减轻，造成脂肪流失，乳房缩水。再者，气血的亏损、营养补充的不及时，也会造成乳房的萎缩，让乳房变小。

有些胸部小的妈妈为了哺育的方便，会选择不穿乳罩，这样会导致胸部下垂。要想及早地弥补产后乳房收缩和下垂的现象，妈妈们就得多从饮食上下功夫。建议产后女性平时多吃富含蛋白质与刺激身体雌性激素分泌的食物，如鱼、肉、核桃仁、芝麻、大豆、葛根等具有丰胸效果的食物，另外，青木瓜、鳄梨等具有通乳功效的食物对胸部也能起到很好的作用。

## ❀ 更年期女性

随着更年期的到来，女性体内的雌性激素会全面减少，此时，出现的反应不仅是生理上的各种不适，在身体上，身材走样、乳房萎缩下垂、皮肤长斑等现象也会逐渐发生。女性雌性激素缺乏对胸部造成的直接影响就是让胸部变形，萎缩下垂。那么，女人进入更年期，乳房问题就真的没有解决方法了吗？其实可以通过食疗和日常习惯来解决更年期的胸部问题。一是要多吃燕窝、百合这些补气养血的食物，让气血丰盈，让身体得到调理。二是可以多尝试进食木瓜、葛根这些具有丰胸效果的食物。木瓜与葛根具有强大的丰胸功效，各年龄阶段女性都适合食用。

而在日常生活习惯上，出现乳房大小不一的更年期女性，要注意调整自己的睡姿；有乳房下垂问题的女性，应该常常使用具有丰胸效果的精油来给乳房做按摩。按摩分以下几个步骤：从乳房下沿，沿外缘向上按摩到颈下锁骨位置；从乳房中心位置打圆圈按摩，向上按摩到锁骨位置；在乳房周围，以画小圆方式做螺旋式按摩。每个动作重复10次，长期坚持，定会取得不错的效果。

# 🎀 药膳丰胸让你拥有傲人双峰

女性丰胸的方法很多，日常饮食的调理尤为重要。以下推荐几种美味药膳，让你拥有傲人双峰。

### 莲子丰胸糕

取莲子100克，用温水浸泡后，去除莲心，加水煮烂后捣成泥状。再取粳米100克，加水煮烂后与莲子泥搅拌均匀，待冷却后，切成块状，依个人口味撒上白糖，即可食用。

### 猪尾莲子丰胸汤

取猪尾1条，清理干净，在滚水中去腥，再加入葱、姜、料酒少许，熬成汤汁。再在汤中加入红枣8枚及莲子100克，用小火再煮半小时，依个人口味加入其他调料后即可食用。

### 黄芪虾仁丰胸汤

取黄芪30克、当归15克、桔梗6克、枸杞15克、淮山30克，加入适量的水熬煮，待沸腾后去渣留汤，再在汤中加入虾仁100克，煮15分钟待虾仁熟时即可饮用。

### 黄豆排骨丰胸汤

取猪排骨500克、黄豆50克、黄芪20克、通草20克，加入适量的水，再放入10枚红枣与4片生姜，用小火煮两个小时，加盐调料后，即可食用。

### 木瓜鱼尾丰胸汤

取木瓜1个、鱼尾1条，加水适量，再放入银耳9克，用小火煲煮两个小时，即可食用。

### 归芪鸡汤

取当归5克、黄芪10克、鸡腿1只、水4碗。先将鸡腿洗净并切块，再将鸡腿放入水中，以大火煮开。接着放入黄芪，和鸡腿一起炖至7分熟，再放入当归，煮约5分钟，并加少许盐调味即可。当归补血，黄芪补气，女人只要气血通顺，月经即会正常，亦会促进乳腺分泌健全。

## 🎀 丰胸小窍门

生活中的一些小窍门、小技巧也有助于丰胸，只要你能持之以恒，不但可以使胸部健壮丰满，凸显女人的曲线美，还能达到清心安神、宽胸理气的目的，令人气血通畅、精神饱满、神清气爽。

## 🌸 三步按摩丰胸法

**第一步：**双手四指并拢，用指腹由乳头向四周呈放射状轻轻按摩乳房1分钟。在操作时动作要轻柔，不可用力过猛。

**第二步：**用左手掌从右锁骨下向下推摩至乳根部，再向上推摩返回至锁骨下。共做3遍，然后换右手推摩左侧乳房。

**第三步：**用右手掌从胸骨处向左推左侧乳房直至腋下，再返回至胸骨处。共做3遍，然后换左手推右侧乳房。

## 🌸 大家来做健胸操

支撑柔软胸部的是胸肌。如果胸肌运动不足，随着年龄的增长就会致使胸部下垂移位。这时，女性朋友们可以用运动来增强胸肌活力。

（1）双手在胸前合掌，相互用力合压。合压时，胸部两侧的胸肌拉紧，呈紧绷状态，约进行5秒钟后放松。重复10次左右。

（2）仰卧，头和臀部不离地，向上做挺胸动作，并保持片刻。重复6~8次。

女性朋友们还可以在沐浴的时候交替用冷热水冲击胸部，增强血液循环，也能使得乳房更加有弹性。此外，要保持良好的生活习惯，姿势要正确，不要经常弯腰驼背，这些都能影响到胸部的美观。

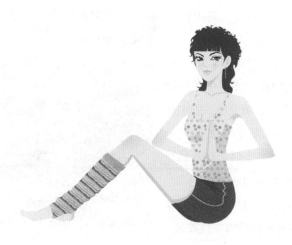

# 本草丰胸药膳

女人们都想做公主，但是平坦的胸部却让女人不那么自信。如何拥有健康、丰满的胸部呢？真正健康实用而且永不过时的丰胸秘方就在这里——丰胸药膳餐。

## 丰胸猪蹄煲

◎ **配方** 猪蹄450克，花生米20克，红豆18克，红枣4枚，盐6克。

◎ **制作** ①将猪蹄洗净、切块，花生米、红豆、红枣洗净浸泡备用。②净锅上火倒入水，下入猪蹄烧开，打去浮沫，再下入花生米、红豆、红枣煲至成熟，调入盐即可。

◎ **功效** 花生含有维生素E和一定量的锌，能增强记忆、抗老化、滋润皮肤，此外，花生还能理气通乳，能起到一定的丰胸作用。

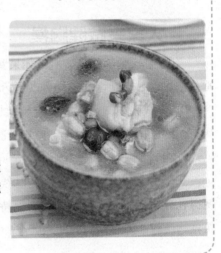

## 黄豆猪蹄汤

◎ **配方** 猪蹄300克，黄豆300克，葛根粉30克，葱1根，盐5克，料酒8毫升。

◎ **制作** ①黄豆洗净，泡入水中涨至二三倍大；猪蹄洗净，斩块；葱切丝。②锅中注水适量，放入猪蹄氽烫，捞出沥水；黄豆放入锅中加水适量，大火煮开，再改小火慢煮约4小时，至豆熟。③加入猪蹄，再续煮约1小时，加入葛根粉，调入盐和料酒，撒上葱丝即可。

◎ **功效** 黄豆含丰富的铁，可防止缺铁性贫血，加上猪蹄和葛根粉，有很好的美容丰胸效果。

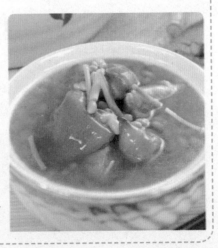

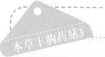

## 牛奶炖木瓜

**◎配方** 牛奶200毫升，木瓜200克，冰糖少许。

**◎制作** ①木瓜去皮，切块，洗净。②锅中下入牛奶、木瓜煲20分钟，再下入冰糖调味即可食用。

**◎功效** 牛奶炖木瓜是以牛奶和木瓜为主要食材的美容菜谱，口味香甜，具有抗衰美容、丰胸养颜、平肝和胃、舒筋活络的功效，是女性美容丰胸的圣品。

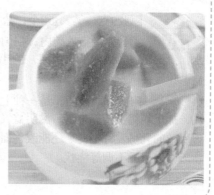

## 银耳木瓜鲫鱼汤

**◎配方** 银耳20克，木瓜400克，鲫鱼500克，蜜枣3枚，姜、花生油、盐各适量。

**◎制作** ①鲫鱼洗净；烧锅下花生油、姜片，将鲫鱼两面煎至金黄色。②银耳浸泡，去除根蒂硬结部分，撕成小朵，洗净；木瓜去皮切块；蜜枣洗净。③将1000毫升清水放入瓦煲内，煮沸后加入所有原材料，大火煲20分钟，加盐调味即可。

**◎功效** 此品对气血亏虚导致乳房发育不良者有明显的改善作用。

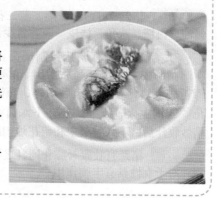

## 虾肉粥

**◎配方** 粳米350克，糯米100克，虾肉100克，红椒20克，莴笋50克，虾油、姜汁、葱汁、盐各适量。

**◎制作** ①虾肉、莴笋分别洗净切丁，红椒切米粒状，粳米、糯米洗净。②锅内注水烧开，下入粳米、糯米烧沸，撇去浮沫，下莴笋、姜汁、葱汁煮至米熟。③下入虾肉、虾油、红椒、盐，熬成粥即成。

**◎功效** 虾有较强的通乳作用，加上粳米益气补虚，对营养不良、乳房扁平的女性朋友有很好的补益效果。

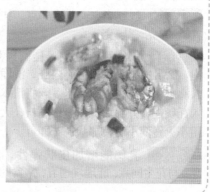

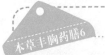

女人美容养颜药膳大全

## 本草丰胸药膳6

### 丰胸美颜汤

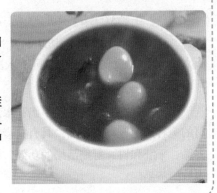

◎ **配方** 阿胶9克，鹌鹑蛋3个，盐4克。

◎ **制作** ①鹌鹑蛋敲入碗内，搅匀。②阿胶加水，煮溶化。③倒入鹌鹑蛋液，搅拌均匀，加食盐调味服食。

◎ **功效** 阿胶补血滋阴，是一种上等的补虚佳品，加上鹌鹑蛋营养丰富、滋阴益气，可用于血虚所致的乳房发育不良，还能改善面色苍白、神疲乏力、月经不调等症状。

## 本草丰胸药膳7

### 酱猪蹄

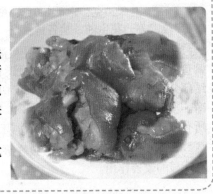

◎ **配方** 猪蹄500克，香菜、葱、盐、味精、酱油、白糖、八角、桂皮、茴香各少许。

◎ **制作** ①将所有调味料制成卤水，下入洗净的猪蹄卤至表皮红亮后捞出。②将卤好的猪蹄斩成大块，香菜洗净后切碎，葱洗净切成葱花。③锅上火，下油烧热，下入卤好的猪蹄块稍炒收汁后，下入香菜末和葱花炒匀即可。

◎ **功效** 猪蹄有壮腰补膝和通乳之功效，多吃猪蹄对于女性具有丰胸作用。

## 本草丰胸药膳8

### 红豆花生乳鸽汤

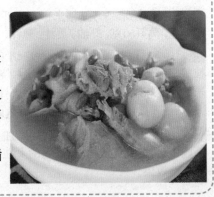

◎ **配方** 红豆50克，花生50克，桂圆肉30克，乳鸽200克，盐5克。

◎ **制作** ①红豆、花生、桂圆肉均洗净，浸泡。②乳鸽宰杀后去毛、内脏，洗净，斩大块，入沸水中汆烫，去除血水。③将清水1800毫升放入瓦煲内，煮沸后加入全部原料，大火煲沸后改用小火煲两小时，加盐调味即可。

◎ **功效** 乳鸽能增加皮肤弹性，改善血液循环；与花生同煮，能理气通乳，常食此品可丰胸。

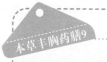本草丰胸药膳9

## 木瓜煲猪蹄

**◎配方** 猪蹄350克，木瓜1个，生姜10克，盐6克，味精3克。

**◎制作** ①木瓜剖开去籽去皮，切成小块，生姜洗净切成片。②猪蹄烙去残毛，洗净，砍成小块，再放入沸水中汆去血水。③将猪蹄、木瓜、姜片装入煲内，加适量清水煲至熟烂，加入调味料即可。

**◎功效** 猪蹄含有丰富的蛋白质，这些蛋白质多为胶原蛋白和弹性蛋白，加上木瓜，具有和血、润肤、丰胸、美容的功效。

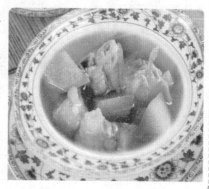

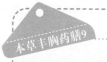本草丰胸药膳10

## 木瓜汤

**◎配方** 木瓜400克，黄豆芽200克，银耳20克，胡萝卜、香菇各150克，红枣6枚，盐适量。

**◎制作** ①黄豆芽洗净，木瓜不去皮、去籽，切成条；胡萝卜去皮切条；香菇去蒂洗净；红枣洗净；银耳泡发去蒂。②起油锅，将黄豆芽炒香。③放入其余材料转入煲中，加水以中火煮滚后，转小火煮60分钟，加盐调味即可。

**◎功效** 本品营养丰富，可健脾除湿、滋阴益气、丰胸美容，爱美女性可经常食用。

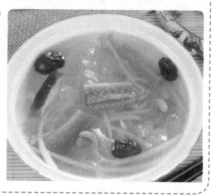

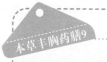本草丰胸药膳11

## 木瓜花生鸡爪汤

**◎配方** 鸡爪250克，木瓜150克，花生仁50克，盐4克，鸡精3克。

**◎制作** ①鸡爪洗净，汆水；木瓜洗净，去皮、籽，切块；花生仁洗净，浸泡。②将鸡爪、木瓜、花生仁放入锅中，加入适量清水，大火烧沸后转小火慢炖。③至木瓜变色熟软后，调入盐、鸡精即可。

**◎功效** 木瓜、花生、鸡爪都是丰胸的佳品，此汤不仅能美容润肤，对需要丰胸的女性来说更是一个不错的选择。

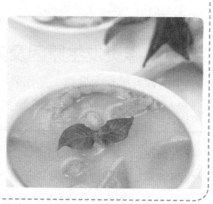

# 本草祛除乳腺疾病，活出女人真风采

要想丰胸，拥有健康的乳房是基础。没有健康的乳房，任由你如何进补护理，都不能达到满意的丰胸效果。当代患有乳腺疾病的女性不断增加，乳腺炎、乳腺增生、乳腺癌无时无刻不威胁着女性的健康。相当一部分女性对乳腺疾病的认识还一知半解，对乳腺疾病没有一个全面正确的认识，自然也不知道其严重性。因此当女性患上乳腺疾病时，没有采取科学合理的医治方法，别说是乳房有危险，连生命都可能会受到牵连。因此要想拥有健康的乳房，首先必须要来认识乳腺疾病，医疗食疗相结合，还你健康乳房，活出女人真风采。

## 摆脱乳腺炎，做个漂亮自信的女人

乳腺炎是指乳腺的急性化脓性感染，为细菌（金黄色葡萄球菌等）在乳头破裂、乳头畸形或乳头外伤的情况下，经乳头逆行侵入乳腺组织所引起的急性炎症。乳腺炎是女性常见病，后果可大可小，给女性健康带来很大危害，要想摆脱乳腺炎，必须要内外结合，外治内调，还女人漂亮自信。

### 乳腺炎发生原因及其症状

中医称乳腺炎为乳痈，多因乳汁淤积、肝胃郁热以及感受外邪引起乳络不通，化热成痈而形成。多发于哺乳期妇女，尤以初产妇最为多见，多发于产后第3~4周。发病前常有乳头皲裂、乳头畸形、乳房受挤压、乳汁淤积等诱发因素。治疗乳痈应内外兼治，对于气滞热壅证，内治以疏肝清胃、通乳消肿为主；热毒炽盛者，应清热解毒、消肿透脓。常用于乳腺炎的外治法有：乳痈初期者，可按摩乳房，用金黄膏外敷；乳痈已化脓者，应手术切开排脓引流；乳痈溃破者，可用八二丹或九一丹药线插入切口内引流，切口周围外敷金黄膏。脓已尽者改用生肌散。

## 🌸 乳腺炎患者防治措施

（1）不滥用保健品，特别是含有雌激素的美容用品，不吃用雌激素喂养的鸡肉、猪肉、牛肉等。

（2）坚持自我检查和定期检查，以利于及时发现病情，制定合理治疗方案。

（3）哺乳期妇女预防急性乳腺炎的关键在于做好乳房的护理，避免乳汁淤积，出现淤积时要及时处理，平时要防止乳头损伤，保持其清洁。如果乳头出现凹陷，应经常提拉乳头进行纠正。

（4）患有急性乳腺炎时一般不需要停止哺乳，如果感染严重，或脓肿排脓后并发乳瘘，则应立即停止哺乳。

（5）治疗急性乳腺炎可局部使用止痛药膏，如酒花素、鱼肝油铋剂，以促进伤口愈合。出现积乳囊肿时，可在热敷后用手按摩，从乳房四周向乳头方向做轻柔按摩，促使乳腺管通畅以促进乳汁排出。一旦脓肿形成，应及时手术，切开引流。

## 🌸 轻松自检乳腺炎

（1）**对镜自照法**：面对镜子，两手叉腰，观察乳房的外形。然后，再将双臂高举过头，仔细观察两侧乳腺的形状及轮廓有无变化，乳腺皮肤有无红肿、皮疹、浅静脉怒张、皮肤褶皱、橘皮样改变等异常，观察乳头是否在同一水平线上，是否有抬高、回缩、凹陷，从乳头里有无分泌物溢出，乳晕颜色是否改变。最后，放下两臂，双手叉腰，两肘努力向后，使胸部肌肉紧绷，观察两侧乳房是否等高、对称。

（2）**平卧触摸法**：平躺，右臂高举过头，并在右肩下垫一小枕头，使右侧乳腺变平。将左手四指并拢，用指端掌面检查乳腺各部位是否有肿块或其他改变。用右手三指（食指、中指、无名指）指腹缓慢、稳定、仔细地触摸乳房，在左乳房作顺或逆向逐渐移动检查，从乳房外围起至少三圈，直至乳头。也可采用上下或放射状方向检查，但应注意不要遗漏任何部位。同时，一并检查腋下淋巴结有无肿大。最后，用拇指和食指轻挤压乳头，观察有无乳头排液。如发现有混浊的、微黄色或血性溢液，应立即就医。

（3）**淋浴检查法**：淋浴时，因皮肤湿润更容易发现乳腺问题。方法是用一手指指端掌面慢慢滑动，仔细检查乳腺各个部位及腋窝是否有肿块。

女性朋友在自检时，如发现有乳腺炎症状，应尽早到医院查看医治。乳腺炎若得不到及时的医治，会引发更加严重的疾病，所以，一旦患上乳腺炎，一定要积极治疗。

## 🌸 得了乳腺炎，要重视饮食

乳腺炎患者在日常饮食中，要注意饮食得当，哪些可以吃、哪些不可以吃要清楚。一般来说，乳腺炎患者饮食宜清淡而富含营养，如绿叶蔬菜、豆类、新鲜水果等，以清热寒凉类的食物为宜。同时宜食具有通乳作用的食物，如猪蹄、丝瓜、赤小豆、芝麻等。忌食辛辣刺激性的食物，如辣椒、胡椒、芥末、洋葱、烟、酒等，食后易生热化火，使本病或热毒更盛，病势更加严重。忌热性、油腻性食物，如肥肉、羊肉、狗肉、榴莲等。忌油条、麻花等油炸类食物。忌食发物，如螃蟹、猪头肉等。

## 🌸 乳腺炎常用的药材、食材

以下推荐几种乳腺炎患者适用的药材和食材。

（1）**蒲公英**：蒲公英具有清热解毒、利尿散结的功效，主治急性乳腺炎、淋巴腺炎、疔毒疮肿、急性结膜炎、感冒发热、急性扁桃体炎、急性支气管炎、胃炎、肝炎、胆囊、尿路感染等症。

（2）**金银花**：金银花具有清热解毒的功效，可治一切热毒病症，如温病发热、热毒血痢、痈疡、肿毒、瘰疬、痔漏等病症。

（3）**白茅根**：白茅根性缓入血，降而有升，具有凉血止血、清热生津、利尿通淋的功效，主治血热吐血、鼻出血、咯血、尿血、崩漏、紫癜、热病烦渴、胃热呕逆、肺热喘咳、小便淋沥涩痛、水肿、黄疸。

（4）**菊花**：菊花具有疏风清热、解毒消肿的功效，常用于治疗头痛、眩晕、目赤、心胸烦热、疔疮、肿毒等病症。可配伍鱼腥草、蒲公英、金银花、紫花地丁、王不留行治疗急性乳腺炎。

（5）**马蹄**：马蹄具有清热解毒、凉血生津、利尿通便、化湿祛痰、消食除胀的功效，对急性乳腺炎有很好的食疗效果。

（6）**赤小豆**：赤小豆有抗菌消炎、排脓消肿、健脾养胃、利尿、解除毒素等功效，可辅助治疗急性乳腺炎。

（7）**猪蹄**：猪蹄具有补虚弱、填肾精、通乳汁、清热毒等功效，对女性哺乳期乳房护理不当引起的急性乳腺炎有很好的食疗效果。

（8）**丝瓜**：丝瓜有清暑凉血、解毒通便、润肌美容、通经络、行血脉、下乳汁等功效，对急性乳腺炎、产后缺乳均有很好的食疗作用。

女性朋友们可以利用以上的药材、食材做成美味可口的药膳，既能帮你摆脱乳腺炎，又能让你大饱口福！

# 乳腺炎调理药膳

其实乳腺炎并不可怕，如果能及早预防或发现，及时治疗，完全可以避免或减轻病症。以下推荐一些适合乳腺炎患者食用的药膳，助你远离乳腺炎！

## 茯苓菊花猪瘦肉汤

◎ **配方** 猪瘦肉400克，茯苓10克，菊花20克，白芝麻少许，盐5克，鸡精2克。

◎ **制作** ①瘦肉洗净，切块，汆去血水；茯苓洗净，切片；菊花、白芝麻洗净。②将瘦肉放入煮锅中汆水，捞出备用。③将瘦肉、茯苓、菊花放入炖锅中，加入清水，炖2小时，调入盐和鸡精，撒上白芝麻关火，加盖焖一下即可。

◎ **功效** 该方具有疏风清热、解毒消肿、利尿泻火的功效，对急性乳腺炎有一定的辅助治疗作用。

◎ **贴心叮咛** 哺乳期应避免乳汁淤积，患病早期应清洁乳头、乳晕，设法使乳汁排出。

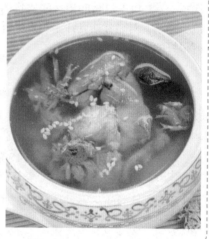

## 莲藕赤小豆汤

◎ **配方** 猪瘦肉250克，莲藕300克，赤小豆50克，蒲公英10克，姜丝、葱末各适量，盐、味精、料酒各适量。

◎ **制作** ①将猪瘦肉洗净，切块；莲藕去节，去皮，洗净，切段；赤小豆去杂质，洗净备用。蒲公英洗净，用纱布包好，扎紧。②锅内加适量水，放入猪肉、莲藕、赤小豆、料酒、姜丝、葱末，大火烧沸，用小火煮1小时。③加入蒲公英包煎10分钟后取出丢弃，加入盐、味精、香油即成。

◎ **功效** 蒲公英有清热解毒的功效，赤小豆可抗菌消炎、排脓消肿，莲藕可清热凉血。三者配伍，对辅助治疗急性乳腺炎有很好的效果。

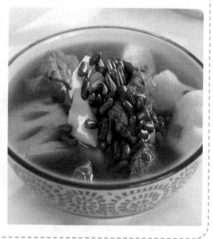

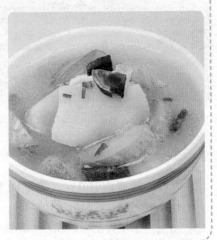

## 银花茅根猪蹄汤

**乳腺炎调理药膳3**

◎**配方** 金银花、桔梗、白芷、茅根各15克，灵芝8克，猪蹄1只，黄瓜35克，盐6克。

◎**制作** ①将猪蹄洗净、切块、氽水；黄瓜去皮、籽洗净，切滚刀块备用；灵芝洗净，备用。②将金银花、桔梗、白芷、茅根洗净装入纱布袋，扎紧。③汤锅上火倒入水，下入猪蹄、药袋，调入盐、灵芝烧开，煲至快熟时，下入黄瓜，捞起药袋丢弃即可。

◎**功效** 以上材料同用，能清热消肿、排脓敛疮、通络，对哺乳期乳汁淤积发生乳腺炎的患者有很好的食疗效果。

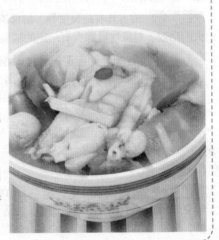

## 苦瓜牛蛙汤

**乳腺炎调理药膳4**

◎**配方** 紫花地丁、蒲公英各15克，苦瓜200克，牛蛙175克，清汤、精盐、姜片各适量。

◎**制作** ①将苦瓜去籽洗净切厚片，用盐水稍泡；紫花地丁、蒲公英洗净，备用。②牛蛙收拾干净斩块，氽水备用。③净锅上火倒入清汤，调入精盐、姜片烧开，下入牛蛙、苦瓜、紫花地丁、蒲公英煲至熟即可。

◎**功效** 紫花地丁、蒲公英均有清热解毒、消肿排脓的作用，苦瓜可泻火解毒、牛蛙能清热利尿，三者合用，对各种热毒性炎症如急性乳腺炎、腮腺炎、疔疮疖肿等均有疗效。

## 乳腺炎日常保健

乳腺炎患者应保持良好心境，忧郁、紧张等情绪会引起脂肪栓增加。保持乐观放松的心态，减少酒、咖啡等刺激性饮品的摄入对乳房的健康非常重要。此外，应该保持正常的性爱，在最佳生育年龄生育(不要超过35岁)，并坚持母乳喂养。

## 大黄公英消炎茶

乳腺炎调理药膳5

◎ **配方** 生大黄2克，蒲公英15克，荆芥穗10克。

◎ **制作** ①将蒲公英、荆芥洗净，放入锅中，加水600毫升，大火煮开，转小火续煮5分钟。②再将生大黄放入锅中，续煮1分钟即可关火。③滤去药渣，取汁饮用。

◎ **功效** 蒲公英是中医传统清热解毒的药材，药理研究表明，蒲公英有良好的抗炎、抗病毒作用，可用于临床多种感染性疾病，如急性乳腺炎、肺脓肿、腮腺炎、化脓性咽喉炎等症的治疗。大黄可清热解毒、泻火通便，外用可消肿敛疮，对热毒炽盛的病证有较好的效果。

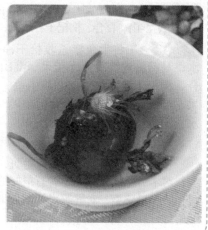

## 丝瓜银花饮

乳腺炎调理药膳6

◎ **配方** 金银花40克，丝瓜500克。

◎ **制作** ①将丝瓜、金银花洗净，丝瓜切成菱形块状。②锅中下入丝瓜、金银花，加水1000毫升，大火煮开后转中火，煮5分钟即可。③可分数次食用，每次300毫升，每日3～5次。

◎ **功效** 丝瓜可清热解毒、通络下乳，对哺乳期乳汁瘀滞、乳腺发炎的患者有很好的食疗作用。金银花清热泻火、解毒消肿，可治疗多种热性病证，两者合用，清热效果更佳。

◎ **贴心叮咛** 乳腺炎患者应多食含锌及维生素B₁、维生素B₂及维生素C的食物，有利于溃疡愈合。

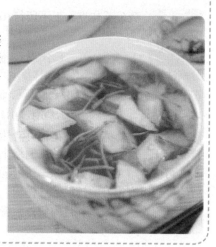

## 乳腺炎日常保健

乳腺炎患者可以采用拿捏按摩的方法治疗，按摩的时候使用手指五指的力量，以手指着力，将病患一侧的乳房抓住，然后开始拿捏，拿捏的时候一抓一松，反复多拿捏几遍。在拿捏之后可以用手指将乳头揪动数次，这样可以起到扩张乳头输乳管的作用。

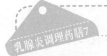

乳腺炎调理药膳7 ...................................○ **马蹄百合生鱼汤**

◎ **配方** 生鱼300克，马蹄200克，白茅根10克，无花果、淮山、百合、枸杞子各适量，盐少许。

◎ **制作** ①将生鱼宰杀收拾干净，切块，汆水；马蹄去皮洗净；无花果、淮山均洗净；百合、枸杞子泡发洗净。②将生鱼、马蹄、无花果、淮山、白茅根均放入汤煲中，加入适量清水，大火烧开后用中火炖1小时。③再放入百合、枸杞子炖煮10分钟，加入盐调味即可。

◎ **功效** 生鱼可补虚、敛疮生肌，促进伤口愈合，对术后急性乳腺炎患者有很好的食疗效果，可预防伤口感染，对乳腺炎初期效果亦佳，有效缓解红、肿、热、痛症状。

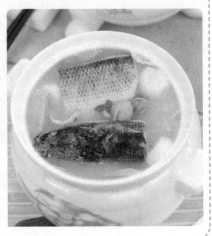

乳腺炎调理药膳8 ...................................○ **蒲公英茶**

◎ **配方** 蒲公英15克，王不留行10克，金银花8克，甘草6克。

◎ **制作** ①将蒲公英、王不留行、金银花、甘草分别洗净。②先将王不留行、甘草放入锅中，加水700毫升，大火煮开。③加入蒲公英、金银花，转小火，煮5分钟即可关火，滤去药渣，留汁饮用。

◎ **功效** 蒲公英、金银花均可清热解毒、消痈排脓；王不留行可行气散结，通络下乳，三者同用，可清热解毒、凉血排脓、疏肝通乳，对急性乳腺炎患者有很好的辅助治疗作用，尤其适合哺乳期乳腺炎患者服用，且内服外敷皆宜。

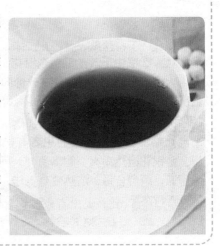

## 乳腺炎日常保健

乳腺炎患者应保持正常体重。肥胖是患乳腺癌的高发因素，应尽可能减少摄入高脂肪、高热量食物，特别是油炸食品。此外，要慎用激素类药物。有的女人为了使乳房丰满而服用激素类药物，结果导致内分泌紊乱，这更增加了乳腺疾病发生癌变的风险。

#  吃能消除乳腺增生，还你健康乳房

乳腺增生是一种乳腺组织既非炎症也非肿瘤的异常增生性疾病，其本质是生理增生与复旧不全造成的乳腺正常结构的紊乱。乳腺增生是女性常见的多发病之一。有很多药材、食材都对乳腺增生有很好的食疗作用，因此，女性可通过药膳调理来吃"跑"乳腺增生！

## 乳腺增生发生原因及其症状

乳腺增生多发于25~45岁女性，发病原因多与内分泌失调和精神因素有关，绝经期后的妇女患病率较低。

乳腺增生主要表现为乳管及腺泡上皮增生，单侧或双侧乳房胀痛或触痛，也可有刺痛或牵拉痛，疼痛常在月经前加剧，经后疼痛减轻，常伴情绪波动而变化。乳房出现肿块，大小不等，形态不一，月经前期肿块增大，质地较硬，月经后肿块缩小，质韧而不硬，活动度较好。乳痛主要以乳房肿块处为甚，常涉及胸胁部或肩背部。有时可有乳头溢液，呈黄绿色、棕色或血色，偶尔会出现无色浆液。

## 中医"说"乳腺增生

乳腺增生属于中医的"乳癖"范畴，其病因、病机为精神情志刺激，急躁恼怒或日久抑郁，导致肝气郁结，气机阻滞，蕴结于乳房脉络，导致乳络不通，气滞痰凝血瘀而成。

乳腺增生分为肝郁痰凝和冲任失调两个证型。肝郁痰凝者，以疏肝解郁、化痰散结为主，常用的代表方为逍遥蒌贝散。冲任失调者以调理冲任为主，常用方为二仙汤合四物汤加减。肿块局部可予阳和解凝膏合黑退消或桂麝散敷贴，还可用大黄粉和醋调以外敷。部分患者发病后1~2年内常可自行缓解，不需要治疗。如果症状较明显者，病变范围较为广泛，可用胸罩托起乳房，并服用相应的中药治疗，或用5％碘化钾，均可使症状得以缓解。如果治疗效果不明显，且患者年龄在40岁以上，病变范围没有扩大时，应考虑手术切除。

## 乳腺增生日常饮食宜忌

乳腺增生患者要注意日常饮食。多进食富含纤维素的食物，如谷类、豆类的皮，以及各种蔬菜等。由于膳食纤维可以促使脂肪吸收减少，脂肪合成受到抑制，就会使激素水平下降，从而有利于乳腺增生疾病的恢复。宜多食含碘的食物，如海藻、海带、干贝、海参等。碘可以刺激垂体前叶黄体生成素，促进卵巢滤泡黄体化，从而使雌激素水平降低，恢复卵巢正常的功能，纠正内分泌失调，消除乳腺增生的隐患。宜低脂、低糖饮食，少食肥肉、甜食等。忌食辛辣刺激性食物。

## ❀ 乳腺增生常用的药材、食材

以下推荐几种乳腺增生患者适用的药材和食材。

（1）青皮：青皮具有疏肝破气、散结消痰的功效。主治胸胁胃脘疼痛、疝气、食积、乳肿（乳腺炎）、乳癖（乳腺增生）、乳核（乳腺纤维瘤）等症。

（2）香附：香附气香行散，具有理气解郁、行气活血的功效，主治肝郁气滞、胸胁痞满、脘腹胀痛、疝气疼痛、月经不调、经行腹痛、闭经、崩漏带下等病症。

（3）佛手：佛手芳香行散，具有疏肝理气、和中止痛、化痰止咳的功效，主要用于治疗肝郁气滞、胸闷胁痛、乳房胀痛或刺痛、肝胃不和、脘痛胀痛、嗳气呕吐、泻痢后重、咳嗽痰多等病症。

（4）延胡索：延胡索名为元胡，具有活血散瘀、行气止痛的功效，主要用于治疗胸痹心痛，胁肋、脘腹诸痛，头痛、腰痛、疝气痛、痛经、经闭、产后瘀腹痛，跌打损伤等病症。

（5）薤白：薤白具有通阳散结、行气导滞的功效，主治胸痹心痛彻背、胸脘痞闷、咳喘痰多、脘腹疼痛、泻痢后重、疮疖痈肿等病症。薤白是治疗胸痹的常用药。

（6）柴胡：柴胡具有疏肝解郁、升阳举陷的功效，主治乳房胀痛、胸满胁痛、口苦耳聋、头痛目眩、疟疾、下利脱肛、月经不调、子宫下垂等病症。

（7）海带：海带能软坚散结、清热化痰，可防治夜盲症、维持甲状腺功能正常，对乳腺增生有一定的食疗作用。

想要摆脱乳腺增生，必须要配合药膳的内部调理，遵循疏肝理气、调畅气机、活血化瘀、疏通乳络、化痰软坚、消肿散结的治疗原则，才能真正远离乳腺增生。

# 乳腺增生调理药膳

中医学认为，乳腺增生的发病原因多与脏腑功能失调、气血失和有关，因此想要摆脱乳腺增生，必须还要配合药膳做内部调理，其正做到外治内调，这样才能远离乳腺增生。

乳腺增生调理药膳1 ·············· ○ **青皮炒兔肉**

◎ **配方** 青皮12克，生姜9克，兔肉150克，料酒、盐、花椒、葱段、姜末、酱油、味精、麻油各适量。

◎ **制作** ①将青皮用温水泡后切小块。②将兔肉洗净，切丁，用盐、姜末、葱段、料酒、酱油等稍腌渍。③锅中放油，将兔肉翻炒至肉色发白，然后放入青皮、花椒、生姜、葱段等继续翻炒；待兔肉丁熟时，加酱油、味精等，炒至收干水分，淋上麻油即成。

◎ **功效** 青皮可理气散结、行气止痛，对乳房有结节、胸胁刺痛、经前乳房胀痛明显的乳腺增生患者有很好的治疗效果；兔肉可疏肝解郁、清热解毒、益气补虚，对乳腺增生、乳房疼痛有烧灼感的患者效果较佳。

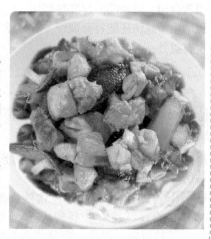

乳腺增生调理药膳2 ·············· ○ **香附豆腐泥鳅汤**

◎ **配方** 泥鳅300克，豆腐200克，香附10克，红枣15克，盐少许，味精3克，高汤适量。

◎ **制作** ①将泥鳅处理干净，备用；豆腐切小块；红枣洗净；香附洗净，煎汁备用。②将锅放上火倒入高汤，加入泥鳅、豆腐、红枣煲至熟，倒入香附药汁，煮开后，调入盐、味精即可。

◎ **功效** 香附气香行散，可疏肝解郁、活血化瘀、理气止痛；泥鳅可清热解毒、活血通络，对乳腺增生所出现的乳房灼热疼痛有一定食疗效果。

◎ **贴心叮咛** 豆腐在烹煮前，先用水浸泡一会儿，烹煮时才不会破碎。

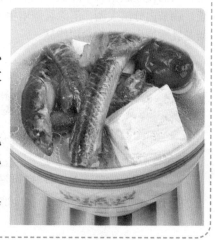

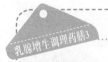

# 佛手元胡猪肝汤

◎ **配方** 佛手10克，元胡10克，制香附8克，猪肝100克，盐、姜丝、葱花各适量。

◎ **制作** ①将佛手、延胡索、制香附洗净，备用。②将佛手、元胡、制香附放入锅内，加适量水煮沸，再用小火煮15分钟左右。③加入已洗净切好的猪肝片，放适量盐、姜丝、葱花，熟后即可食用。

◎ **功效** 元胡、佛手、制香附均有行气止痛、活血化瘀、宽胸散结的功效；猪肝可养肝补血；四者合用，可辅助治疗肝气郁结、气滞血瘀型乳腺增生。此汤还能补血调经，对月经不调的患者也有益处。

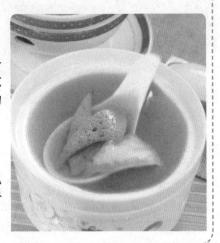

# 海带海藻瘦肉汤

◎ **配方** 瘦肉350克，海带、海藻各适量，盐6克。

◎ **制作** ①将瘦肉洗净，切件；海带洗净，切片；海藻洗净。②将瘦肉氽一下，去除腥味。③将瘦肉、海带、海藻放入锅中，加入清水，炖2小时至汤色变浓后，调入盐即可。

◎ **功效** 海带、海藻中含有大量的碘，碘可以刺激垂体前叶黄体生成素，促进卵巢滤泡黄体化，从而使雌激素水平降低，恢复卵巢正常的功能，调节内分泌失调，消除乳腺增生的隐患。此汤是乳腺增生患者的食用佳品。

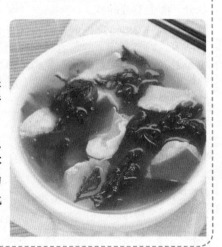

## 乳腺增生面面观

乳腺增生患者应少吃油炸食品、动物脂肪、甜食及过多进补食品，要多吃蔬菜和水果，多吃粗粮。黑黄豆最好，多吃核桃、黑芝麻、黑木耳、蘑菇。此外，生活要有规律、劳逸结合，保持性生活和谐，可调节内分泌失调。保持大便通畅会减轻乳腺胀痛。

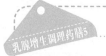

## 田七薤白鸡肉汤

◎ **配方** 鸡肉350克，枸杞子20克，田七、薤白各少许，盐5克。

◎ **制作** ①将鸡肉收拾干净，斩件，汆水；田七洗净，切片；薤白洗净，切碎；枸杞子洗净，浸泡。②将鸡肉、田七、薤白、枸杞子放入锅中，加适量清水，用小火慢煲。③2小时后加入盐，即可食用。

◎ **功效** 薤白具有通阳散结、行气止痛的功效，对胸胁刺痛、心痛彻背、小腹冷痛、乳房胀痛等症均有疗效，是治疗胸痹心痛的常用药；田七可活血化瘀、散结止痛；两者合用，对气滞血瘀型乳腺增生有很好的疗效。

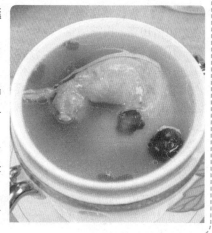

## 佛手黄精炖乳鸽

◎ **配方** 乳鸽1只，佛手10克，黄精15克，枸杞子少许，盐、葱段各3克，姜片5克，天麻适量。

◎ **制作** ①将乳鸽收拾干净；天麻、黄精洗净，稍泡；枸杞子洗净，泡发；葱洗净，切段。②热锅注水烧沸，下乳鸽滚尽血渍，捞起。③炖盅注入水，放入天麻、黄精、枸杞子、乳鸽，大火煲沸后改为小火煲3小时，放入葱段，加盐调味即可。

◎ **功效** 佛手有理气散结、舒肝健脾、活血化瘀等多种药用功能。乳鸽可益气补虚、疏肝解郁；黄精可滋补肝肾。三者合用，对胸胁胀痛或刺痛、经前乳房胀痛等症均有疗效。

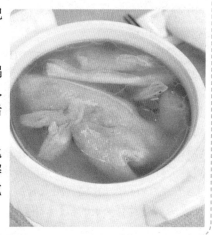

## 乳腺增生面面观

有研究显示，肥胖者患病的危险远远高于普通人。因此要多运动，防止肥胖，提高机体免疫力。此外，要禁止滥用避孕药及含雌激素的美容用品、不吃用雌激素类药物喂养的家禽肉。这些都能降低乳腺疾病的发生率。

## 山楂茉莉高粱粥

乳腺增生调理药膳7

◎配方  茉莉花适量，高粱米70克，红枣20克，山楂10克，白糖适量。

◎制作  ①将高粱米泡发，洗净；红枣洗净，切片；茉莉花洗净；山楂洗净。②锅置火上，倒入清水，放入红枣、高粱米，煮至高粱米熟透。③加入山楂、茉莉花，同煮至粥成浓稠状，调入白糖拌匀即可。

◎功效  茉莉花可疏肝解郁、调畅情绪，对乳腺增生患者有一定的辅助治疗效果；山楂可活血化瘀、行气止痛；红枣可补益气血；高粱米富含纤维素，可以使脂肪的吸收减少，使激素水平下降，从而有利于乳腺增生疾病的恢复。

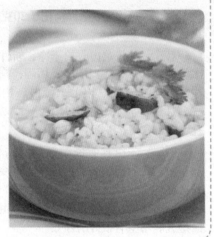

## 柴胡橘皮饮

乳腺增生调理药膳8

◎配方  柴胡10克，延胡索适量，鲜橘皮15克，丝瓜10克。

◎制作  ①将丝瓜去皮，洗净切块；柴胡、延胡索洗净，煎汁去渣备用。②将橘皮、丝瓜洗净，一起放入锅中，加入600毫升水，旺火煮开后，转小火续煮15分钟。③倒入药汁，煮沸后即可关火，加少许白糖，代茶饮。

◎功效  延胡索可理气通络、化瘀止痛；柴胡可疏肝理气、调畅情绪；丝瓜能清热利湿、通络散结；橘皮可理气止痛。四者合用，对肝郁气滞型乳腺增生者有一定的食疗效果。

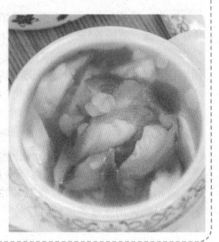

## 乳腺增生面面观

性爱过程要做好安全措施，避免人流。产妇多喂奶，能防患于未然。乳腺增生患者要做到自我检查和定期复查。明确诊断，根据病情制定合理的治疗方案。乳腺增生患者应及时调节内分泌，这样肿块、胀痛才可消除，急性乳腺炎患者用药后即可缓解疼痛。

# 本草调养，乳腺癌不再是噩梦

乳腺癌是导管上皮细胞在各种内外致癌因素的作用下，细胞失去正常特性而异常增生，以致超过自我修复的限度而发生癌变的疾病。患了乳腺癌，要有乐观的心态，勇敢对抗乳腺癌，利用本草进行调养，乳腺癌不再是噩梦！

## 乳腺癌有何症状

临床上以乳腺肿块为主要表现。乳腺癌是女性最常见的恶性肿瘤之一，发病率高，颇具侵袭性，但病程进展较缓慢。

乳腺癌症状有3大特征。

（1）**无痛性肿块**。绝大多数乳腺癌患者是因发现乳房肿块后才去就诊，乳腺癌的肿块常发生在乳房的外上方近腋窝处。肿块大小不一，多为不规则形状，质地较硬，边缘不清，固定不移。

（2）**乳头溢乳**。少数患者，尤其是年龄在40岁以上的患者，会出现乳头血性或水样的溢液，且伴有乳房肿块。

（3）**皮肤出现褶皱**。早期乳腺癌患者皮肤会出现凹陷，呈现"酒窝征"，中晚期皮肤会出现溃烂、红肿、水肿及"橘皮样病变"。炎性乳腺癌可出现局部皮肤红、肿、热、痛的症状，还会有脱屑、糜烂、回缩等。

## 乳腺癌易患人群

（1）有家族史者的乳腺癌发病率要高于无家族史者，尤其是双侧乳腺癌患者和发病年龄较小的患者的后代，发生乳腺癌的危险性更大。内分泌失调也是乳腺癌的发病因素之一，如果乳房长期受内分泌激素的异常刺激，就会导致乳腺组织癌变，其中雌激素和黄体素与乳腺癌恶变关系密切。

（2）摄入脂肪过高者，乳腺癌的发病率也较高。因为脂肪可以强化雌激素E1的转化过程，增加雌激素对乳腺细胞的刺激。此外，有报道称，饮酒可增加绝经期女性，或是曾经使用过雌激素的女性患乳腺癌的风险。

（3）资料证明，接受辐射少的女性，或生活在太阳辐射较弱的地区，乳腺癌发病率较高。另外，接触电离辐射可增加肿瘤的发病率，乳腺暴露在射线下的女性发生乳腺癌的概率较高。

（4）免疫能力低下者，或乳房受过外伤刺激者，均易发乳腺癌。

## 乳腺癌注意事项

（1）**要保持良好的心态**：面对病情，乳腺癌患者应坚定抗癌信心、保持积极且乐观的情绪，而且，乳腺癌的治疗中根治性手术和放疗、化疗的进行会给患者带来一定程度的身体损伤，以至可能出现身体素质和工作能力的减弱。对此，患者更应该有足够的心理准备来面对这些困难，或者可以通过参加各种社会活动、与亲友沟通等方式，来增强自我抗击病魔的信心。

（2）**要对乳房进行适当的护理：提倡母乳哺养，断奶要缓慢进行，哺乳可起到一定的保护乳房的作用**。用合适的胸罩能改善乳房的血液和淋巴循环。及时治疗乳腺良性疾病，如乳腺增生、乳腺炎等病可有效预防乳腺癌。

（3）**保护术后患肢**：乳腺癌手术后，患者会出现侧肢肿胀等身体反应。针对这种情况，患者要注意避免使用患肢提取重物，体检时也不要用患肢进行血压的测量，更不要在患肢上进行输液。另外，患者可通过侧肢上举等功能锻炼进行肢体的恢复。

（4）**可适度进行性生活**：适度的性生活，不仅不会加重病情，反而能够增加患者对生活的信心，同时也有利于患者的恢复。但是，乳腺癌患者在进行性生活时，应注意适度的原则，而且要做好安全的避孕措施。若不慎怀孕，对于乳腺肿瘤也是一种不良刺激。

（5）**定期检查：对于使用雌激素替代疗法的女性，要定期进行乳房检查，在使用量上应低剂量、短疗程**。另外，这类女性还要做到定期检查，通过定期体检，做到早发现、早治疗。

## 乳腺癌患者饮食必知

乳腺癌患者平时要注意饮食健康，饮食宜多样化，避免食用油腻食物，应增加一些开胃食品，如山楂糕、泡菜等，以增进食欲。宜多吃具有抗癌作用的食物，如菌类、海藻类、绿叶蔬菜、浆果类水果等均有一定的抗癌作用。宜选择植物油，由于花生油、玉米油、菜籽油和豆油都含有大量的不饱和脂肪酸，可保护绝经期女性免受乳腺癌的侵袭。

乳腺癌患者应少食肉类，摄入过多的肉类，会导致胆固醇过高而刺激人体分泌更多的雌性激素，从而形成乳房肿块。还应少食盐，盐和其他含钠元素高的食物，会让女性体内保持更多的体液，增加乳房的不适。忌食辛辣刺激性食物，如辣椒、芥末、桂皮等；忌食油炸、霉变、腌制食品；忌烟、酒、咖啡。

## 治疗乳腺癌常用的药材、食材

以下推荐几种乳腺癌患者适用的药材和食材。

（1）**生地黄**：生地黄具有清热凉血、养阴生津的功效，对炎性乳腺癌有一定疗效。此外生地黄还可用于热病烦渴、发斑发疹、阴虚内热、吐血、衄血等。

（2）**佛手**：佛手芳香行散，具有疏肝理气、活血化瘀、和中止痛、化痰止咳的功效，主要用于治疗肝郁气滞、胸闷胁痛、乳房胀痛或刺痛、肝胃不和、脘痛胀痛、嗳气呕吐、泻痢后重、咳嗽痰多等症。

（3）**土茯苓**：土茯苓具有除湿、解毒、通利关节的功效，主要用于治疗反复发作的慢性疮疡，可用于治疗湿热淋浊、带下、痈肿、瘰疬、疥癣、梅毒及汞中毒所致的肢体拘挛、筋骨疼痛等。

（4）**金银花**：金银花具有清热解毒的功效，可治一切热性病症，可与黄檗、连翘、苦参等配伍，治疗炎性乳腺癌。此外，还可治疗温病发热、热毒血痢、痈疡、肿毒等病症。

（5）**绿豆**：绿豆具有清热解毒、降压降脂、滋补强壮、调和五脏、利水消肿的功效，对乳腺癌患者局部皮肤红、肿、热、痛等均有很好的疗效。

（6）**田螺**：田螺肉具有清热、明目、解暑、止渴、醒酒、利尿、通淋等功效，对炎性乳腺癌有一定的食疗效果。

（7）**鳝鱼**：鳝鱼具有补气养血、活血通络、去风湿、强筋骨、壮阳等功效，对乳房胀痛、乳腺增生以及乳腺癌均有食疗效果。

（8）**青皮**：青皮具有疏肝破气、散结消痰的功效。主治胸胁胃脘疼痛、疝气、食积、乳肿（乳腺炎）、乳癖（乳腺增生）、乳核（乳腺纤维瘤）等症。

## 治疗乳腺癌中药方

（1）黄芪60克，党参30克，郁金15克，当归15克，旱莲草30克，白术20克，白芍15克，重楼10克，丹参30克，薏苡仁10克，料姜石60克。水煎服，每日1剂，日服2次。可补气养血，健脾疏肝，化瘀解毒。

（2）紫草根15克，牡蛎粉(包煎)15克，当归15克，赤芍9克，川芎6克，银花6克，升麻6克，黄芪6克，甘草3克，大黄适量(后下)。水煎服，每日1剂，日服2次。可清热凉血，解毒泻火。

（3）甘草3克，当归3克，白芍3克，白术3克，茯苓3克，柴胡3克，桂皮2.1克，山栀2.1克。上为粗末，水煎服。可疏肝解郁，清热散结。

# 乳腺癌调理药膳

所谓"三分治七分养"，除了要通过对症的药物治疗与手术治疗外，患者后续的保养也尤为重要。这里的"养"即食疗调理。可以选用适当的药食材做成各种美味的药膳，既可让你尽快远离乳腺癌，又能品尝到佳肴美味。

## 乳腺癌调理药膳1

### 豌豆炖猪尾

◎**配方** 王不留行、穿山甲、木香各10克，猪尾300克，豌豆200克，盐、味精、鸡精各适量。

◎**制作** ①将猪尾烙去毛洗净，斩成段，下入沸水中去血水。②将豌豆泡发洗净；将王不留行、穿山甲、木香洗净装入纱布袋，备用。③将猪尾放入锅中，加入豌豆、纱布袋炖至熟烂，捞起药袋丢弃，加入盐、鸡精、味精调味即可。

◎**功效** 王不留行、穿山甲均可清热解毒、祛瘀散结；木香能行气止痛。三者合用，对肝郁气结型乳腺癌的患者有良好的食疗作用。

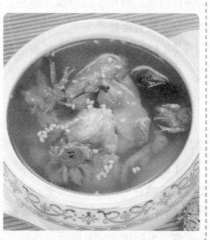

## 乳腺癌调理药膳2

### 佛手瓜老鸭汤

◎**配方** 老鸭250克，佛手瓜100克，生地、丹皮各10克，枸杞子10克，盐5克，鸡精3克。

◎**制作** ①将老鸭收拾干净，切件，汆水；佛手瓜洗净，切片；枸杞子洗净，浸泡；生地、丹皮煎汁，去渣备用。②锅中放入老鸭肉、佛手瓜、枸杞子，加入适量清水，小火慢炖。③至香味四溢时，倒入药汁，调入盐和鸡精，稍炖，出锅即可。

◎**功效** 佛手瓜具有疏肝理气、活血化瘀、和中止痛的功效；老鸭可益气补虚、清热凉血；生地、丹皮能清热凉血、敛疮生肌；枸杞子能滋补肝肾、防癌抗癌。五者合用，对辅助治疗乳腺癌有一定的作用。

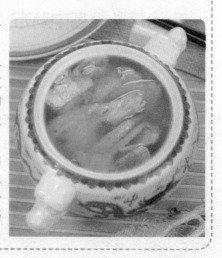

## 雪莲金银花煲瘦肉汤

**配方** 瘦肉300克，天山雪莲、金银花各10克，干贝、山药各适量，盐5克，鸡精4克。

**制作** ①将瘦肉洗净，切件；天山雪莲、金银花、干贝洗净；山药洗净，去皮，切件。②将瘦肉放入沸水过水，取出洗净。③将瘦肉、天山雪莲、金银花、干贝、山药放入锅中，加入清水用小火炖2小时，放入盐和鸡精即可。

**功效** 金银花具有清热解毒的功效，可用于治疗炎性乳腺癌，对中晚期皮肤出现溃烂、红肿、水肿等有一定的缓解作用；干贝能滋阴散结；山药可益气补虚；雪莲可清热解毒、补虚抗肿瘤。

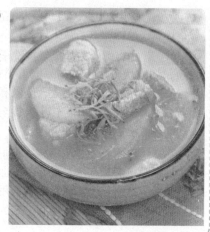

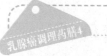

## 生地绿豆猪大肠汤

**配方** 猪大肠100克，绿豆50克，生地、陈皮、生姜各3克，盐适量。

**制作** ①将猪大肠切段后洗净；绿豆洗净，入水浸泡10分钟；生地、陈皮、生姜均洗净。②将锅加入水烧开，入猪大肠煮透，捞出。③将猪大肠、生地、绿豆、陈皮、生姜放入炖盅，注入清水，以大火烧开，改用小火煲2小时，加盐调味即可。

**功效** 生地可清热凉血、养阴生津，对炎性乳腺癌有一定疗效。陈皮可行气消胀、消除郁结；绿豆可清热解毒；猪大肠可清热解毒、止血排脓。四者合用，对炎性乳腺癌有一定的食疗效果。

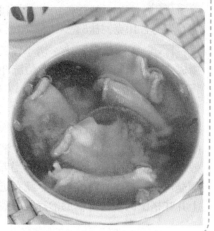

## 乳腺癌患者日常保健

　　研究发现，在粗粮、蔬菜、水果中，除含有大量具有防癌、抗癌的植物纤维素、维生素和微量元素外，还含有多种能阻止和减慢癌症发展各个阶段的生物活性物质的扩散。因此，在日常膳食中适当地多吃些这类食物，不仅有益于健康，还有助于预防乳腺癌。

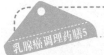

乳腺癌调理药膳5

○ 螺肉煲西葫芦

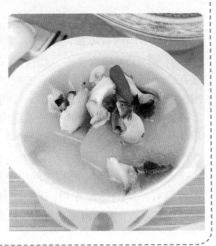

◎ **配方**　螺肉200克，西葫芦250克，香附、丹参各10克，高汤适量，盐少许。

◎ **制作**　①将螺肉用盐反复搓洗干净；西葫芦洗净，切方块备用；香附、丹参洗净，煎取药汁，去渣备用。②净锅上火，倒入高汤，下入西葫芦、螺肉，大火煮开，转小火煲至熟，最后倒入药汁，煮沸后调入盐即可。

◎ **功效**　螺肉具有清热解毒、利尿消肿等功效；西葫芦可清热利水；丹参可凉血活血；香附行气疏肝、活血化瘀；以上四者合用，对乳房肿块、乳房溃烂的炎性乳腺癌有一定的食疗作用。

乳腺癌调理药膳6

○ 土茯苓鳝鱼汤

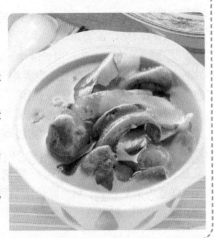

◎ **配方**　鳝鱼、蘑菇各100克，当归8克，土茯苓、赤芍各10克，盐5克，米酒10毫升。

◎ **制作**　①将鳝鱼洗净，切小段；蘑菇洗净，撕成小朵；当归、土茯苓、赤芍洗净备用。②先将当归、土茯苓、赤芍放入锅中，以大火煮沸后，转小火续煮20分钟。③再下入鳝鱼，煮5分钟，最后放入蘑菇炖煮3分钟，加盐、米酒调味即可。

◎ **功效**　土茯苓具有除湿解毒、消肿敛疮的功效；赤芍清热凉血、散瘀止痛；当归活血化瘀；蘑菇可益气补虚、防癌抗癌；鳝鱼通络散结；以上几味搭配同食，可辅助治疗乳腺癌。

## 乳腺癌患者日常保健

　　咖啡、巧克力类食物中含有大量的黄嘌呤，黄嘌呤可促使良性乳腺增生，而良性乳腺增生又与乳腺癌发生有关。女性，特别是绝经前妇女，如果过多地摄取这类食物，随着黄嘌呤的大量摄入，乳腺癌发生的危险性就会大大增加。因此，女性尤其是中年以上的女性，应少饮咖啡，少吃巧克力。

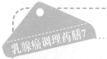

乳腺癌调理药膳7

# 排骨苦瓜煲陈皮

◎ 配方　苦瓜200克，排骨175克，蒲公英10克，陈皮8克，葱、姜各2克，盐6克，红椒5克。

◎ 制作　①将苦瓜洗净，去籽切块；排骨洗净，斩块汆水，陈皮洗净备用；蒲公英洗净，煎汁去渣备用。②煲锅上火倒入水，调入葱、姜，下入排骨、苦瓜煲至八成熟。③加入陈皮，倒入药汁，调入红椒和盐即可。

◎ 功效　蒲公英清热解毒、利尿散结，可治急性乳腺炎、炎性乳腺癌；苦瓜清热泻火，对一切热性病证均有疗效；陈皮可理气散结、止痛；三者同用，可缓解炎性乳腺癌出现的局部皮肤红、肿、热、痛的症状。

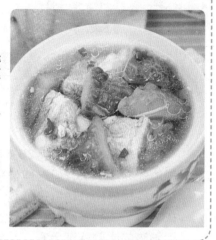

乳腺癌调理药膳8

# 甲鱼红枣粥

◎ 配方　大米100克，甲鱼肉300克，玄参10克，红枣10克，盐、鸡精、鲜汤、料酒、葱花、姜末、胡椒粉各适量。

◎ 制作　①将大米淘净，甲鱼肉收拾干净，剁小块；玄参、红枣洗净。②油锅烧热，入甲鱼肉翻炒，调入料酒，加盐炒熟后盛出。③将锅置火上，注入清水，兑入鲜汤，放入大米煮至五成熟；放入甲鱼肉、玄参、红枣、姜末煮至米粒开花，加盐、味精、鸡精、胡椒粉调匀，撒上葱花即可盛出。

◎ 功效　甲鱼肉、玄参、红枣三者合用，对乳腺肿瘤、乳腺癌均有一定的食疗作用。

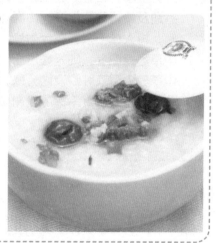

## 乳腺癌患者日常保健

　　饮酒对于女性来说，其危害要比男性大得多，饮酒妇女患乳腺癌的风性较很少饮酒者高，每日饮酒1杯或1杯以上者，患乳腺癌危险性比很少饮酒者高45％以上，这种危险性在绝经前妇女中最为显著。因此，女性尤其是绝经前后的女性，应戒酒或少饮酒。

# 本草瘦身，帮你实现减肥梦

很多人都会发现，25岁之前，只要稍稍节食再稍稍运动，身体就能轻易瘦下来，但这种情况在25岁之后变得越来越难，想要保持苗条身材的代价也越来越高。现代医学研究证明，从25岁之后，人体内的肌肉和脂肪的比例会逐渐发生变化，肌肉的比例逐渐下降，而脂肪的比例逐渐上升。当脂肪比例逐渐赶超肌肉比例，体重就会逐渐增加。

中医学认为，肥胖的原因主要有四个：一是先天禀赋，二是嗜食肥甘厚，三是久卧不动，四是脏腑失调。所以中医学主张从饮食、运动及中药健脾化痰、调肝补虚等方面调整人体脏腑、阴阳、气血平衡，将人体多余脂肪代谢掉，以达到减肥瘦身的目的。而具体落实到中草药减肥上，则是通过使用有祛湿利水、健脾、活血行气等功效的中草药来调节脏腑及内分泌，让身体气血运行更加顺畅，并将体内多余的水分及积聚下来的代谢废物排出体内。不过，中药也是药，选择时也需要慎重。

## 🎗 不反弹的减肥瘦身法

女人最关心的问题除了爱情，就属减肥了。说起减肥的方法，节食恐怕是最常见也是最常用的方法。长时间坚持节食，确实会让体重减轻，但是饮食习惯一旦恢复正常，就会立刻反弹。此外，长期节食会使气血化生无源，会使人面容憔悴苍白、肤色萎黄少光泽、肌肉松弛，毛发失去光泽、早白，甚至脱落，整个人还会出现神疲体倦、肌瘦如柴及过早衰老等。此外，市场上形形色色的减肥产品也许很吸引你的眼球，但大多数会产生不良反应或者有反弹现象。

其实减肥可以很简单，而且对身体毫无损伤。影响减肥的最大问题就是"肝郁"和"脾虚"。肝郁使胆汁分泌不足，脾虚使胰腺功能减弱，而胆汁与胰腺正是消解人体多余脂肪的两位干将。只有将这两位的积极性调动起来，才能迅速解决肥胖的问题。肝郁的消解方法是：常揉肝经的太冲至行间。大腿赘肉过多的人，最好用拇指从肝经腿根部推到腋窝曲泉穴，这通常对治肝郁很有效。

脾虚可用食补，多吃些大枣、小米粥、山药之类的，不仅可以健脾，还可以补气血。当肝、脾都好了，减肥就容易了。

# 花草减肥，让你拥有迷人曲线

花草可以单独冲饮或混合饮用，亦可以根据不同的体质搭配出不同的花草茶瘦身方案，长期坚持喝花草茶会收到意想不到的减肥效果。

## 甘草茶

甘草茶可以降低胆固醇，还能增强人体免疫力，消除身体的炎症，但同时也会导致血压升高，所以患有高血压的人不宜选用。

## 薄荷茶

薄荷茶好处多多，不仅能清新口气，去除食物中的油腻，还能缓解糖尿病与肥胖症状。

## 茴香茶

茴香茶不仅可以利尿发汗，还能帮助人体清理皮下脂肪中的废物，防止肥胖。不过，需要注意的是，这里使用的茴香不是我们一般用作调料的茴香，而是多年生本草"香茴香"，用的是它的种子。

## 迷迭香茶

迷迭香茶功效多多，是一种味道极好的花草茶，它不仅能帮助人体促进血液循环，还能降低体内的胆固醇，抑制肥胖。

## 百合花茶

百合花茶可以清理肠胃、帮助排毒、治疗便秘，如果与玫瑰、柠檬、马鞭草等搭配着一起冲泡，效果会更佳。

## 🌼 金盏花茶

金盏花茶不仅清爽提神、解热祛火；还能帮助稳定情绪，经常熬夜的肥胖者最宜喝此款花草茶。

## 🌸 苦丁茶

苦丁茶味道虽苦，却具有清热解毒、去除油脂、帮助排便的功效，可谓良"茶"苦口利于身。

## 🌸 牡丹茶

牡丹是中国的"国花"，且可入药。牡丹茶可清热、凉血、活血、化瘀，经常上火的女性不妨来一杯。

## 🌸 桃花茶

桃花茶既能美容养颜，又能调节精血，还能减肥瘦身，是一款专属女性的减肥茶。

## 🌸 茉莉茶

茉莉茶不仅有改善睡眠、稳定情绪、缓解焦虑的作用，还能对慢性胃病、月经失调等疾病起到一定作用，其与玫瑰花搭配冲饮瘦身效果更棒。

## 🌸 马鞭草茶

马鞭草泡茶好处多多，不仅能强化肝脏功能、帮助消化、改善腹部胀气，还能安抚紧张的神经、治疗头痛，且瘦身功效也颇为显著，只是孕妇不宜喝。

## 🌸 决明子茶

用决明子泡的茶能帮助清理体内的宿便，还能促进肠胃的蠕动，让你内外畅通，一身轻松。

# 🎀 纤纤玉腿吃出来

对于女性来说，减肥主要是针对下半身，尤其是现在的上班族，上班时间几乎都是坐着，下半身的脂肪就渐渐地堆积起来了，臀部与大腿的情况最为严重。这时，除了要有适度的锻炼，在饮食上也要加以注意才能有效对抗"大象腿"。以下是一些可以起到瘦腿作用的食材，常食用这些食材想拥有纤纤玉腿，不再是难事。

## 紫菜

紫菜除了含有丰富的维生素A、维生素$B_1$及维生素$B_2$，还蕴含丰富的纤维素及矿物质，可帮助排出体内之废物及积聚的水分，从而达到瘦腿之功效。

## 菠菜

菠菜可促进血液循环，能让距离心脏最远的两条腿也能吸收到足够的养分，加速新陈代谢，帮你快速瘦腿。

## 西瓜

西瓜是水果中公认的利尿专家，吃西瓜不仅能减少身体中多余的水分，且西瓜本身糖分很低，多吃也不会发胖。

## 蛋

蛋中富含的烟酸及B族维生素，可以有效地祛除下半身的肥肉。

## 苹果

苹果中独有的苹果酸能加速身体的代谢，帮助减少身体下半身的脂肪，而且苹果中丰富的钙质还能很好地帮助消除下半身的水肿。

## 香蕉

香蕉脂肪含量极低，而且钾元素也极为丰富，是充饥与减肥可以兼得的食物，多食香蕉可让脂肪较少在下半身堆积。

## 西红柿

多吃新鲜的西红柿不仅可以利尿，还能消除腿部的疲惫感，消除腿部水肿。

## 木瓜

木瓜除了能丰胸，其中的蛋白分解的酵素还能清理因吃肉食而积聚在身体下半身的脂肪。木瓜中还含有优质的果胶，是非常好的清肠食物。

## 🌸 赤小豆

赤小豆中含有的独特石酸成分不仅可以促进肠道的蠕动，还具有利尿以及清宿便的功效，能有效地清除下半身的脂肪。

## 🌸 茅根

茅根含有大量的钾盐、葡萄糖、果糖、蔗糖等，具有利尿作用，钾盐有促进新陈代谢的作用，有利于减肥。

## 🌸 西芹

西芹中既含有大量优质的钙，还有丰富的钾，可减少下半身的水肿性肥胖。

## 🌸 猕猴桃

猕猴桃中除了含有丰富的维生素C，其中的纤维含量也十分可观，多食可以避免腿部积聚过多的脂肪。

## 🌸 芝麻

芝麻中丰富的"亚麻仁油酸"能帮助消除血管内的胆固醇，加速新陈代谢，也能帮助瘦腿。

## 🌸 魔芋

魔芋不仅不含脂肪而且味道可口，也是减肥必食之物，丰富的植物纤维更可以使下半身的淋巴畅通，防止腿部水肿。

## 🌸 西柚

西柚热量极低，多吃也不会发胖，它亦含有丰富的钾，有助于减少下半身的脂肪和水分积聚。

# 🎀 膳食瘦身之宜忌

## 🌸 宜平衡膳食

平衡膳食是指人们每天所吃的食物必须由多种食物组成，这些食物分为五大类，每一类要达到一定的数量，才能满足人体各种营养需要，达到合理营养，促进健康的目的。第一类是谷类和薯类，第二类是动物性食物，第三类是豆类及其制品，第四类是蔬菜和水果，第五类为纯热能食物。各种食物所含营养成分不同，只有搭配着吃，才能保证各种营养素来源充足，否则，就会造成营养比例失调，使人体出现营养不良或肥胖症状。

## ✿ 宜巧妙搭配饮食减肥

女性朋友担心自己发胖，节食就成了最常见的行为。其实这种方法未必奏效，只有正确地饮食才能起到减肥的作用。用餐时，蛋、肉、豆、菜等要搭配好，科学合理的搭配能给人提供足够的热量，从而保证减肥的女性有足够的能量投入工作和学习。饮食搭配也应以清淡为主，否则多余的热量在胰岛素的作用下会大量合成脂肪，沉积在体内导致肥胖。

## ✿ 晚餐宜吃八成饱

俗话说"早餐吃好、中午吃饱、晚上吃少"，这并不是没有根据的，食物在人体内的代谢主要与胰岛素的分泌量有关。胰岛素可将葡萄糖转化为脂肪，但胰岛素的分泌是有规律的，一般来说早晨分泌得少，而晚间分泌得多。因此，同样的进食量，早晨吃就不易转化为脂肪，而夜间胰岛素分泌特别旺盛，被摄入的食物很容易转化为葡萄糖，随后转化成脂肪而引起肥胖。

## ✿ 忌采用断食法减肥

在各种减肥方法中，断食法是一种对身体损害最大的减肥法。断食法有很多种，有的是完全断食，只喝水，几乎就是"绝食"；有的则在断食期间，喝一些特制的清汤、果汁、蜂蜜、糖水或调配的饮品等，依靠不断提供葡萄糖，使人体在断食期间不至于虚脱。但断食法对健康十分不利，我们身体的各个器官和组织必须进行新陈代谢才能维持生命，实施断食后，终断了一切能量来源，很有可能使人罹患胃溃疡或十二指肠溃疡，而且在断食结束后再进食时，体重很容易反弹。

# 本草瘦身药膳

减肥是女人一生的事业。每个女人都想拥有婀娜多姿、玲珑有致的好身材，除了可通过适量的运动瘦身外，饮食也很重要。药膳瘦身不仅可让你的肚子免受饥饿之苦，而且还营养丰富，可谓一举两得。

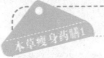

## 冬瓜瑶柱汤

◎ 配方　冬瓜200克，瑶柱20克，虾30克，草菇10克，姜10克，盐5克，味精3克，鸡精1克，高汤适量。

◎ 制作　①将冬瓜去皮，切成片；瑶柱泡发；草菇洗净，对切。②虾剥去壳，挑去泥肠洗净；姜去皮，切片。③锅置火上，爆香姜片，下入高汤、冬瓜、瑶柱、虾、草菇煮熟，加入调味料即可。

◎ 功效　冬瓜可利水消痰、除烦止渴、祛湿解暑；瑶柱能滋阴、养血、补肾；此汤具有滋阴补血、利水祛湿之功效。

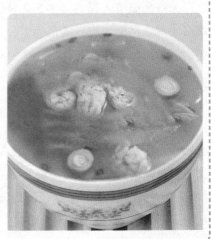

## 三鲜烩鸡片

◎ 配方　西红柿两个，蟹柳、鸡肉各150克，玉米笋、竹笋、香菇各80克，上汤200克，盐、味精各适量。

◎ 制作　①将鸡肉切片，玉米笋切菱形，蟹柳切菱形，香菇切片，西红柿去皮切片，竹笋切小段。②除鸡肉外，将所有材料入锅中氽水。③锅置火上下油，入鸡肉略炒，再把其余材料一起炒匀至熟，倒入上汤，使菜煨至入味，加调味料起锅即可。

◎ 功效　番茄中的番茄红素可以降低热量摄取，减少脂肪积累，起到瘦身作用。

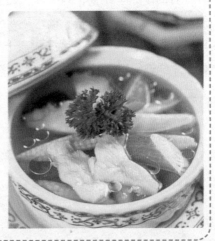

## 茶鸡竹笋汤

本草瘦身药膳3

◎ **配方** 鸡腿2只，竹笋600克，乌龙茶叶15克，盐适量，水1500毫升。

◎ **制作** ①鸡腿洗净剁块，竹笋洗净切块。②将鸡腿块下入沸水中汆烫后，捞出。③鸡腿、乌龙茶叶和水装入炖锅以小火隔水炖2小时，最后加盐调味即可。

◎ **功效** 竹笋含脂肪、淀粉很少，属天然低脂、低热量食品，是肥胖者减肥的佳品。

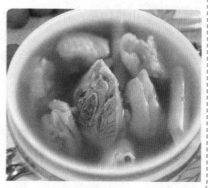

## 薏苡仁煮土豆

本草瘦身药膳4

◎ **配方** 薏苡仁50克，土豆200克，料酒10克，荷叶20克，姜5克，葱10克，盐3克，味精2克，芝麻油15克。

◎ **制作** ①将薏苡仁淘净；土豆去皮，洗净，切3厘米见方的块；姜拍松，葱切段。②将薏苡仁、土豆、荷叶、姜、葱、料酒同放炖锅内，加水，置大火上烧沸。③转小火炖煮35分钟，加入盐、味精、芝麻油即成。

◎ **功效** 土豆中含有丰富的膳食纤维，多食不仅不会长胖，还是减肥者充饥的佳品。

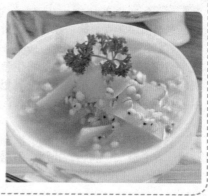

## 鱼头煮冬瓜

本草瘦身药膳5

◎ **配方** 鱼头1个，冬瓜100克，茯苓25克，盐3克，味精5克，葱5克，香菜6克。

◎ **制作** ①将鱼头洗净，去鳃；冬瓜去皮、去瓤，切成块。②锅置小火上，放入鱼头、冬瓜、茯苓，加水煮沸。③待鲤鱼熟透，调味即成。

◎ **功效** 茯苓能利水渗湿、健脾、安神；冬瓜可利水消痰、除烦止渴、祛湿解暑；同食可起到减肥瘦身的效果。

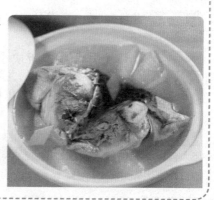

## 本草瘦身药膳6 ◦ 山楂荷叶泽泻茶

◎配方　山楂10克，荷叶5克，泽泻10克，冰糖10克，水适量。

◎制作　①将山楂、泽泻冲洗干净。②荷叶剪成小片，冲净。③所有材料盛入锅中，加500毫升水，以大火煮开，转小火续煮20分钟，加入冰糖，溶化即成。

◎功效　此茶具有降脂肪、健脾、降血压、清心神的功效，可以预防肥胖症、高血压、动脉硬化等疾病。

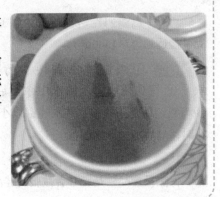

## 本草瘦身药膳7 ◦ 青苹果炖生鱼

◎配方　青苹果50克，生鱼100克，猪腱50克，老鸡肉块50克，盐、味精各适量。

◎制作　①将猪腱、老鸡肉块汆水洗净，生鱼洗净略炸，青苹果切成块。②将生鱼、猪腱、鸡块放入炖盅，加入清水，用保鲜膜包好。③将炖盅上火炖4小时，捞去肥油，加入青苹果炖半小时，再下入调味料即可。

◎功效　青苹果可生津止渴、润肺除烦、健脾益胃、养心益气、润肠、止泻、解暑，还具有减肥、排毒、美白的功效。

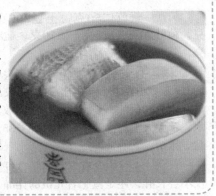

## 本草瘦身药膳8 ◦ 莲藕龙骨汤

◎配方　龙骨200克，莲藕100克，姜片1片，盐、味精各适量。

◎制作　①将龙骨洗净，斩成小块，去血水；莲藕切滚刀块。②将切好的龙骨、莲藕、姜片装入汤盅加开水，上笼，用中火煮1小时。③放入调味料即可。

◎功效　莲藕中含有黏液蛋白和膳食纤维，能与人体内的胆酸盐、食物中的胆固醇及三酰甘油结合，使其从粪便中排出，从而减少脂类的吸收。

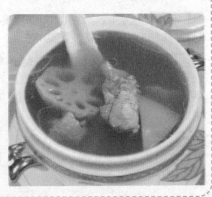

本草瘦身药膳9 ········○ **萝卜排骨汤**

◎ **配方** 排骨180克，萝卜50克，茯苓30克，鸡精0.5克，味精0.5克，盐1克。

◎ **制作** ①将排骨斩成块，洗净，余水；萝卜切块。②将所有原材料放入盅内，用中火蒸2小时。③最后放入调味料即可。

◎ **功效** 萝卜、排骨能补肾养血，滋阴润燥，营养价值丰富；茯苓能利水渗湿、健脾、安神；此汤有滋阴补血、利水瘦身之功效。

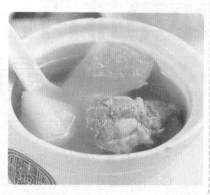

本草瘦身药膳10 ········○ **藕节萝卜排骨汤**

◎ **配方** 莲藕节200克，红萝卜150克，猪排骨500克，白术20克，生姜5克，盐5克。

◎ **制作** ①将莲藕节刮去须、皮，洗净，切滚刀块；红萝卜洗净，切块。②将猪排骨斩块，洗净，焯水。③将2000毫升清水放入瓦煲内，煮沸后加入所有原材料，大火煲滚后，改用小火煲3小时，加盐调味即可。

◎ **功效** 白术有健脾益气、燥湿利水之功效；莲藕节能减少脂类的吸收；二者合用具有健脾益胃、祛湿瘦身的作用。

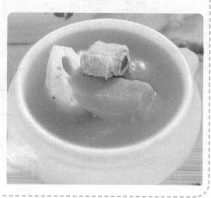

本草瘦身药膳11 ········○ **瞿麦蔬果汁**

◎ **配方** 苹果50克，梨50克，小豆苗15克，清水350毫升，莲子10克，瞿麦5克，果糖1/2大匙。

◎ **制作** ①将全部材料与清水置入锅中浸泡30分钟后，以小火加热煮沸，约1分钟后关火，滤取药汁待凉。②将苹果、梨洗净切小丁；小豆苗洗净，切碎；将全部材料、果糖、药汁放入果汁机混合搅打，倒入杯中即可饮用。

◎ **功效** 苹果、梨、小豆苗、瞿麦四者合用，可起到减肥瘦身的效果。

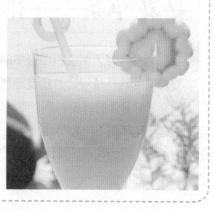

# 本草排毒，
## 清除毒素一身轻松

"排毒"是女人常挂在嘴边的词，由此可见排毒对女人美容养颜具有多么重要的意义，只有及时排除体内的有害物质及过剩营养，保持五脏和体内的清洁，才能保持身体的健美和肌肤的美丽。最有效的排毒方法是从日常饮食入手将毒素排出体外。当然，不是所有的食物都具有排毒的功效，像那些腌制、油炸食品不仅不具备排毒功效，还会增加体内的毒素，而天然食物则是排毒最好的选择。

据《本草纲目》中记载，红豆、菠萝、木瓜、梨都是不错的排毒食物。此外，宿便积留在身体内部，皆因肠道蠕动不够，因此宜多吃富含纤维的食物，如糙米及大量的蔬菜水果，都能减少宿便，排出毒素。另外，吃东西时细嚼慢咽，口腔中能分泌较多的唾液，唾液能中和各种有毒物质，引起连锁反应，也是非常有利于排毒的饮食习惯。除了选对排毒食物及坚持好的饮食习惯，排毒最重要的是分清体质，弄清楚便秘的症状，只有对人对症，排毒才能真正落到实处。

## 🌸 花草茶——排毒塑身最便捷

我们的身体每天都会积攒很多的毒素和垃圾，如果不排毒，身体状况就会每况愈下。要想清除这些垃圾，若过度地刺激会让身体失调，过与不及的方式都不是养生之道。只有了解身体的需要，悉心照料，身体自然会对你的付出有所回应，呈现出你所希望的模样。花草茶不但好喝，而且不像浓茶那样会引起失眠等问题，是排毒最便捷、简单的方法。不同的花茶，其排毒功效又是各不相同的，以下就让我们看一看各种花草茶的奇特功效吧！

## ❀ 迷迭香菊茶

迷迭香、杭菊都具有调节身心、清热解毒、顺肝养肝、稳定情绪及改善胸闷气短、气急、疲劳等功效。神经质、反应过度、容易忧心、多愁善感、生性悲观的人，饮此茶能平衡身心、畅达情志。

## ❀ 柠檬薰衣草茶

薰衣草是提神醒脑常用的花草，其挥发油成分能稳定中枢神经，具有解毒散热、消除紧张和压力、令人放松的功效，还能使身心松弛，让身体获得充分休息，清新体气、芳香口齿、有助入眠。

## ❀ 茉莉绿茶

茉莉花芳香怡人，所含的花油、醇类，不但可以顺肝解郁、调节体气，还能活血解毒、调节激素分泌。

## ❀ 玫瑰菩提茶

菩提子具有排毒清肠、除烦解忧、宽心畅怀、镇痉止痛的功效。暴怒之后致肝胃气痛者，情绪起伏不平、压抑不畅、忧心忡忡者，都适合喝此茶解压。长期坚持喝此茶，能增强人的心理承受能力。

## ❀ 女贞子旱莲茶

旱莲草性凉味甘酸，能帮助排除体内毒素，可养阴补肾、凉血止血，适用于肝肾阴虚之眩晕，须发早白、吐血、尿血、便血等。

## ❀ 玫瑰花茶

玫瑰花味甘、微苦，性温，归肝、脾经，具有美容养颜、促进血液循环、活血美肌、暖胃养肝、预防便秘、降火气、收敛、调经的功效，对内分泌失调及腰酸背痛的妇女特别适合。

## ❀ 菊花决明子茶

决明子具有清肝益肾、祛风、润肠、通便之功效，可用于治疗目赤多泪、头风头痛、大便燥结等症。杭菊花具有疏风、清热明目、解毒之功效，可用于治疗头痛、眩晕、高血压、肿毒等症。

# 细看水果排毒经

现代科学研究发现，水果内含有大量的膳食纤维，不但能起到促进肠蠕动、防止便秘的作用，而且有利于体内废物及毒素的排出。水果含有人体需要的多种维生素，特别是含有丰富的维生素C，所以多吃水果可增强人体的抵抗力、预防感冒、促进外伤愈合，以及维持骨骼、肌肉和血管的正常功能，增加血管壁的弹性和抵抗力。常吃水果对高血压、冠心病的防治大有好处。水果最好生吃，这样维生素C不会遭到破坏。它在体内经酶作用生成的维生素A可增强对传染病的抵抗力，并可防治夜盲症、促进生长发育、维持上皮细胞的健康。因此，在众多食品当中，水果可称得上"排毒上品"。

## 樱桃

樱桃的含铁量很高，位于水果之首。樱桃可补充体内对铁元素的需求，促进血红蛋白再生。樱桃营养丰富，具有调中益气、健脾和胃、祛风除湿等功效，对食欲不振、消化不良、风湿骨痛等均有益处。经常食用樱桃可防治缺铁性贫血，增强体质、健脑益智、美颜驻容、去皱消斑。

## 桑葚

桑葚的营养丰富，含有维生素A、维生素C、维生素D及B族维生素和矿物质钙、磷、铁，以及葡萄糖、果糖、柠檬酸、苹果酸、鞣酸、果胶、植物色素等营养物质。桑葚是滋阴养血、补肝益肾的佳果，也可助排出体内毒素。

## 草莓

草莓含有丰富的B族维生素、维生素C和铁、钙、磷等多种营养成分，是老少皆宜的水果。草莓具有清肺化痰、补虚补血、健胃降脂、润肠通便等作用，能增强人体抵抗力，并有解毒功效。

## 葡萄

葡萄所含的类黄酮是一种强力抗氧化剂，可抗衰老，并可清除体内自由基。葡萄能滋肝肾、生津液、强筋骨，能补益气血、通利小便，帮助排除体内毒素。

# 赶走便秘，让你轻松无忧

便秘，无论男女老少都可能发生。长期便秘会给人体带来很大的危害，对于爱美女性更是如此。便秘不仅会带来身体上的不适，还会摧残女人的容颜。因此，只有赶走便秘，才能让女人恢复靓丽容颜。

## 便秘，是女人排毒养颜的最大敌人

便秘可发生在任何一个年龄段，它与我们饮食不均衡、运动不足、压力过大、生活不规律等有密切的关系。人每天吃的东西经胃肠消化，好的东西滋养全身，所剩的糟粕就由大肠传送而出。大便通畅，则体内的毒素能随大便排出体外，不会停留在身体内；若是大便不通畅，毒素排不出，便会被人体吸收，不仅会导致面色晦暗无光、皮肤粗糙、毛孔粗大、长痤疮，还可带来口臭、痛经、月经不调、肥胖、心情烦躁等，严重者甚至会发展为各种病症。所以说，便秘是女人排毒养颜的最大敌人。

## 饮食调理便秘，还需分类型

《黄帝内经》说"大肠者，传道之官，变化出焉"。正常情况下，人体内"阴平阳秘"则大肠的一切功能正常，而阴阳一旦失衡，大肠传输不利，就会出现便秘。按照失衡的具体情况，中医将便秘分为实秘和虚秘两大类。其中实秘又可细分为热秘和气秘，虚秘可细分为气虚秘、血虚秘、阴虚秘、阳虚秘等。不同的便秘类型，在饮食上的调养方法也不一样。

（1）热秘：主要表现为大便干结、小便短赤、面红心烦或口干、口臭、腹满胀痛、舌红苔黄。有热病症状的人应该多吃清凉润滑的食物，如梨、黄瓜、苦瓜、萝卜、芹菜、莴苣等。

（2）气秘：表现为排便困难，腹部胀气甚至胀痛，这类人应多吃能行气、软坚、润肠的食物，如橘子、香蕉、海带、竹笋等。

（3）气虚秘、阳虚秘：气虚秘的特点是虽有便意，但排便困难，使劲用力则汗出气短，便后疲乏；阳虚秘主要表现为大便干或不干，排出困难，腹中冷痛。这两类人宜多吃健脾、益气、润肠的食物，如山药、扁豆、无花果、核桃、芋头等。可以用胡萝卜、白术、红薯煮粥，此款粥膳既是香甜可口之饭食，又是益气润肠之佳品。

（4）血虚秘、阴虚秘：血虚秘的特点是大便干燥，面色无华，心悸眩晕；阴虚秘表现为大便干结如羊屎状，形体消瘦，头晕耳鸣，心烦少眠，盗汗。血虚、阴虚的患者宜用滋阴养血、润燥之物，如桑葚、蜂蜜、芝麻、花生等。

# 本草排毒药膳

在各种广告的催发下，排毒养颜成了一个流行的话题。爱美的女性将各种排毒方法都用了个遍，但效果并不如预料中明显，甚至一些排毒保健品还有不良反应。其实，食疗排毒才是最回归自然的排毒养生法。

## 本草排毒药膳1 赤豆薏芡炖鹌鹑

◎**配方** 家养鹌鹑2只，赤小豆25克，薏苡仁、芡实各12克，生姜3片，油、盐、味精各适量。

◎**制作** ①将鹌鹑洗净，去其头、爪和内脏，斩成大块。②将赤小豆、薏苡仁、芡实用热水浸透，并淘洗干净。③将所有用料放进炖盅，加沸水1碗半，把炖盅盖上，隔水炖至熟烂，加入适量油、盐、味精调味后，便可服用。

◎**功效** 此汤具有清热解毒、利尿通淋的功效，对小便不利、大便秘结者均有效果。

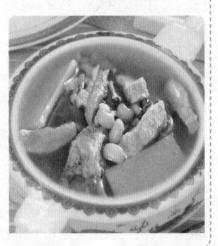

## 本草排毒药膳2 茯苓绿豆老鸭汤

◎**配方** 土茯苓50克，绿豆200克，陈皮3克，老鸭500克，盐少许。

◎**制作** ①先将老鸭洗净，斩件，备用。②土茯苓、绿豆和陈皮用清水浸透，洗干净，备用。③将瓦煲内加入适量清水，先用大火烧开，然后放入土茯苓、绿豆、陈皮和老鸭，待水再开，改用小火继续煲3小时左右，以少许盐调味即可。

◎**功效** 绿豆、土茯苓均有很好的清热解毒功效，能帮助身体排出毒素。

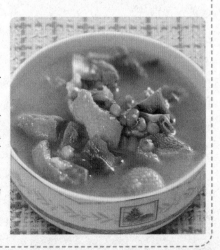

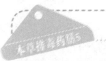

## 清疮田鸡汤

◎ 配方　田鸡200克，黄檗15克，金银花25克，桑白皮15克，益母草25克，枇杷叶15克，熟地40克，金钱草25克，冰糖适量，水1500毫升。

◎ 制作　①田鸡斩件，用中药材洗净。②加水以小火煎成约1碗水的分量，再加入冰糖调味，即可食用。

◎ 功效　本品具有清热泻火、燥湿利水，泻火除蒸、解毒疗疮之功效。

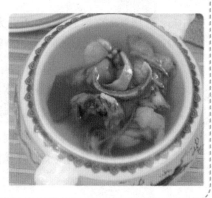

## 葛根荷叶田鸡汤

◎ 配方　田鸡250克，鲜葛根120克，荷叶15克，盐、味精各5克。

◎ 制作　①将田鸡洗净，切小块；鲜葛根去皮，洗净，切块；荷叶洗净，切丝。②把用料一起放入煲内，加清水适量，大火煮沸，小火煮1小时。③最后调味即可。

◎ 功效　本品清热解毒、止湿止泻。症状多见为身热烦渴、小便不利、大便泄泻、泻下秽臭、肠鸣腹痛。

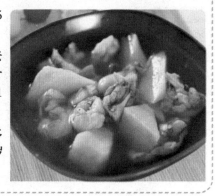

## 鲜荷西丝消暑汤

◎ 配方　鲜荷叶1片，西瓜、丝瓜各1个，薏苡仁50克，生姜1片，精盐少许。

◎ 制作　①将鲜荷叶洗净，切小块；将西瓜肉与瓜皮切开，西瓜肉切粒，西瓜皮洗净，切块。②将丝瓜去皮，切块；薏苡仁洗净，泡发；生姜切片。③瓦煲内加水，放入西瓜皮、薏苡仁、生姜，水滚后放入丝瓜煲至熟，去掉西瓜皮，再放入荷叶和西瓜肉，稍滚，调味即可。

◎ 功效　本品鲜甜可口，可以清热气、解暑热、生津止渴通利小便。

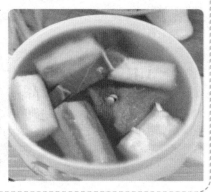

## 去湿解毒汤

本草排毒药膳6

◎配方　扁豆50克，土茯苓50克，大黄瓜1根，陈皮10克，老姜3片，盐适量，水1000毫升。

◎制作　①将所有食材清洗干净；大黄瓜去皮，切片备用。②将所有原材料加水，以大火煮滚后，转小火约煲1小时，再加盐调味即可。

◎功效　扁豆健脾和中，消暑化湿；土茯苓解毒、除湿、利关节；此汤具有清热祛湿、排毒的功能。

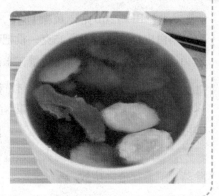

## 清肺润燥汤

本草排毒药膳7

◎配方　枇杷叶15克，雪梨300克，薏苡仁100克，生姜2片，陈皮5克，冰糖适量，水500毫升。

◎制作　①将所有食材洗净；雪梨去皮，切块。②加水以小火炖煮约90分钟。③加冰糖调味即可。

◎功效　枇杷叶是常用的止咳化痰药材，具有清肺化痰、止咳、降逆止呕的作用；雪梨可润肺清燥、止咳化痰、养血生肌；此汤具有滋阴润肺、清热排毒之功效。

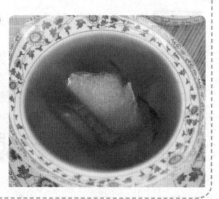

## 粉葛银鱼汤

本草排毒药膳8

◎配方　银鱼200克，粉葛500克，黑枣7枚，盐适量，生姜4片。

◎制作　①将粉葛去皮，切大块；黑枣去核，略洗。②将银鱼洗净，滴干水；起油锅，爆香姜、下银鱼煎至表面微黄，取出。③将粉葛、银鱼、姜、黑枣一齐放入锅内，加清水适量，大火煮沸后，小火煲2小时，汤成后调味即可。

◎功效　银鱼有补虚、健胃、益肺、利水之功效，与粉葛搭配，能滋润肌肤、排出体内毒素。

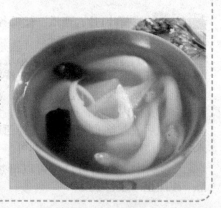

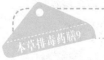

**本草排毒药膳9** ·········○ **绿豆茯苓薏苡仁粥**

◎ **配方** 绿豆200克，薏苡仁200克，土茯苓15克，冰糖100克。

◎ **制作** ①绿豆、薏苡仁淘净，盛入锅中加6碗水。②土茯苓碎成小片，放入锅中，以大火煮开，转小火续煮30分钟。③加冰糖煮溶即可。

◎ **功效** 薏苡仁、土茯苓是常用的清热利尿食材；绿豆可清热解毒；此粥具有改善小便黄赤、涩痛的作用。

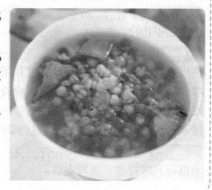

**本草排毒药膳10** ·········○ **紫草杏仁粥**

◎ **配方** 杏仁20克，粳米100克，紫草适量，盐少许。

◎ **制作** ①将杏仁及粳米加水1000毫升，大火烧开，转小火慢熬至粥将成。②再加入紫草熬至成粥，加盐调味即可，空腹服。

◎ **功效** 杏仁能润肠通便，防治便秘；紫草可凉血活血，解毒透疹，能加速痘印和瘢痕的消退。

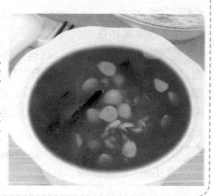

**本草排毒药膳11** ·········○ **鱼腥草银花瘦肉汤**

◎ **配方** 鱼腥草30克，金银花15克，白茅根25克，连翘12克，猪瘦肉100克，盐6克，味精少许。

◎ **制作** ①将鱼腥草、金银花、白茅根、连翘用清水洗净。②将所有材料放锅内，加水煎汁，用小火煮30分钟，去渣留汁。③再将瘦肉洗净切片，放入药汤，用小火煮熟，调味即成。

◎ **功效** 本品具有清热解毒、利尿通淋的功效，对内火旺盛、面口生疮等症状均有疗效。

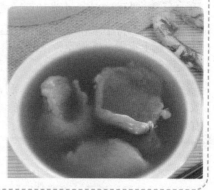

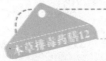

## 雪耳猪骨汤

**本草排毒药膳12**

◎ **配方** 猪脊骨750克，雪耳50克，青木瓜1个，红枣10枚，盐8克。

◎ **制作** ①将猪脊骨洗净，斩大件；青木瓜去皮、核，洗净，切角块。②雪耳用水浸开，洗净，摘小朵；红枣洗净。③把猪脊骨、青木瓜、红枣放入清水锅，大火煮滚后，改小火煲1小时，放入雪耳，再煲1小时；最后加盐调味即可。

◎ **功效** 银耳既能补脾开胃，又可益气清肠；木瓜可利尿排毒、美容丰胸。

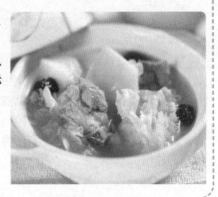

## 雪梨猪腱汤

**本草排毒药膳13**

◎ **配方** 猪腱500克，雪梨1个，无花果8个，盐5克（或冰糖10克）。

◎ **制作** ①将猪腱洗净，切块；雪梨洗净，去皮，切块；无花果用清水浸泡，洗净。②将全部用料放入清水煲，大火煮沸后，改小火煲2小时。③加盐调成咸汤或加冰糖调成甜汤供用（可根据个人口味调用）。

◎ **功效** 雪梨可润肺清燥、降火解毒；无花果是排毒佳品，能防肿瘤、抗肿瘤。

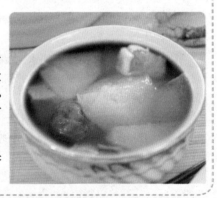

## 绿豆黄糖粥

**本草排毒药膳14**

◎ **配方** 绿豆150克，小米10克，黄糖25克。

◎ **制作** ①将小米和绿豆洗净，泡发。②所有材料一起上火煲。③煲至粥浓时，再下入黄糖，继续煲至糖溶即可。

◎ **功效** 此粥具有清热去火、利水消暑的功效，对上火引起的痤疮、尿少尿痛、口干咽痛均有疗效。

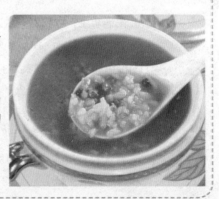

## ◦核桃仁粥

本草排毒药膳15

**配方** 核桃仁若干，大米50克，白糖5克。

**制作** ①将核桃仁拍碎，取肉备用。②再将核桃肉洗净，大米洗净泡发。③核桃仁与大米加水，用旺火烧开，再转用小火熬煮成稀粥，加入白糖即可。

**功效** 核桃仁具有补肾温肺、润肠通便的功效。常食核桃仁粥，不仅能美容养颜，还能延年益寿。

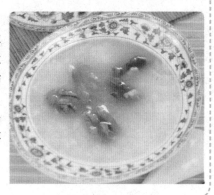

## ◦百合绿豆凉薯汤

本草排毒药膳16

**配方** 干百合150克，绿豆300克，凉薯1个，瘦肉1块，盐、味精、鸡精各适量。

**制作** ①干百合泡发；瘦肉洗净，切成块。②凉薯洗净，去皮，切成大块。③将所有原材料放入煲中，以大火煲开，转用小火煲15分钟，加入调味料即可。

**功效** 百合具有清火、润肺、安神的功效，与绿豆、凉薯同食具有清热下火、润肠通便的作用。

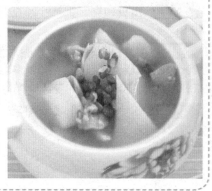

## ◦川贝母蒸梨

本草排毒药膳17

**配方** 川贝母10克，雪梨1个，冰糖20克。

**制作** ①雪梨削皮去核与籽，切块。②与川贝母、冰糖一起盛入碗盅，加水至七分满，隔水炖30分钟即可。

**功效** 川贝母能润肺、止咳、化痰；川贝母蒸梨美味香甜，具有非常好的清热润肺、排毒养颜效果，不仅能止咳化痰，也能滋润肌肤，让肌肤光泽润滑。

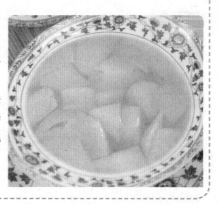

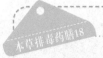
## 冰糖炖香蕉

本草排毒药膳18

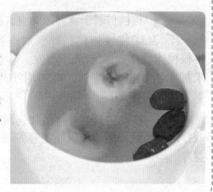

◎ **配方** 香蕉2只，冰糖适量，大枣若干。

◎ **制作** ①将香蕉剥皮，切段，盛入煮锅。②放入冰糖、大枣，加水盖过材料。③以大火煮开，转小火续煮15分钟即成。

◎ **功效** 此品能清肠胃、通便秘、清肺热、排毒素，能调理排泄状况，帮助肠道清除毒素，协助抗忧郁及平衡体内钾离子，有助于调降血压，防止抽筋痉挛。

## 川贝枇杷茶

本草排毒药膳19

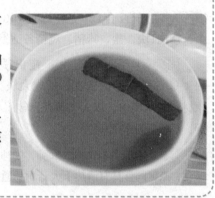

◎ **配方** 川贝10克，枇杷叶25克，麦芽糖2大匙。

◎ **制作** ①将川贝、枇杷叶盛入煮锅。②加600毫升水，以大火煮开，转小火续熬至约剩350毫升水。③捞弃药渣，加麦芽糖拌匀即成。

◎ **功效** 川贝可化痰止咳、滋阴润肺；枇杷叶具有清肺止咳、降逆止呕的功效；此品适用于咳嗽多痰者。

## 双黄茶

本草排毒药膳20

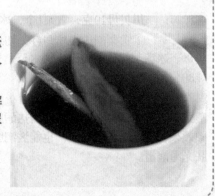

◎ **配方** 黄芪、黄连各10克，糖适量。

◎ **制作** ①黄芪、黄连盛入锅中，加水600毫升。②以大火煮开，再转小火续煮20分钟，加入少许糖，取汤汁饮用。

◎ **功效** 黄连性寒味苦，有清热燥湿、泻火解毒之功效。而黄芪能补气升阳、固表止汗、利尿消肿；两者结合具有清热、燥湿、泻火的功效。

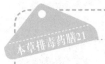

## 陈皮山楂麦芽茶

◎ **配方**　陈皮10克，山楂10克，麦芽10克，冰糖10克。

◎ **制作**　①将陈皮、山楂、麦芽一起放入煮锅中。②加800毫升水以大火煮开，转小火续煮20分钟。③再加入冰糖，小火煮至溶化即可。

◎ **功效**　陈皮能理气健脾、祛湿润燥，配伍山楂、麦芽，可健脾开胃、消食化滞，食积腹胀、便秘者可经常饮用。

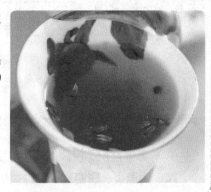

## 山楂陈皮菊花茶

◎ **配方**　山楂10克，陈皮10克，菊花5克，冰糖15克。

◎ **制作**　①将山楂、陈皮盛入锅中，加400毫升水以大火煮开。②转小火续煮15分钟，加入冰糖、菊花熄火，焖一会儿即可。

◎ **功效**　本品能消积食，抑制人体对胆固醇的吸收，对消脂瘦身、净化血液及排除体内代谢后的废物和毒素有一定效果。

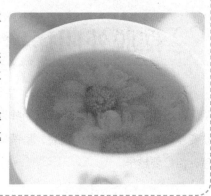

## 金银花绿茶

◎ **配方**　金银花5克，绿茶3克。

◎ **制作**　①将材料放进茶壶中，倒入开水。②浸泡5~10分钟后即可饮用。

◎ **功效**　金银花性寒味甘，能宣散风热、清解血毒；绿茶非发酵茶，它保留了较多鲜叶内的天然物质，这些成分对防衰老、防肿瘤、抗肿瘤、杀菌、消炎等均有特殊效果；此茶具有良好的杀菌和排毒效果。

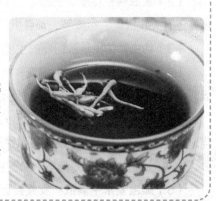

# 本草祛病排毒，
# 让女人由内而外地美

毒素堆积不仅仅体现在肌肤干燥黯淡无光、色斑或者便秘上，外阴瘙痒、阴道炎、尿道炎、盆腔炎……这些让女性难于启齿的疾病，其实也藏了很多毒！因此，针对这一系列疾病，我们也需要去对症排毒。

## 摆脱外阴瘙痒，让你轻轻松松做女人

外阴瘙痒是妇科常见病之一，主要发生部位在阴蒂和小阴唇附近，也可发生在大阴唇、会阴或肛门周围，瘙痒常为阵发性或持续性。如果瘙痒反复发作，可导致外阴皮肤变厚、粗糙，甚至发生皲裂，呈苔藓状。外阴瘙痒多发人群为中年女性。患上外阴瘙痒，治疗要趁早。

### 引起外阴瘙痒有哪些原因

（1）**阴道感染**：阴道寄生虫感染、毛滴虫或真菌感染，都会引起阴部瘙痒。

（2）**皮肤病**：湿疹、药疹、干癣、硬化性苔藓、扁平苔藓、慢性单纯苔藓等皮肤病，还有尖锐湿疣、疱疹等，都会引起外阴瘙痒。

（3）**钩虫**：钩虫是肛门痒的主要原因，但也会引起阴道周围的瘙痒。

（4）**外阴皮肤癌或癌前病变**：外阴部位很少发现皮肤癌，如果患有皮肤癌，皮肤表面会长出瘙痒的小突起点状，并且不会消失。

（5）**过敏**：有些女性对性伴侣的精液以及外用避孕套等敏感，所以产生阴部的瘙痒。有些是由于水温过热、使用碱性肥皂清洁外阴或精油浴液中含有致皮肤过敏的成分，这些都会使外阴皮肤干燥，并产生瘙痒。

（6）**雌激素水平偏低**：女性接近停经时，体内雌激素浓度下降，阴部会感觉干涩和瘙痒。

（7）**其他疾病引起**：糖尿病患者的尿液对外阴皮肤的刺激，特别是伴发真菌性外阴炎时，外阴瘙痒特别严重。黄疸患者，因维生素A、B族维生素缺乏而引起外阴瘙痒。贫血、白血病等慢性病患者也会有外阴痒的症状，常为全身瘙痒的一部分。

## 中医论外阴瘙痒

外阴瘙痒不是一种独立存在的疾病，它往往是许多种疾病的一个症状，但有时也可能找不出什么原因，只是单纯的瘙痒。中医认为，外阴瘙痒发生的病因病机主要是感染湿、热、毒、虫邪，以及肝、肾、脾功能失调，侵扰阴部，或阴部肌肤失养所致。临床以肝经湿热、肝肾阴虚、肝脾不调等为多见。所以治疗阴痒，着重祛湿清热、杀虫，以及调理肝、肾、脾功能，本着"治外必本诸内"的原则，采用内服与外治，整体与局部相结合进行施治。

## 外阴瘙痒不予治疗会怎样？

（1）外阴瘙痒长期不予治疗，会诱发生殖器感染、盆腔炎、肛周炎等，日久不愈还可导致多种疾病同时发生。

（2）女性外阴瘙痒会影响夫妻生活，所以极有可能导致夫妻感情不和，影响家庭幸福。

（3）女性外阴瘙痒严重时，不易根治，易反复，甚至会引发早产、胎儿感染畸形等。

（4）外阴瘙痒不但会使人坐卧不宁，还会影响工作、学习、生活和睡眠。

因此，治疗该症不能拖，更不能不治。如出现瘙痒症状，应尽快去医院查明原因，才能做到对症下药，药到病除。

## 外阴瘙痒日常卫生及饮食

外阴瘙痒患者要注意经期卫生，勤清洗私处，每天用弱酸配方的女性护理液清洗外阴。忌乱用、滥用药物，忌抓搔及局部摩擦。不穿紧身兜裆裤，内裤更需宽松、透气，并以棉制品为宜。不要用热水洗烫，忌用肥皂。饮食方面要注意多吃一些含蛋白质和糖类丰富的食物，如奶类、豆类、蛋类、肉类等。多饮水，多吃新鲜的水果和蔬菜，宜常食清热解毒食物，如绿豆、粳米、黄瓜、苦瓜、马齿苋、绿茶等。禁食发物，如鱼类、虾、蟹等，食后会加重阴部的瘙痒和炎症。戒烟戒酒，因烟酒刺激性很强，会加重炎症。尽量少吃辛辣、刺激的食物。避免吃油炸、油腻的食物，如油条、奶油、黄油、巧克力等，这些食物有助湿增热的作用，会增加白带的分泌量，不利于病症的治疗。

## 外阴瘙痒常用药材、食材

以下推荐几种外阴瘙痒患者适用的药材和食材。

（1）马齿苋：马齿苋具有清热解毒、燥湿止痒、消肿止痛的功效，对湿热下注引起的外阴瘙痒、白带异常等症均有很好的疗效，此外，对肠道传染病，如肠炎、痢疾等也有独特的食疗作用。

（2）苦参：苦参有清热、燥湿、杀虫的功效，对阴疮湿痒、皮肤瘙痒有很好的治疗效果，此外，还可治疗热毒血痢、肠风下血、黄疸、赤白带下、小儿肺炎、疳积、急性扁桃体炎、疥癞恶疮等症。

（3）黄檗：黄檗具有清热燥湿、泻火解毒的功效，对下焦湿热引起的阴道瘙痒、赤白带下有很好的效果，还可治热痢、泄泻、消渴、黄疸、痔疮、便血、骨蒸劳热、目赤肿痛、口舌生疮、疮疡肿毒等症。

（4）蒺藜：蒺藜具有平肝解郁、祛风止痒的功效。主治外阴瘙痒、风疹瘙痒、白癜风、头痛、眩晕、胸胁胀痛、乳房胀痛、乳闭不通、经闭、目赤翳障、疮疽、瘰疬等。

（5）生地：生地具有清热凉血、养阴生津的功效，对阴虚内热（如糖尿病）引起的外阴干燥、瘙痒有很好的疗效。其还可用于治疗热风伤阴、消渴病、发斑发疹、吐血、衄血、咽喉肿痛等病症。

（6）玉竹：玉竹是补阴圣品，具有养阴润燥、除烦止渴的功效。对肝肾阴虚引起的阴道干燥瘙痒有很好的效果。其还常用于治疗燥咳、劳嗽、热病阴液耗伤之咽干口渴、内热消渴、阴虚外感、头昏眩晕、筋脉挛痛等病症。

（7）薏苡仁：薏苡仁药食两宜，具有清热利湿、健脾补肺的功效。主要用于治疗湿热下注引起的阴道瘙痒、带下过多等症。

（8）绿豆：绿豆具有清热解毒、消暑止渴、利水消肿的食疗作用，对湿热型外阴瘙痒有较好的效果。

## 外阴瘙痒中医秘方

（1）陈鹤虱30克，苦参、威灵仙、当归尾、蛇床子、狼毒各15克。煎汤熏洗，临洗时加猪胆汁2滴更佳，每日1次，10次为1个疗程，如外阴并发溃疡者忌用。

（2）蛇床子、川椒、明矾、苦参、百部各15克。煎汤趁热先熏后坐浴，每日1次，10次为1个疗程。若阴部破溃者则去川椒。

# 外阴瘙痒调理药膳

外阴瘙痒虽算不上什么大病，但如果不及时医治也可能转化为顽疾。因此我们必须重视，外阴瘙痒患者平时除了要注意个人卫生外，食疗调养也是一个很不错的选择！

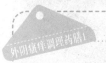

## ◦ 山药蒺藜排骨汤

◎ **配方** 白芍10克，蒺藜10克，鲜山药300克，排骨250克，红枣10枚，盐2小匙。

◎ **制作** ①将白芍、蒺藜装入棉布袋，系紧；红枣用清水泡软；排骨冲洗后入沸水中汆烫，捞起。②将排骨、红枣、山药和棉布袋放入锅中，加水1800毫升，大火烧开后转小火炖40分钟，加盐调味即可。

◎ **功效** 蒺藜可祛风止痒，对改善风热引起的外阴瘙痒有很好的疗效；白芍补血滋阴，对血虚风燥型外阴瘙痒有一定的疗效，尤其适合老年性阴道干燥、瘙痒的患者以及糖尿病性阴道瘙痒的患者。

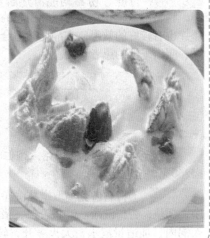

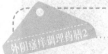

## ◦ 生地煲龙骨

◎ **配方** 龙骨500克，生地20克，生姜50克，盐5克，味精3克。

◎ **制作** ①将龙骨洗净，斩成小段；生地洗净；生姜去皮，切成片。②锅中加水烧沸，下入龙骨段汆去血水后，捞出沥水。③将龙骨、生地、生姜一起放入炖锅，加水适量，大火烧沸，再转小火炖煮2小时，最后加入盐、味精调味即可。

◎ **功效** 生地能清热凉血、滋阴生津，对肝肾阴虚引起的外阴瘙痒以及内热型外阴瘙痒有很好的治疗效果，可改善因雌激素水平下降所造成的阴道干涩、分泌物减少、皮肤瘙痒等症状。

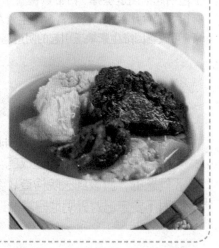

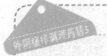

## 雪梨竹蔗煲猪胰

◎配方　雪梨、竹蔗各30克，粉葛50克，猪胰80克，胡萝卜20克，盐3克，味精适量。

◎制作　①将雪梨洗净切块，去核；胡萝卜洗净切块；竹蔗洗净斩段，劈成小块；粉葛去皮洗净，切块；猪胰洗净。②锅内注清水烧开，放入猪胰汆出血水，捞出切成小块。③将砂煲内注入清水，烧开后加入所有食材，大火烧沸后改小火煲煮2小时，调入盐、味精即可。

◎功效　竹蔗、粉葛均能清热解毒、滋阴生津，粉葛可祛风止痒，对风热引起的外阴或皮肤瘙痒也有较好的效果。本品尤其适合外阴皮肤干燥、阴道干涩的患者食用。

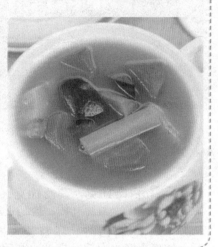

## 马齿苋杏仁瘦肉汤

◎配方　新鲜马齿苋150克，杏仁50克，猪瘦肉250克，盐适量。

◎制作　①将马齿苋摘取嫩枝洗净；猪瘦肉洗净，切块；杏仁洗净。②将杏仁、猪瘦肉一起放入锅内，加适量清水，大火煮开，转小火煲1小时。③再将马齿苋放入锅中，转大火煮10分钟，加盐调味即可起锅。

◎功效　马齿苋可清热解毒、凉血止痒，对湿热下注引起的阴道瘙痒、白带黄稠量多臭秽等症状有很好的食疗效果；杏仁富含维生素A和B类维生素，可改善因维生素缺乏引起的阴道瘙痒症状。

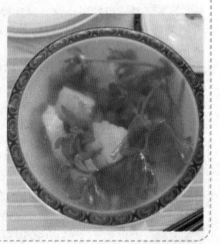

### 外阴瘙痒保健法

外阴瘙痒是由多种原因引起的，可能是因阴道炎引起外阴瘙痒，也可能是因分泌物过多而造成的。若确诊为外阴瘙痒，单单清洗是解决不了问题的，应该到医院检查，查明导致外阴瘙痒的原因，再对症下药，同时不要忘记对外阴地日常护理。

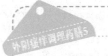

## 杏鲍菇清蒸鳕鱼

◎ 配方　鳕鱼300克，杏鲍菇75克，红甜椒75克，清水250毫升，栀子10克，盐2小匙，黑胡椒粉1/4小匙，米酒1/2大匙，香油1/2小匙。

◎ 制作　①将鳕鱼两面均匀抹盐、黑胡椒粉，略腌5分钟，置盘中备用。②杏鲍菇洗净，切段；红甜椒洗净，切细条，均铺在鳕鱼上面。③将全部药材放入棉布袋，与清水250毫升一起置入锅中，以小火煮沸，约2分钟后关火，滤取药汁。④将药汁和米酒淋在鳕鱼上，放入蒸锅，以大火煮20分钟后，淋上香油即可食用。

◎ 功效　本品具有清热解毒、化浊止痒的功效。

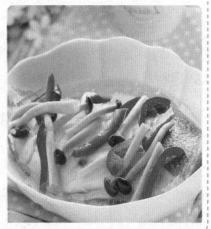

## 苦参黄檗饮

◎ 配方　黄檗、金银花、苍术各6克，苦参10克，生甘草5克，砂糖适量。

◎ 制作　①将黄檗、金银花等以上5味药材分别洗净。②砂锅内放入以上药材，加入适量清水，大火烧沸，改用小火煎煮25分钟，关火。③去渣取液，加入白砂糖，搅匀即成。

◎ 功效　黄檗、苦参、苍术可清热燥湿、抑菌杀虫、消肿止痒，对湿热下注引起的外阴瘙痒、阴道炎以及湿疹等皮肤病均有很好的疗效；金银花可泻火解毒；本品可抗阴道滴虫，适用于滴虫性阴道炎患者。

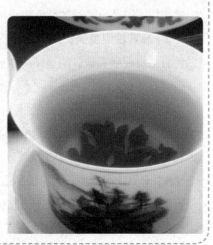

## 外阴瘙痒保健法

外阴炎多为继发性疾病。妇女应注意保持外阴清洁、干燥。经常更换内裤，不穿化纤质地及过紧的内裤。认真做好经期、妊娠期、分娩期、产褥期的卫生保健。由于女婴易发病，护士有责任指导家长并为其提供照顾技巧，以减少发病机会。

# 外治内调，抗击阴道炎

阴道炎症是女性的常见疾病，主要指女性生殖器官的炎症。阴道炎极大地困扰着女性的生活。阴道炎包括哪些？阴道炎有什么饮食宜忌？得了阴道炎，怎样利用药膳来进行内部调理呢？以下一一为您揭晓。

## 阴道炎的分类及其病因

引起阴道炎的病原体很多，包括细菌、病毒、原虫、念珠菌、衣原体等，临床上最常见的阴道感染主要是由多种细菌引起的细菌性阴道疾病，还有由滴虫和白色念珠菌引起的感染。常见的阴道炎包括细菌性阴道炎、滴虫性阴道炎、真菌性阴道炎、老年性阴道炎四种。

（1）**滴虫性阴道炎**：该症是感染阴道毛滴虫所引起，主要症状为：白带量增多，呈稀薄的泡沫状，颜色一般为乳白色、黄绿色，有时可为血性或脓性，并有腥臭味；外阴瘙痒，并有灼热、刺痛感，部分患者有性交疼痛和尿频、尿急、尿痛等尿路感染症状。滴虫性阴道炎可通过性交直接传染，也可通过浴池、浴具、马桶等间接传播。

（2）**真菌性阴道炎**：由白色念珠菌感染引起，主要症状为：外阴剧烈瘙痒，白带呈白色豆渣样或凝乳状，阴道黏膜红肿，阴道内有灼热痛，小阴唇内侧和阴道口黏膜处有灰白色成片状的凝乳状薄膜，不易擦除，其基底部颜色潮红。

（3）**细菌性阴道炎**：细菌性阴道炎是指感染加德纳杆菌、厌氧菌等细菌，使正常的阴道环境被破坏。患者表现为白带增多、稀薄，呈灰白色，并带有一种腥臭味，少数患者有轻度的外阴瘙痒或烧灼感。

（4）**老年性阴道炎**：老年性阴道炎是由于雌激素缺乏导致局部抵抗力降低，使病菌入侵繁殖而引起的炎症。如果阴道有创伤或患子宫内膜炎、盆腔炎的老年女性，更易发生。主要症状为外阴瘙痒或灼热感，白带增多，呈淡黄色，质稀，严重者会出现血样脓性白带，炎症涉及泌尿系统时会出现尿频、尿痛或是小便失禁。

## 中医学对阴道炎地认识

阴道炎在中医学属于"带下病""阴痒"的范畴，其病因病机主要是脏腑功能失常，湿从内生，或下阴直接感染湿毒虫邪，致使湿邪损伤韧带，使任脉不固，带脉失约，带浊下注胞中，流溢于阴窍，发为本病。本病的治疗以祛湿止带为主。脾虚者，健脾益气，升阳除湿；肾虚者，补肾固涩，佐以健脾除湿；湿热、湿毒者，清热解毒利湿，还可配合阴道冲洗和纳药等外治法。

## 阴道炎饮食宜忌

阴道炎患者要注意饮食的营养，多吃富含维生素、无机盐、纤维的食物，可以增强身体免疫力，减少感染机会。此类食物包括绿叶蔬菜、水果等。多食富含B族维生素的食物，如粗粮、奶类、豆类等。治疗期间保持饮食清淡，多饮水，多食蔬菜，可以进食具有一定抗炎作用的食物，如马齿苋、鱼腥草、苋菜等。忌食甜食与油腻食物，这些食物有助湿作用，会增加白带的分泌，影响治疗效果。忌食海鲜等发物，以免助长湿热，加重外阴瘙痒症状。忌辛辣、热性食物，如辣椒、胡椒、茴香、羊肉、狗肉等，以免助热上火，加重炎症。

## 阴道炎常用药材、食材

以下推荐几种阴道炎患者适用的药材和食材。

（1）**马齿苋**：马齿苋具有清热解毒、燥湿止痒、消肿止痛的功效，对湿热下注引起的阴道炎、外阴瘙痒、白带异常等症均有很好的疗效。

（2）**车前草**：车前草具有清热解毒、利尿通淋、消炎止血的作用，对湿热下注引起的阴道炎有较好的疗效。

（3）**土茯苓**：土茯苓具有清热解毒、通利关节的功效，可用于治疗阴道炎引起的湿热淋浊、带下腥臭黄稠，此外还可用于梅毒、痈肿、瘰疬、疥癣等反复发作的慢性疮疡及肢体拘挛、筋骨疼痛等。

（4）**金银花**：金银花具有清热解毒的功效，可治一切热性病症，可与黄檗、苦参等配伍，治疗湿热型阴道炎。此外，还可治疗温病发热、热毒血痢、痈疡、肿毒、瘰疬、痔漏等病症。

（5）**绿豆**：绿豆具有清热解毒、利尿通淋的功效，可辅助治疗阴道炎、阴道瘙痒以及尿频、尿急、尿痛等尿路感染症状，此外，还可消暑止渴、降压降脂、滋补强壮、调和五脏。

（6）**苋菜**：苋菜可清热利湿、凉血止血、止痢，对湿热下注引起的阴道炎、赤白带下以及便血、痢疾、尿道感染等均有较好的食疗作用，还可治疗目赤咽痛、鼻出血等病症。

（7）**荠菜**：荠菜有止血解毒、健脾利水的功效，对阴道炎、尿道炎以及糖尿病性白内障均有食疗作用。

（8）**苦瓜**：苦瓜具有清暑除烦、清热解毒、明目、降低血糖、补肾健脾、提高机体免疫力的功效，对阴道炎有一定的食疗作用。

# 阴道炎调理药膳

常见的阴道炎包括细菌性阴道炎、滴虫性阴道炎、真菌性阴道炎、老年性阴道炎四种。因此要根据不同的症状与发病原因来进行治疗，以下推荐几款对治疗阴道炎有特效的药膳，阴道炎患者可按需要食用。

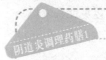

## 苦瓜甘蔗鸡骨汤

◎ **配方** 甘蔗200克，苦瓜200克，鸡胸骨1副，土茯苓20克，黄芩8克，盐适量。

◎ **制作** ①将鸡胸骨入沸水中汆烫，捞起洗净，再置净锅中，加水800毫升。②甘蔗洗净，去皮，切小段；苦瓜洗净，切半，去籽和白色薄膜，再切块。③将甘蔗、土茯苓放入有鸡胸骨的锅中，以大火煮沸，转小火续煮1小时，将黄芩和苦瓜放入锅中再煮30分钟，加盐调味即可。

◎ **功效** 土茯苓、黄芩、甘蔗、苦瓜四味配伍同食，消炎、杀菌、止痒的效果更佳，对湿热下注引起的阴道炎、尿道炎、盆腔炎均有很好的疗效。

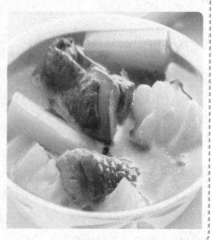

## 车前草猪肚汤

◎ **配方** 车前草30克，猪肚130克，薏苡仁、赤小豆各20克，蜜枣1枚，盐适量。

◎ **制作** ①将车前草、薏苡仁、赤小豆洗净；猪肚翻转，用盐、淀粉反复搓擦，用清水冲净。②将锅中注水烧沸，加入猪肚汆至收缩，捞出切片。③将砂煲内注入清水，煮滚后加入所有食材，以小火煲2.5小时，加盐调味即可。

◎ **功效** 车前草、赤小豆、薏苡仁均具有清热解毒、利尿通淋、消炎杀菌的作用，对湿热下注引起的阴道炎、尿道炎、急性肾炎、急性肠炎等感染性疾病均有较好的疗效。

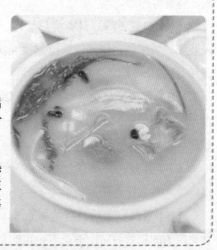

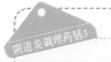
阴道炎调理药膳3

## 山药土茯苓煲瘦肉

◎ **配方** 山药30克、土茯苓20克、白花蛇舌草10克，瘦猪肉450克，盐5克。

◎ **制作** ①山药、土茯苓洗净；猪瘦肉切块后洗净，余水。②将白花蛇舌草洗净，入锅加水适量，煎取药汁备用。③将1500毫升清水放入瓦煲内，煮沸后加入山药、土茯苓，大火煲滚后，改用小火煲2小时，最后倒入药汁，加盐调味即可。

◎ **功效** 山药可补气健脾、燥湿止带，对脾虚湿盛引起的阴道炎有很好的食疗效果。白花蛇舌草、土茯苓均可清热解毒、杀菌止痒、利湿止带，对湿热下注引起的阴道炎、白带异常者效果较佳。

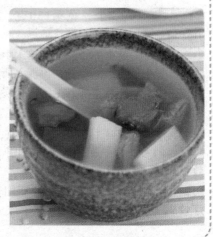

阴道炎调理药膳4

## 黄花菜马齿苋汤

◎ **配方** 黄花菜、马齿苋各50克，苍术10克

◎ **制作** ①1将黄花菜洗净，放入沸水中焯一下，再用凉水浸泡2小时以上；将马齿苋用清水洗干净，备用；苍术用清水洗净，备用。②锅洗净，置于火上，将黄花菜、马齿苋、苍术一同放入锅中。③注入适量清水，以中火煮成汤即可。

◎ **功效** 黄花菜清热解毒，苍术燥湿止痒、排毒敛疮，马齿苋清热解毒利湿。三者配伍煎水服用，具有清热解毒、杀菌消炎、利水消肿、止痛的功效，适合阴道炎、肠炎、皮肤湿疹等湿热性病证的患者食用。

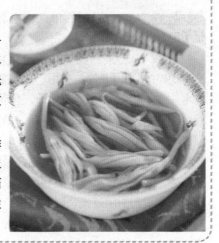

## 阴道炎保健知识

不可长期使用一些化学性洗液清洗外阴，这样会导致菌群失调，感染真菌，平时用温水清洗就可以了。尽量不要用护垫，穿全棉内裤，外裤也不可过紧，保持外阴透气、干爽。月经期卫生巾一定要用正规厂家生产并在有效期内的合格产品，且要存放得当。

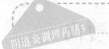

# 上汤窝蛋苋菜

◎ **配方** 鸡蛋2个，苋菜150克，上汤800毫升，盐、味精、鸡粉、糖各适量。

◎ **制作** ①苋菜洗净，下入沸水中稍烫，即捞起。②煲中加入上汤烧开，再加入所有调味料一起煮。③最后把苋菜加入上汤内，煲沸后打入鸡蛋煮入味即可。

◎ **功效** 苋菜味甘、微苦，性凉，具有清热解毒、收敛止血、抗菌消炎、消肿、止痢等功效；鸡蛋可祛风止痒、健脾补虚，二者同食对阴道炎、阴道瘙痒、尿道炎等症均有很好的食疗效果。

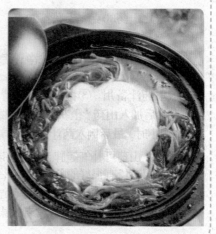

# 绿豆苋菜枸杞粥

◎ **配方** 大米、绿豆各40克，苋菜100克，枸杞子5克，冰糖10克。

◎ **制作** ①大米、绿豆均泡发洗净；苋菜洗净，切碎；枸杞子洗净，备用。②锅置火上，倒入清水，放入大米、绿豆、枸杞子，煮至开火。③待煮至浓稠状时，加入苋菜、冰糖，稍煮即可。

◎ **功效** 绿豆可清热解毒、利尿通淋，可辅助治疗阴道炎、阴道瘙痒以及尿频、尿急、尿痛等尿路感染症状；苋菜可清热利湿、凉血止血，对湿热下注引起的阴道炎、阴道瘙痒、赤白带下等均有较好的食疗作用。

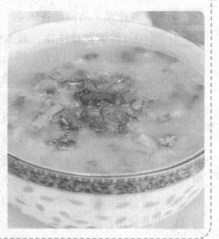

## 阴道炎保健知识

达克宁栓采用阴道给药的方式，洗净阴部后将栓剂置于阴道深处。每晚1次，1次1枚。连续7天为1疗程。也可采用3日疗法：每1日晚1枚，随后3日早晚各1枚。特别值得注意的是，即使症状迅速消失，也要完成治疗疗程，在月经期应持续使用，直至根治。

## 马齿苋荠菜汁

◎ **配方** 鲜马齿苋、鲜荠菜各200克，盐适量。

◎ **制作** ①把鲜马齿苋、鲜荠菜洗净，在温开水中浸泡30分钟，取出后连根切碎，放到榨汁机中榨成汁，备用。②把榨后的马齿苋、荠菜渣用温开水浸泡10分钟，重复绞榨取汁。③合并两次的汁，过滤，放在锅里，用小火煮沸，加盐调味即可。

◎ **功效** 马齿苋具有清热解毒、燥湿止痒、消肿止痛的功效，荠菜可解毒止血、健脾燥湿，二者配伍对湿热下注引起的阴道炎、外阴瘙痒、尿道炎、白带异常等症均有很好的疗效。

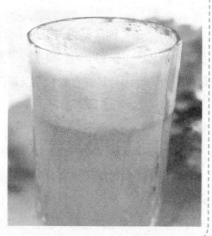

## 银花连翘甘草茶

◎ **配方** 金银花5克，连翘5克，甘草5克，砂糖适量。

◎ **制作** ①将金银花、连翘、甘草均洗净，锅中加入400毫升水，放入药材。②以大火煮开，转小火续煮20分钟。③加入砂糖，熄火取汁即可饮用。

◎ **功效** 金银花、连翘具有清热解毒、消炎止痛、排脓敛伤、散结消肿的功效，对因热毒蕴结引起的阴道炎有较好的疗效，症见外阴肿胀、瘙痒或伴烧灼感疼痛，或小便涩痛、排尿不畅、口干舌燥、大便燥结等。甘草也有清热解毒的作用，还可调和金银花、连翘的药性。

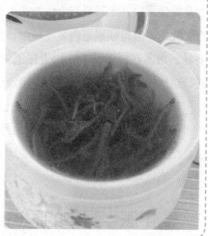

## 阴道炎保健知识

为了避免刺激或敏感，女性平时还是用无香味的卫生用品较好，应避免使用添加了香剂的卫生巾或厕纸，另外在正常情况下，不要用清洁剂或是消毒药水清洁，甚至过度刷洗阴道，这样不仅会破坏阴道环境的平衡，也能造成阴道伤害，平时只用温水冲洗即可。

# 摆脱尿道炎，让女人一路通畅无阻

尿道炎是一种常见病，多见于女性。尿道炎给女性健康带来很大的危害，影响着女性的生活、工作和学习。要摆脱尿道炎，首先必须要清楚什么是尿道炎，还要知道引起尿道炎的原因与其饮食宜忌以及尿道炎适用的药材、食材等，再通过食疗来帮你"排走"尿道炎。

## 尿道炎及其症状

临床上将女性尿道炎常分为急性和慢性、非特异性尿道炎和淋菌性尿道炎，症状不典型，很多妇女都误以为是妇科病的症状而不重视，常见的有：白带增多、外阴微痒、尿轻微灼热、尿道口轻微不适、下腹隐痛(与月经周期无关)、月经紊乱等症状。如果有久治不愈的妇科病，建议做有关非淋菌性尿道炎、阴道炎方面的检测，以弄清病因，根治疾病。

女性的尿道较短，为3～4厘米，尿道外口与阴道口、肛门相邻近，容易被阴道分泌物及粪便污染。尤其是当女性在患上细菌性阴道炎时，更容易伴随发生细菌性尿道炎。当女性的尿道口或尿道内发生梗阻，如尿道狭窄、尿路结石、肿瘤等，会致使尿液排出不畅，细菌在尿道滋生，引发尿道炎。因多种原因造成的尿道损伤，常容易引起尿道炎，这些原因包括性生活、妇科检查时器械使用不当以及外伤等。

在尿道炎急性炎症的初期，尿道外口周围出现红肿，黏膜外翻，并有脓性分泌物。患者多有尿频、尿痛症状。在炎症慢性期，由于尿道黏膜受慢性炎症的长期刺激而增生，结果形成小瘤样突起，即尿道肉阜，一个或多个，色红，常位于尿道口后壁，触痛显著，有尿频、尿痛症状。

## 中医学眼中的尿道炎

尿道炎属中医学上"淋证"范畴，急性尿道炎多属湿热积于下焦，渗入膀胱所致，所以治疗以清热利湿为主。

慢性尿道炎主要由于肾虚而湿浊下注，气化不利所致，治疗在利尿通淋的同时要顾护肾气，改善肾虚功能，提高机体的免疫能力。尿道炎患者应多饮水，每天入量最好在2000毫升以上，每2～3小时排尿1次，这是最实用且最有效的方法，通过大量尿液的冲洗作用，可以清除部分细菌。

## 尿道炎患者饮食禁忌

在饮食方面，忌助长湿热之品，包括酒类、甜品和高脂肪类食物；忌辛辣刺激之物，这些食物可使尿路刺激症状加重，排尿困难。此外，要经常注意阴部的清洁卫生，以免尿道口的细菌进入尿路，而导致尿道炎反复。容易发生尿路感染的妇女，性生活后要立即排尿，并清洗外阴。

## 尿道炎常用药材、食材

以下推荐几种尿道炎患者适用的药材和食材。

（1）**车前草**：车前草具有清热解毒、利尿通淋、明目祛痰的功效。主要用于治疗尿频、尿急、尿痛、尿血等尿路感染症状，还可治疗淋浊带下、水肿膨胀、暑湿泻痢、痰热咳嗽等病症。

（2）**石韦**：石韦具有利水通淋、清肺泄热、止咳的功效。主要用于治疗尿道炎、水肿、尿血、尿路结石、肾炎、崩漏、痢疾、肺热咳嗽、慢性气管炎、金疮、痈疽、外伤出血等病症。

（3）**白茅根**：白茅根具有凉血止血、清热生津、利尿通淋的功效，主治小便淋沥涩痛、水肿、尿血、热证烦渴、胃热呕逆、肺热喘咳、黄疸等症。

（4）**茯苓**：茯苓具有利水渗湿、健脾补中、宁心安神的功效，主治尿频、尿急、尿痛等尿路感染症状，还可治水肿胀满、痰饮咳嗽、食少脘闷、心悸不安等病症。

（5）**通草**：通草具有通利小便、下乳汁的功效，是治疗产妇乳少的常用药，主要治疗淋症涩痛，小便不利，水肿，产后乳少、经闭、带下等病症。

（6）**冬瓜**：冬瓜具有清热解毒、利水消肿、减肥美容的功效，可辅助治疗尿路感染、肾炎水肿、肥胖及肺热咳嗽等症。

（7）**绿豆**：绿豆具有清热解毒、利尿通淋的功效，可有效治疗尿频、尿急、尿痛、小便淋涩不出等尿路感染症状，此外，还可消暑止渴、降压降脂。

（8）**鲫鱼**：鲫鱼可益气健脾、利水消肿、清热解毒、通络下乳、防治风湿病痛，常食对尿道炎、肾炎以及产后缺乳、风湿痹痛均有一定的食疗效果。

（9）**灯芯草**：灯芯草可清心泻火、利尿通淋，可用于治疗心火旺所致的口舌生疮，小便涩痛、短赤。

（10）**马蹄**：马蹄可清热解毒、利尿通淋，可用于治疗尿道炎、急性肾炎、水肿等病症。

尿道炎患者可根据自身情况选择合适的药材、食材做成药膳。

# 尿道炎调理药膳

尿道炎极大地影响了女性朋友的健康，使女性坐立不安，情绪也会随之变差。得了尿道炎，首先要明确其原因，除了通过适当的医治外，选择合适自己症状的药膳来加以辅助治疗也是很有效果的。

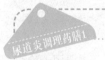
尿道炎调理药膳1

## 薏苡仁瓜皮鲫鱼汤

◎ **配方** 冬瓜皮60克，薏苡仁150克，鲫鱼250克，生姜3片，盐少许。

◎ **制作** ①将鲫鱼去内脏，去鳃，剖洗干净；冬瓜皮、薏苡仁洗净。②将冬瓜皮、薏苡仁、鲫鱼、生姜片放进汤锅内，加适量清水，盖上锅盖。③用中火烧开，转小火再煲1小时，加盐调味即可。

◎ **功效** 冬瓜皮可利水消肿、清热解毒；薏苡仁可清热健脾、利尿排脓；鲫鱼能补气健脾、利水通淋。三者配伍，对各种泌尿系统疾病均有一定的疗效，如尿频、尿急、尿痛、少尿、无尿、血尿、蛋白尿、水肿等症。

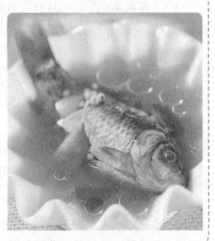

尿道炎调理药膳2

## 绿豆炖鲫鱼

◎ **配方** 绿豆50克，鲫鱼1条，西洋菜150克，姜10克，胡萝卜100克，盐、鸡精、胡椒粉、香油各适量。

◎ **制作** ①胡萝卜去皮，洗净，切片；鲫鱼刮去鳞，去内脏去鳃，洗净备用；西洋菜择洗干净；姜去皮，切片。②净锅上火，油烧热，放入鲫鱼煎炸，煎至两面呈金黄色时捞出。③砂煲上旺火，将绿豆、鲫鱼、姜片、胡萝卜放入煲内，倒入高汤，大火炖约40分钟，放入西洋菜稍煮，调入调味料即可。

◎ **功效** 本品可有效治疗尿频、尿急、尿痛、小便淋涩不出等尿路感染症状，对尿道炎、肾炎均有一定的疗效。

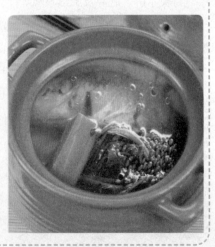

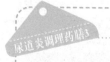

尿道炎调理药膳3 ·········································○ **茯苓西瓜汤**

◎**配方** 茯苓30克，薏苡仁20克，西瓜500克，冬瓜500克，蜜枣5枚，盐适量。

◎**制作** ①将冬瓜、西瓜洗净，切成块；蜜枣、茯苓、薏苡仁洗净。②将清水2000毫升放入瓦煲内，煮沸后加入茯苓、薏苡仁、西瓜、冬瓜、蜜枣，大火煲开后，改用小火煲3小时，加盐调味即可。

◎**功效** 茯苓可健脾利水，西瓜、冬瓜、薏苡仁均有清热利尿的作用。以上四者配伍，有泻火解毒、利尿通淋的功效，对急性尿道炎引起的排尿不畅、尿色黄赤、排尿涩痛、尿急、尿频等症有一定的食疗作用。

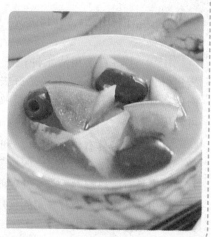

尿道炎调理药膳4 ·········································○ **芹菜甘草汤**

◎**配方** 芹菜100克，白茅根20克，甘草15克，鸡蛋1枚，盐2克。

◎**制作** ①芹菜洗净，切段；白茅根洗净。②将芹菜、甘草、白茅根放入锅内，加水500毫升，大火煮沸，煎煮至200毫升时即可关火，滤去渣留汁备用。③继续烧开，磕入鸡蛋，加盐搅匀，趁热服用。

◎**功效** 白茅根可清热利尿、凉血止血；芹菜可利尿消肿、清热解毒；甘草可清热解毒、调和药性；鸡蛋益气补虚；以上四味配伍同用，对尿道炎、急性肾炎均有很好的食疗效果。

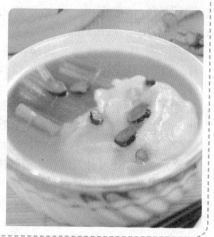

## 阴道炎保健知识

尿道炎患者切勿摄入过多糖，不要吃含糖过高的食品。假如常常摄入含糖高的食品，阴道分泌物含糖量就会增加，导致阴道里的细菌大量繁殖。此外，尿道炎患者应保持大便通畅，多吃水果、蔬菜。

尿道炎调理药膳5 · · · · · · · · · · · · · · · · · · · · · · · · ○ **石韦蒸鸭**

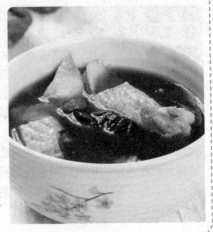

◎ **配方**　石韦10克，鸭肉300克，清汤、盐各适量。

◎ **制作**　①将石韦用清水冲洗干净，用纱布袋包好，扎紧袋口。②倒入杀好去骨洗净的鸭肉中，加盐及清汤。③上笼蒸至鸭肉熟烂后即可食用。

◎ **功效**　石韦具有清热生津、利水通淋的功效，用于尿频、尿急、尿痛、尿血等症的辅助治疗。鸭肉具有清热解毒、益气补虚的功效，对内火旺盛引起的尿路感染有一定的食疗作用。尿道炎患者可根据需要服用。

尿道炎调理药膳6 · · · · · · · · · · · · · · · · · · · · · · · · ○ **冬瓜荷叶排骨汤**

◎ **配方**　排骨350克，冬瓜、荷叶、薏苡仁各适量，盐3克，鸡精4克。

◎ **制作**　①冬瓜洗净，切块；荷叶洗净，撕片；薏苡仁洗净，浸泡30分钟。②排骨洗净，剁开，斩成小块，飞水。③将排骨、薏苡仁放入瓦煲内，注适量水，大火烧沸，再放入冬瓜、荷叶，变小火炖煮2小时，加盐、鸡精调味即可。

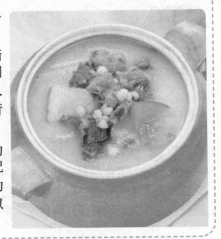

◎ **功效**　冬瓜、荷叶、薏苡仁均有清热利尿的功效，薏苡仁还可补气健脾、消肿排脓，三者配伍，对尿道炎、急性肾炎、膀胱炎等均有很好的食疗效果。此汤可有效改善尿频、尿痛、尿急以及排尿不畅等症状。

## 尿道炎患者日常保健

　　女性常常有憋尿的情况，憋尿会造成盆腔充血，引发尿道炎；另外有些女性因工作等情况采取少喝水甚至不喝水的办法，女性要知道多喝水可以稀释尿液，能有效冲刷尿道，及时将细菌等有害物质冲走，减少感染尿道炎的概率。因此，女性忌憋尿，并要多喝水。

# 竹叶茅根茶

◎ **配方** 鲜竹叶15克，白茅根15克，白砂糖适量。

◎ **制作** ①将鲜竹叶、白茅根洗净备用。②将鲜竹叶、白茅根放入锅中，加水600毫升，煮开后转小火煮10分钟，滤渣即可饮用。可按个人喜好加入白砂糖调味。

◎ **功效** 竹叶具有清热除烦、生津利尿、促进睡眠等功效，白茅根可清热利尿、凉血止血，二者配伍，对小肠热盛引起的尿痛、尿急、尿频、尿黄或血尿均有较好的疗效，还有助于缓解牙痛、口糜舌疮及口腔溃疡。

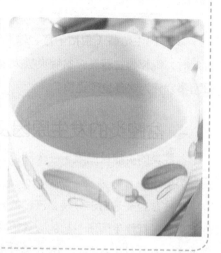

# 通草车前子茶

◎ **配方** 通草10克，车前子10克，白茅根8克，黄芪8克，砂糖10克。

◎ **制作** ①将通草、车前子、白茅根、黄芪洗净，盛入锅中，加1500毫升水煮茶。②大火煮开后，转小火续煮15分钟。③煮好后捞出药渣，加入砂糖即成。

◎ **功效** 通草、车前子、白茅根均有清热解毒、利尿消肿的功效，对尿道炎引起的排尿困难、涩痛，小便短赤、尿血等症有辅助治疗效果。黄芪可补气健脾、化气行水；四味药材配伍，尤其适合慢性尿道炎、肾炎等患者服用。

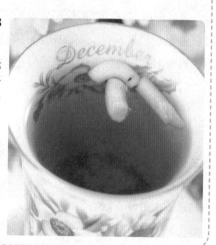

## 尿道炎患者日常保健

尿道炎患者应改变不良的卫生习惯：不要过分清洗阴道，由于女性的阴道里面有乳酸杆菌，是抵御细菌入侵的自然屏障，在阴道自净中起着重要作用，假如常常冲刷阴道，正常的阴道环境就会被破坏，反而易感染而引发尿道炎。

# 本草祛除盆腔炎，还女人美丽自信

女性内生殖器（包括子宫、输卵管、卵巢）及其周围的结缔组织、盆腔腹膜发生炎症时，统称为盆腔炎。盆腔炎极大地危害着女性的健康，除了进行药物治疗以及注意日常事宜外，饮食也须谨慎。

## 盆腔炎的发生原因及其症状

盆腔炎的炎症可局限于一个部位，也可能几个部位同时发生，通常分为急性和慢性两种类型。

急性盆腔炎是由于分娩、流产或宫腔内手术消毒不彻底，以及在月经期不注意外阴部卫生或进行性生活所引起的。其症状主要有高热、头痛、食欲不振、下腹部疼痛和白带增多，有时可伴有恶心、呕吐等现象。若急性盆腔炎没有得到彻底治愈，就会转化为慢性盆腔炎。按其炎症感染部位可分为慢性输卵管炎与输卵管积水、慢性附件炎、输卵管卵巢囊肿、慢性盆腔结缔组织炎等。其全身症状不明显，有时低热，易感疲劳。由于慢性炎症形成盆腔局部瘢痕粘连及局部充血，可引起下腹部坠胀、疼痛及腰骶部酸痛，会在劳累、经期及性交时加剧。有的患者会出现经血增多、月经失调、白带增多、低热、周身不适、失眠等症状，当发生输卵管粘连时会导致不孕症。

## 如何预防盆腔炎

（1）杜绝各种感染途径，保持会阴部清洁、干燥，每晚用清水清洗外阴，做到专人专盆。患盆腔炎时白带量多，质黏稠，所以要勤换内裤，不穿紧身、化纤维的内裤。

（2）月经期、人流术后及取节育环等妇科手术后，阴道有流血时，一定要禁止性生活，禁止游泳、盆浴、洗桑拿浴。

（3）要注意观察白带的量、质、色、味。白带量多、色黄稠、有臭味者，说明病情较重，如白带由黄转白，量由多变少，气味趋于正常，说明病情有所好转。

## 中医治疗盆腔炎

中医认为，急性盆腔炎多因经期、产后、手术损伤，湿热或邪毒内侵，与血相搏，客于胞宫所致，所以治疗多以清热解毒、利湿化脓为主。慢性盆腔炎多因经行产后，风寒湿热之邪，或虫毒乘虚而入，与冲任气血相搏结，蕴积于胞宫，反复进退，耗伤气血，缠绵难愈。所以治疗当以化瘀止痛为主，佐以清热利湿、祛寒除湿、益气健脾。

盆腔炎患者要注意饮食调护，发热期间宜食清淡易消化的食物；高热伤津的患者可食用有清热作用的寒凉性食物，但不可食冰镇食物。带下黄赤、质稠量多、有臭味者属湿热证，应忌食辛辣刺激性、煎烤类食物。小腹冷痛的患者属寒凝气滞型，可食用姜汤、红糖水、桂圆等温热性食物。

## 🌸 盆腔炎常用中药、食材

以下推荐几种盆腔炎患者适用的药材和食材。

（1）马齿苋：马齿苋具有清热解毒、燥湿止痒、消肿止痛的功效，对湿热下注引起的急性盆腔炎、外阴瘙痒、白带异常等症均有很好的疗效。

（2）白茅根：具有凉血止血、清热生津、利尿通淋的功效，对湿热下注引起的急性盆腔炎，症见赤白带下、口干咽燥、舌红苔黄等均有疗效。

（3）丹参：丹参具有活血祛瘀、安神宁心、排脓止痛的功效。主要用于治疗血瘀型慢性盆腔炎，可缓解腹部隐痛或刺痛、月经量多、白带量多等症状，此外还可治疗心绞痛、月经不调等病症。

（4）红花：红花具有活血通经、去瘀止痛的功效。主治闭经、慢性盆腔炎、难产、死胎、产后恶露不尽、瘀血作痛、痈肿、跌扑损伤等症。

（5）丁香：芳辣温散，具有温里散寒、行气止痛的功效。主要用于治疗气滞血瘀或寒凝血瘀引起的盆腔炎症，症见小腹冷痛或胀痛、下腹按之有结块、经前乳房胀痛等病症。

（6）生地：生地黄清热凉血、养阴生津，对血热瘀结型盆腔炎有一定疗效，还可用于热病烦渴、发斑发疹、阴虚内热、血热出血症等。

（7）黄芩：黄芩有泻火燥湿、解毒杀虫的功效，对湿热瘀结所引起的急性盆腔炎有较好的疗效，可配合活血药同用。

（8）白酒：少量白酒有一定的活血化瘀作用，对盆腔炎引起的血瘀腹痛有一定的辅助治疗作用。

（9）薏苡仁：薏苡仁药食两宜，具有健脾、补肺、清热、利湿的功效。主要用于湿热下注引起的急性盆腔炎，症见小腹疼痛，白带绵绵、色黄质稠等症，其还可治疗湿痹、筋脉拘挛、屈伸不利、水肿、肺脓肿、肠炎等病症。

（10）益母草：益母草性微寒，具有活血调经、利尿消肿的功效。用于月经不调、痛经、经闭、恶露不尽、水肿尿少、急性肾炎水肿。对于女性由湿热引起的月经不调、盆腔炎症等有一定疗效。

# 盆腔炎调理药膳

盆腔炎的治疗主要以清热解毒、利湿化瘀为主，因此，盆腔炎患者不妨选择一些具有清热、化湿类的药材和食材做成药膳来进行内部调理，它们不仅营养丰富，还能让你轻松摆脱盆腔炎！

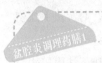 盆腔炎调理药膳1

## 冬瓜薏苡仁煲洋鸭

◎ **配方**　冬瓜200克，鸭1只，桃仁15克，丹参10克，姜10克，玉米20克，红枣、薏苡仁各少许，盐、鸡精、胡椒粉、香油各适量。

◎ **制作**　①冬瓜洗净，切块，鸭净毛去内脏，剁件，姜去皮，切片，玉米泡发，洗净备用；丹参、桃仁洗净。②锅上火，油烧热，爆香姜片，加入适量清水，水沸后，下入鸭余烫，去血水。③将余烫后的鸭转入砂钵中，放入姜片、红枣、薏苡仁烧开后，用小火煲约60分钟后放入冬瓜、桃仁、丹参，煲至冬瓜熟软，调入调味料拌匀即可食用。

◎ **功效**　本品具有清热解毒、活血化瘀的功效。

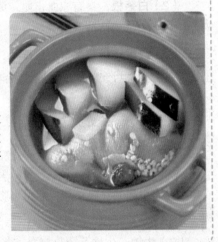

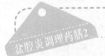 盆腔炎调理药膳2

## 生地木棉花瘦肉汤

◎ **配方**　瘦肉300克，生地、木棉花各10克，青皮6克，盐6克。

◎ **制作**　①瘦肉洗净，切件，余水；生地洗净，切片；木棉花、青皮均洗净。②锅置火上，加水烧沸，放入瘦肉、生地慢炖1小时。③放入木棉花、青皮再炖半个小时，调入盐即可食用。

◎ **功效**　生地可清热凉血、滋阴生津、杀菌消炎，可辅助治疗急性盆腔炎；青皮行气除胀、散结止痛，对气滞血瘀型盆腔炎，腹部胀痛，触及有硬块者有很好的疗效。木棉花可清热、利湿、解毒，对湿热下注引起的急性盆腔炎有很好的疗效。

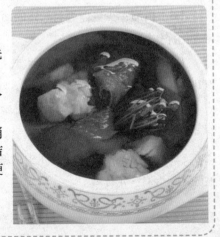

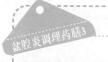

**盆腔炎调理药膳3** ················○ # 马齿苋瘦肉汤

◎ **配方** 瘦肉200克，马齿苋100克，绿豆50克、盐、鸡精各5克。

◎ **制作** ①瘦肉洗净，切件，入沸水汆水；马齿苋洗净，切段；绿豆洗净，用水浸泡。②将瘦肉、绿豆放入锅中，加入适量清水慢炖2小时。③再放入马齿苋，转大火煮10分钟，调入盐和鸡精即可关火。

◎ **功效** 马齿苋可清热解毒、燥湿止痒、消肿止痛；绿豆可清热解毒、利尿通淋，对湿热下注引起的急性盆腔炎、尿道炎、阴道炎、白带黄稠臭秽等症均有很好的疗效。

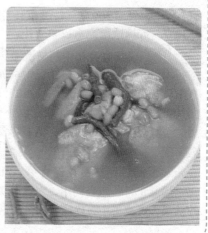

**盆腔炎调理药膳4** ···············○ # 莲子茅根炖乌鸡

◎ **配方** 萹蓄、土茯苓、茅根各15克，红花8克，莲子50克，乌鸡肉200克，盐适量。

◎ **制作** ①将莲子、萹蓄、土茯苓、茅根、红花洗净备用。②乌鸡肉洗净，切小块，入沸水中汆烫，去血水。③把全部用料一起放入炖盅内，加适量开水，炖盅加盖，小火隔水炖3小时，加盐调味即可。

◎ **功效** 萹蓄、土茯苓、茅根均可清热利湿、消炎杀菌，莲子可健脾补肾、固涩止带，可辅助治疗湿热型盆腔炎，能有效改善带下异常、小腹隐隐作痛等症状。乌鸡可益气养血、滋补肝肾，是治疗妇科疾病的食疗佳品。

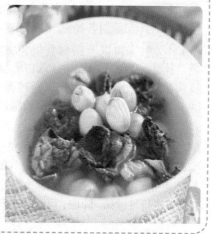

## 盆腔炎患者日常保健

急性盆腔炎患者一定要遵医嘱积极配合治疗。患者一定要卧床休息。慢性盆腔炎患者也不要过于劳累，做到劳逸结合，节制房事，以避免症状加重。此外，盆腔炎患者要注意饮食调护，注意加强营养。

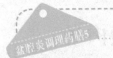

盆腔炎调理药膳5

## 二草红豆汤

◎ **配方** 红豆200克，益母草15克，白花蛇舌草15克，红糖适量，水1200毫升。

◎ **制作** ①将红豆和中药材洗净，红豆以水浸泡备用。②将益母草、白花蛇舌草加水，以大火煮滚后转小火，煎煮至剩两碗水的分量滤渣，取药汁备用。③再将药汁加红豆以小火续煮1小时后，至红豆熟烂，即可加红糖调味食用。

◎ **功效** 益母草可凉血解毒、活血化瘀、调经止带、燥湿止痒；白花蛇舌草、红豆可清热解毒、燥湿止带；三者同用，对盆腔炎有很好的食疗效果，可改善小腹疼痛、白带异常等症状。

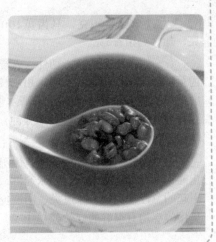

盆腔炎调理药膳6

## 薏米黄芩酒

◎ **配方** 薏苡仁50克，牛膝、生地各30克，黄芩、当归、川芎、吴茱萸各20克，枳壳15克，白酒2.5升。

◎ **制作** ①将以上药材共捣粗末，装入纱布袋，扎紧。②置于净器中，入白酒浸泡，封口，置阴凉干燥处，7日后开取，过滤去渣备用。③一日两次，一次30毫升，饭前服用。

◎ **功效** 薏苡仁、黄芩、生地、牛膝均有泻火解毒的功效，可改善白带异常、色黄臭秽的症状；当归、川芎、白酒可活血化瘀、行气散结；吴茱萸行气止痛，可改善盆腔炎患者小腹隐隐作痛的症状；枳壳行气散结、除胀，可治疗小腹内有结块。

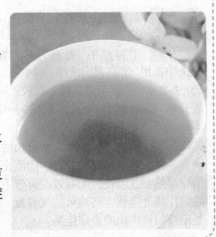

## 盆腔炎患者日常保健

慢性盆腔炎患者必须禁止游泳、盆浴、洗桑拿浴，要勤换卫生巾，因此时机体抵抗力下降，病菌易乘虚而入，加重炎症。

# 调养篇

# 本草内养，
# 由内而外绽放娇颜

　　美丽的容颜其实不需要什么特别的护理，学会《本草纲目》中的美容法，并持之以恒地使用，久而久之就会让你由内而外地变美丽，美丽也会长久地眷顾你。

　　做女人，想要拥有明眸皓齿、花颜雪肤，最根本的方法是让气血活起来，只有当气血在身体里流动时，粉嫩的光泽才会尽显在脸上。当然，这一切都需要有健康的脏腑作为后盾，所以，养心、暖肝、强肾、润肺、健脾、护胃，这些都是女人必须要做的美容功课。

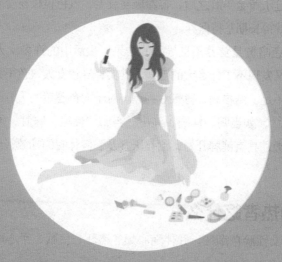

# 本草滋补气血，
## 白里透红才是真的美

中医学认为，气与血各不相同，又相互依存。对于一个健康的女人来说，只有保持气血的充足，才有可能拥有姣好的容颜。因为，血气盛，则脸色红润，血气衰，则脸色苍白，女人要想拥有白里透红的脸庞，就得补气血。此外，月经不调、痛经、闭经等疾病都能让女人血气亏损，让女人面色暗沉无血色。因此，女性在补气血时，还需对症下药。

## 女性养颜必有气

好气色能为女人增添不少光彩，我们常夸人"满面红光"，这便是一种气色充盈的外在表现。然而在现实生活中也常常听到不少女性感叹自己的气色不佳，而且女人具有特殊的生理变化，过了黄金年龄之后，容颜极易衰老，气色也极易变差。所以，女人要想靓丽容颜永驻，就得长期坚持保养。

中医认为，脸色暗黄是营养不良导致的结果。生活中的许多女人常常自觉气色不好，上医院检查却又发现不了什么大的毛病。其实，导致女人气色不好的原因很多，例如肝胆变化、气血不足、结核病、肾气亏损等。对于面色萎黄的人，《本草纲目》中提供了很多对症的药材，如当归、桂圆、红枣。当归"性温、味甘，能补一切虚损及劳损"；桂圆能补体虚，具有健脾开胃，治疗厌食及强健体魄的功效；红枣主治邪气，更有益气之疗效。

### 阴虚内热者吃什么

一般说来，若女性脸色潮红，并伴随心烦、盗汗、失眠、手心或足心发热等症，往往是阴虚内热造成的，有这类症状的女性应注意饮食中营养的搭配，并注意休息。这类人可常吃鸭肉，《本草纲目》记载"鸭与豆豉、葱同煮，可除心中烦热"；若久虚发热，则"取黑鸭白鸭的血，加温酒饮用"。

## ❀ 营养不良或贫血者吃什么

若是女人营养不良或是贫血，则表现为面色苍白或带暗黄色，并会伴有头晕、失眠、经量少等症，指甲往往呈淡色。这类人应该多食一些补血的药膳，注意加强营养，藕、乌骨鸡汤、枸杞、海参、鲜笋这些食物都可以多吃。中医学家一致认定藕是一种非常好的滋补食品，生吃可清热，熟吃能补气益血，特别适合贫血及脾胃不佳者，经常食藕，能让女人气色越来越好。

## ❀ 肾气亏损者吃什么

如果是肾气亏损的人，则常伴有耳鸣、晕眩，并常常觉得发冷、腰膝酸软，脸色常常黯淡无光甚至发黑、发灰。《本草纲目》中亦提供了诸多对症治疗面色黯黑的药材，如何首乌、巴戟天、鲈鱼等。何首乌，能补血益气，凡肾虚者皆可食用。《神农本草经》中记载"巴戟天，为肾经血分之药，盖补助元阳则胃气滋长，诸虚自退，其功可居草薢、石斛之上"，巴戟天还具有安五脏、补中益气的疗效。鲈鱼则能益筋骨，更能补肝益肾。

# ✿ 女人养颜必有血

中医认为，血是构成并维持人体生命活动的基本物质之一。血生于脾，藏于肝，主于心，内营脏腑，外养皮肤。血是靠气推动的，气有行血、化血、载血等诸多功能。气虚则血亏，气滞则血瘀，气乱则血崩，气逆则血沸，气陷则血脱。总体而言，只有气血活动正常，女人才能永葆健康美丽。

女人往往一过30岁，脏腑功能就会变得大不如前。脏腑功能减弱，那么气血功能也会随之减弱，再加上经、带、胎、产、哺，每一项都要耗损血气，所以女性总是会比男性更易出现气血不足的症状，比如脸色苍白、口唇无华、眼圈发黑、皱纹细密。当然，就算有这样的情况发生，也不能眼巴巴地看着自己身体的功能一天天衰退下去，所以要有自觉补血的意识。

女人要补血，需要从食养、药养、神养、睡养这几个方面入手。这样才能做到真正的全方位补血。

## 食养——女人补血养血最根本的方法

所谓"药补不如食补"，女人补血养血最根本的方法还是要食养，要均衡摄入动物肝脏、蛋黄、谷类等富含铁质的食物。如果食物中的铁质含量不高或严重缺乏，就要马上补充。同时，维生素C能帮助人体吸收铁质，也能优化人体造血功能，所以也要充足地摄入。许多食物如黑木耳、紫菜、发菜、荠菜、黑芝麻、藕粉里的铁质含量都很高，适合女性多吃。此外，蛋白质、微量元素（如铁元素）、叶酸、维生素B$_1$都是"造血原料"，含有这类物质的食材也应多吃。豆制品、动物肝脏、鱼、虾、鸡肉、蛋类、红枣、红糖、黑木耳、桑葚、花生、黑芝麻、核桃仁，都是非常不错的补血食材选择。

## 药养——对症施药，调出好气色

药养即食用具有养血、补血、活血功效的药材所做的药膳，常用的补养气血的药材有：黄芪、人参、党参、当归、白芍、熟地黄、丹参、首乌、枸杞子、阿胶、红枣、桂圆、乌鸡。常用的补养气血的方剂有四物汤、保元汤、人参归脾汤、十全大补汤。这些药食两用的药草，既可以互相搭配制成各种药膳，又可以与各种西药进行搭配，调理各种虚损症状。

## 神养——有利于身心健康，促进骨髓造血功能

若情志不畅，肝气郁结，也会使人脸色晦暗。所以，女性保养气血宜心平气和，不宜伤心动怒、悲观忧郁。维持平和的心态、愉悦的心情、开朗的态度，不仅有利于人的身心健康，还能促进骨髓造血功能，让你看上去面色红润，皮肤白里透红。

## 睡养——女人的美丽容颜是睡出来的

这里提到的睡养，并不是提倡一味地睡觉。若作息极不规律，且日夜颠倒，睡得越多，越会导致面容憔悴、面目水肿、没有精神。所谓睡养，便是要求人生活规律、起居有时、劳逸结合、娱乐有度、性生活有节、睡眠充足、少烟少酒，这些对女性的经血顺畅以及抗老防衰都会有很大的帮助。

此外，女人在经期若失血过多会使血液中的营养成分，如血浆蛋白、钾、铁、钙、镁等流失。因此，在月经结束后的1~5日内，应多补充蛋白质、矿物质，如牛奶、鸡蛋、鹌鹑蛋、牛肉、羊肉、菠菜、樱桃、桂圆肉、荔枝肉、胡萝卜等，不仅能补血，而且还有美容作用。

# 补气养血药膳餐，让女人光彩夺人

正如花朵失去水分给养便会慢慢枯萎，女人在月经期、怀孕、生产这些关键时刻，更应该懂得加倍地呵护自己。

## 贫血女人滋养良方

对于贫血的女人来说，可以买点老姜，切上薄薄的几片放入杯中，然后加上三勺红糖、两颗红枣与几颗桂圆，用滚烫的沸水冲泡，常常喝几杯，就是对身体很好的滋养。在这款本草养血配方中，姜能温暖身体，并且没什么不良反应，红枣、桂圆都是补血养颜的好食材，这杯茶还能帮你战胜痛经，可谓一举两得。

## 多吃红肉，面色红润

女人要想保持娇嫩容颜，焕发活力光彩，就要多吃既有养颜功效又不会导致发胖的红肉。所谓红肉就是牛肉、羊肉。据《本草纲目》记载黄牛肉可"安中益气，养脾胃，补益腰脚，牛肉补气，与黄芪同功"，水牛肉可"消渴、补虚，强筋骨，消水肿除湿气"。羊肉可"补中益气、安心止惊、止痛、利产妇、开骨健力"。而现代医学认为，牛羊肉中含有丰富的铁质，可有效避免发生贫血。对于追求美丽的女人来说，多吃红肉，能保持充沛的精力，每天进食100克左右的牛肉、羊肉甚至是猪瘦肉，能使脸色红润，气色好，且不会发胖。

## 补养气血常用中药材

以下推荐几种常见的补养气血的中药材。

（1）**人参**：能大补元气，补肺益脾，生津安神，是最好的补气之品。

（2）**黄芪**：能补气固表止汗，气虚汗多者最为适用。

（3）**山药**：能补肺、脾、肾三脏之气阴，既是中药，又是美食。

（4）**大枣**：补气健脾，养血安神，是生活中最常见的补养气血之品。

（5）**当归**：补血，活血，调经，是补血要药。

（6）**西洋参**：补肺降火，养胃生津，宁心安神，是阴血不足、虚烦失眠者的良药。

（7）**枸杞子**：能滋肝补肾，益精明目，润肺补虚，对调节肝肾阴血虚弱都很好。

（8）**何首乌**：既能补血益精，又能乌发生发。

# 气血滋补药膳

　　一个女人的美丽，多表现在脸上的好气色。即使皮肤再白，如果没有好气色，看起来只会像白纸一样苍白，显病态。气血是调出来的，以下推荐一些调养效果较好的气血滋补药膳，可让女人拥有健康气色。

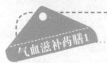

## 阿胶淮杞炖水鱼

**◎配方**　水鱼1只，清鸡汤1碗半，淮山8克，枸杞子6克，阿胶10克，生姜1片，绍酒、盐、味精各适量。

**◎制作**　①水鱼宰杀洗净，切成中块，飞水去其血污，淮山、枸杞子用温水浸透洗净。②将水鱼肉、清鸡汤、淮山、枸杞子、生姜、绍酒置于炖盅，盖上盅盖，隔水炖之。③待锅内水开后用中火炖2小时，放入阿胶后再用小火炖30分钟，加盐、味精调味即可。

**◎功效**　阿胶能补血、止血、滋阴润燥；枸杞子补肾经、养肝明目，常食能让人长寿。

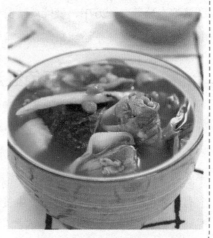

## 芪枣黄鳝汤

**◎配方**　黄鳝500克，黄芪75克，生姜5片，红枣5个，盐5克，味精3克，料酒适量。

**◎制作**　①先把黄鳝洗净，用盐腌去黏潺，宰杀去其肠，洗净切段，并用滚水脱去血腥。②起锅爆香姜片，加少许料酒，放入黄鳝炒片刻取出。③黄芪、红枣洗净，与鳝肉放入煲内，加水适量，大火煮滚后，改小火煲1小时，调味即可。

**◎功效**　黄芪、红枣、鳝鱼均可补气益血，因此本品非常适合女性食用。

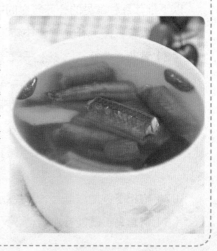

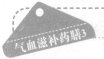

## 芝麻润发汤

◎**配方** 乌骨鸡300克，红枣4粒，黑芝麻50克，盐适量，水1500毫升。

◎**制作** ①乌骨鸡洗净，切块，氽烫后捞起备用；红枣洗净。②将乌骨鸡、红枣加黑芝麻和水，以小火煲约2小时，再加盐调味即可。

◎**功效** 乌骨鸡性平、味甘，具有滋阴清热、补肝益肾、健脾止泻等作用。常食乌鸡，可提高生理功能、延缓衰老、强筋健骨，对防治骨质疏松、佝偻病、妇女缺铁性贫血症等有明显功效。

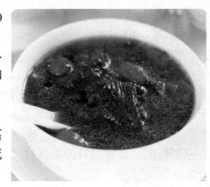

## 木耳大枣汤

◎**配方** 黑木耳30克，大枣10枚，红糖30克。

◎**制作** ①将黑木耳用温水泡发，择洗干净，撕成小片。②大枣洗净，去核，备用。③锅内加水适量，放入黑木耳、大枣，小火煎沸10～15分钟，调入红糖即成。

◎**功效** 黑木耳、大枣均有补血功效，此汤和血养容，滋补强身，适用于贫血患者食用。

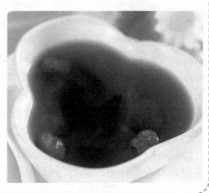

## 生津补血汤

◎**配方** 黄芪300克，熟地250克，太子参50克，天门冬100克，麦门冬150克，土茯苓50克，老姜4片，牛蛙300克，盐适量。

◎**制作** ①将牛蛙宰杀砍成块，所有药材洗净。②所有中药材放入煲中加清水先煲20分钟，再放入牛蛙煮熟。③调入盐即可。

◎**功效** 熟地滋阴补血，适用于女性血虚萎黄、眩晕、心悸、失眠、月经不调、崩漏等症；黄芪可补气益血；合用有非常好的滋补气血效果。

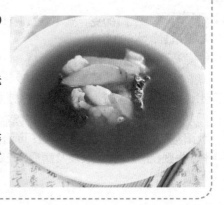

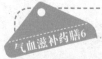

气血滋补药膳6 ·········○ **灵芝石斛鱼胶猪肉汤**

◎ **配方** 瘦肉300克，灵芝、石斛、鱼胶各适量，盐6克，鸡精5克。

◎ **制作** ①瘦肉洗净，切件，氽水；灵芝、鱼胶洗净，浸泡；石斛洗净，切片。②将瘦肉、灵芝、石斛、鱼胶放入锅中，加入清水慢炖。③炖至鱼胶变软散开后，调入盐和鸡精即可食用。

◎ **功效** 灵芝补气安神；鱼胶中含有大量的胶原蛋白质，具有很好的美容抗衰、活血补血等功效。

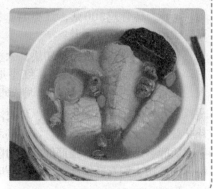

气血滋补药膳7 ·········○ **山药炖猪血**

◎ **配方** 猪血100克，鲜山药适量，盐、味精各适量。

◎ **制作** ①鲜山药洗净，去皮，切片。②猪血切片，放开水锅中氽一下捞出。③猪血与山药片同放另一锅内，加入油、盐和适量水烧开，改用小火炖15～30分钟，加入盐、味精即可。

◎ **功效** 猪血味甘、苦，性温，有解毒清肠、补血美容的功效；猪血富含铁，对因贫血而面色苍白者有改善作用，具有很好的美容养颜功效。

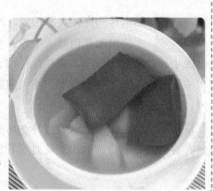

气血滋补药膳8 ·········○ **栗子蜜枣汤**

◎ **配方** 栗子100克，蜜枣4枚，桂圆肉15克，冰糖适量，水500毫升。

◎ **制作** ①红枣去核备用。②将栗子加水略煮，去其粗皮。③所有原材料放入锅中，加入水，以小火煮50分钟，再加适量冰糖煮滚即可。

◎ **功效** 栗子可养胃健脾、补肾强筋；桂圆肉可壮阳益气、养血安神、润肤美容；可治疗贫血、心悸、失眠、健忘、神经衰弱及病后、产后身体虚弱等症。

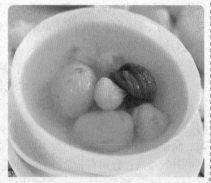

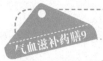

# 枸杞鹌鹑蛋鸡肝汤

◎ **配方** 鸡肝150克，枸杞叶10克，鹌鹑蛋150克，生姜5克，盐5克。

◎ **制作** ①鸡肝洗净，切成片；枸杞叶洗净。②鹌鹑蛋入锅中煮熟后，取出，剥去蛋壳；生姜洗净切片。③再将鹌鹑蛋、鸡肝、枸杞叶、生姜一起加水煮5分钟，调入盐煮至入味即可。

◎ **功效** 本品养肝明目、滋阴养血，对血虚引起的面色微黄或苍白、精神萎靡者有很好的补益效果。

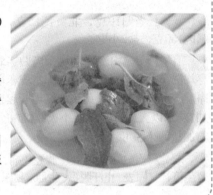

# 黑木耳红枣猪蹄汤

◎ **配方** 黑木耳20克，红枣15颗，猪蹄300克，盐5克。

◎ **制作** ①黑木耳洗净浸泡；红枣去核，洗净；猪蹄去净毛，斩件，洗净后汆水。②锅置火上，将猪蹄干爆5分钟。③将清水2000毫升放入瓦煲内，煮沸后加入以上材料，大火煲开后改用小火煲3小时加盐调味即可。

◎ **功效** 黑木耳养血驻颜，令人肌肤红润，容光焕发，并可防治缺铁性贫血。

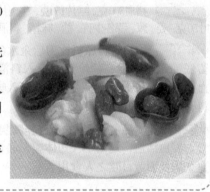

# 百合桂圆瘦肉汤

◎ **配方** 百合150克，桂圆肉20克，猪瘦肉200克，红枣5颗，花生油、淀粉、糖、盐各适量。

◎ **制作** ①百合剥成片状，洗净；桂圆肉洗净。②猪瘦肉洗净，切片；红枣泡发。③锅中放入花生油、清水、百合、桂圆肉，滚10分钟左右，放入瘦肉，慢火滚至瘦肉熟，加入调味料调味即可。

◎ **功效** 桂圆肉、红枣可益心脾、补气血，加上百合可润肺止咳、清心安神，对治疗贫血、心悸失眠均有效果。

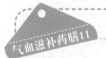

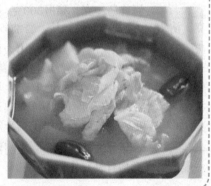

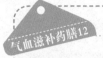

气血滋补药膳12

◎归芪红枣鸡汤

◎ **配方** 当归10克，北黄芪15克，红枣8枚，鸡肉150克，盐2小匙。

◎ **制作** ①鸡肉洗净剁块，当归、北黄芪、红枣均洗净。②再将鸡肉放入沸水中汆烫，捞起冲净。③鸡肉、当归、黄芪、红枣一起盛入锅中，加7碗水以大火煮开，转小火续炖30分钟，起锅前加盐调味即可。

◎ **功效** 当归可补血活血、调经止痛、润肠通便；黄芪可补气固表、止汗脱毒、生肌、利尿、退肿。

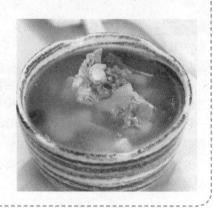

气血滋补药膳13

◎毛血旺

◎ **配方** 猪血300克，鳝片150克，牛肉片50克，牛百叶50克，姜、葱、蒜各少许，盐、味精、料酒各适量。

◎ **制作** ①将各种原料改刀后汆水备用。②锅留底油，葱、姜、蒜炝锅，烹入料酒，下入猪血、鳝片、牛肉片、牛百叶，烧至入味，加调味料，勾芡，淋明油即可。

◎ **功效** 本品补中益气、滋养脾胃、强健筋骨、养血活血，适用于气短体虚、筋骨酸软和贫血久病及面黄目眩之人食用。

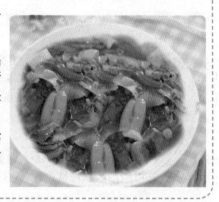

气血滋补药膳14

◎何首乌炒猪肝

◎ **配方** 何首乌20克，猪肝300克，韭菜花250克，清水240毫升，淀粉、盐、香油各适量。

◎ **制作** ①猪肝切片，入开水中汆烫，捞出沥干。②韭菜花切小段；将何首乌放入清水中煮沸，转小火续煮10分钟后离火，滤取药汁与淀粉混合拌匀。③起油锅，放入沥干的猪肝、韭菜花拌炒片刻，加入盐和香油拌炒均匀，淋上药汁勾芡即可。

◎ **功效** 本品可滋补肝肾、养血明目，对肝肾亏虚、血虚者均有补益作用。

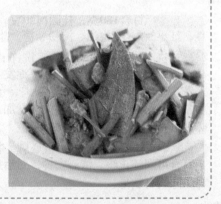

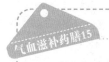

**气血滋补药膳15**

◦ **桂圆养生粽**

◎ **配方** 桂圆、红枣、红豆、绿豆、松子、南瓜子、枸杞子、燕麦、红白糯米、栗子各适量。

◎ **制作** ①将红枣去核，桂圆切碎，栗子切片。②洗净红、白糯米及红豆、绿豆、燕麦，将所有材料放在清水中泡好备用。③将以上所有材料一起放入电锅内煮，煮熟后用筷子拌匀，同时拌入松子、南瓜子、枸杞子等，再包入粽叶或锡箔纸内，食用前再蒸一下即可。

◎ **功效** 本品有益气补虚、养血宁神之功效。

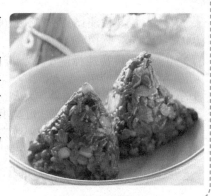

**气血滋补药膳16**

◦ **红豆牛奶汤**

◎ **配方** 红豆15克，低脂鲜奶190毫升，果糖5克。

◎ **制作** ①红豆洗净，泡水8小时。②红豆放入锅中，开中火煮约30分钟，再用小火焖煮约30分钟，备用。③将红豆、果糖、低脂鲜奶放入碗中，搅拌均匀即可。

◎ **功效** 红豆性微寒，味微苦、甘，具有清热解毒、补血养颜之功效，与鲜牛奶同食，可去面部黑斑、痤疮等。

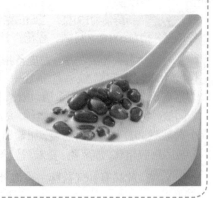

**气血滋补药膳17**

◦ **黑豆蛋酒汤**

◎ **配方** 黑豆60克，鸡蛋2个，米酒120毫升。

◎ **制作** ①黑豆洗净泡发。②锅加水烧沸，打入鸡蛋煮成荷包蛋。③再加入黑豆一起煮至熟烂时，加入米酒稍煮即可。

◎ **功效** 黑豆性平、味甘，具有消肿下气、润肺燥热、活血利水、祛风除痹、补血安神、明目健脾、补肾益阴、解毒等作用；常食能乌发黑发以及延年益寿。

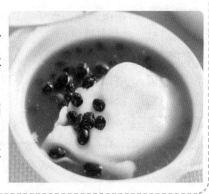

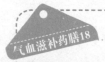

气血滋补药膳18 ········○ **番茄阿胶薏米粥**

◎ 配方　成熟番茄150克，阿胶10克，薏苡仁100克，盐5克，味精3克。

◎ 制作　①将番茄择洗干净，撕去皮，将其切碎，并剁成番茄糊，盛入碗中。②薏苡仁淘洗干净，放入砂锅，加水适量，大火煮沸，改用小火煨煮30分钟，调入番茄糊，继续用小火煨煮。③阿胶洗净，放入砂锅中，待阿胶完全溶化，拌匀，再煮至薏苡仁酥烂，加盐、味精即可。

◎ 功效　具有补虚养血、益气调经的功效。

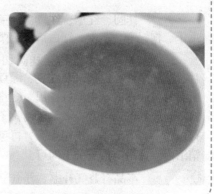

气血滋补药膳19 ········○ **葡萄当归煲猪血**

◎ 配方　新鲜葡萄150克，当归15克，党参、阿胶各10克，猪血200克，料酒、葱花、姜末各适量。

◎ 制作　①将葡萄洗净、去皮备用。当归、党参择洗干净，切成片，放入纱布袋中，扎口，待用。②猪血块洗净，入沸水锅汆透，取出，切方块，与药袋同放砂锅，加水适量，大火煮沸，烹入料酒，改用小火煨煮30分钟，取出药袋，加葡萄，继续煨煮。③放入阿胶熔化，加葱花、姜末、盐、味精即成。

◎ 功效　此品有补气益脾、养血补血等功效。

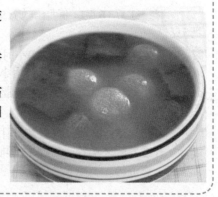

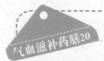

气血滋补药膳20 ········○ **参果炖瘦肉**

◎ 配方　猪瘦肉25克，太子参100克，无花果200克，盐、味精各适量。

◎ 制作　①太子参略洗；无花果洗净。②猪瘦肉洗净切片。③把全部用料放入炖盅内，加滚水适量，盖好，隔滚水炖约2小时，调味供用。

◎ 功效　太子参可补益脾肺、益气生津；无花果可健脾止泻；此品能益气养血、健胃理肠，对面色萎黄、食欲减退、腹泻者有疗效。

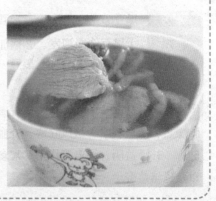

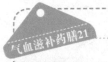

**白芷川芎炖鸡蛋**

◎ **配方** 白芷12克，川芎15克，鸡蛋2个，盐3克。

◎ **制作** ①将白芷、川芎放入打碎机中打成粉状。②鸡蛋煮熟去壳，扎少许孔。③把鸡蛋放入炖盅内，周围拌入白芷、川芎，撒上盐、炖盅加盖，小火隔水炖1小时即可。食用时去药渣，食蛋。

◎ **功效** 白芷可改善人体微循环，促进皮肤新陈代谢，去除面部色斑；川芎能活血祛瘀，润肤去色斑。

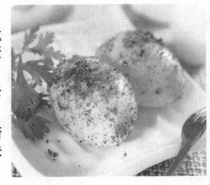

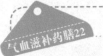

**醪糟葡萄干**

◎ **配方** 醪糟150克，葡萄干20克，红枣10克，糖适量。

◎ **制作** ①将红枣洗净去核，再切成小粒。②锅中加水，下入红枣粒、葡萄干煮开后，再加入醪糟汁。③待煮至入味后，加入糖继续煮稠即可。

◎ **功效** 本品中的铁和钙含量十分丰富，是体弱贫血女性的滋补佳品，可补血气、暖肾、治疗贫血。

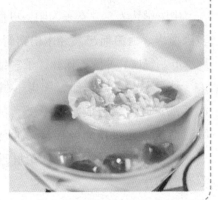

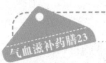

**双仁菠菜猪肝汤**

◎ **配方** 猪肝200克，菠菜2棵，酸枣仁10克，柏子仁10克，盐2小匙，棉布袋1只。

◎ **制作** ①将酸枣仁、柏子仁装在棉布袋中，扎紧。②猪肝洗净切片；菠菜去头，洗净切段。③将布袋入锅加4碗水熬高汤，熬至约剩3碗水。④猪肝汆烫捞起，和菠菜一起加入高汤中，待水一滚沸即熄火，加盐调味即成。

◎ **功效** 菠菜中铁含量较为丰富，是补血滋阴之佳品；猪肝富含铁和维生素K，也是较理想的补血佳品。

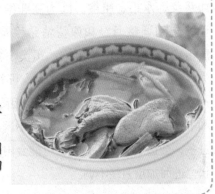

# 赶走月经不调，让女人恢复迷人气息

月经不调的概念很宽泛，通常泛指各种原因引起的月经改变，包括月经的周期、经期、经色、经质的改变，以及经期紧张综合征等，是伴随月经周期前后出现的多种病症的总称。月经不调分为月经先期、月经后期、月经先后不定期、月经过多、月经过少、经间期出血以及经前期紧张综合征等。

月经是女性的一种生理现象，是卵巢功能的外部表现，也是具有生育功能的标志之一。少女在月经初潮后两年之内，月经大都不规律，经量时多时少，周期时长时短，这是卵巢发育尚不成熟所导致的，并不是真正的紊乱，但在形成了规律的月经周期后，出现月经变化，则可视为月经不调。

## 中医论月经不调症

中医学认为，"女子为阴，以血为本，阴血易亏，且易瘀滞"。因此女性疾病多因血虚、血瘀而起。经水出诸肾，指出月经病和肾功能失调有关，此外，还和脾、肝、气血、冲脉、任脉、子宫相关。

月经不调多与肝郁、脾虚、气滞血瘀、冲任不固等有关。肝郁会引起内分泌紊乱；脾虚会造成营养不良、贫血；气滞血瘀会导致经前乳房胀痛，月经色暗有血块，还可伴痛经症状；冲任不固会导致月经频发、月经量过多、崩漏等症。所以治疗月经不调应从疏肝理气、健脾胃、补气血、活血化瘀、调理冲任等方面着手。

## 月经不调患者吃什么

月经不调患者饮食宜温热，忌生冷，宜清淡，忌辛辣。应多食高纤维食物，如蔬菜、水果、粗粮。因为高纤维食物可促进雌激素的分泌，增加血液中镁的含量，起到调整月经和保持情绪稳定的作用。同时月经期女性还应摄取足够的优质蛋白质，如鱼类、瘦肉、蛋类、奶类、豆类等。因经期失血，造成血红蛋白流失，多吃富含优质蛋白的食物，可补充经期流失的营养。

月经期女性应避免饮浓茶。因浓茶含咖啡因，会刺激神经和心血管，增加焦虑和不安的情绪，并容易加重月经不调症状。另外，经期女性要忌食甜食，因糖分摄取过多，会造成血糖不稳定，可能会出现心跳加速、头晕、疲劳、情绪不稳定等不适症状，进而加重月经不调。

## 月经不调患者宜吃哪些药材、食材

以下推荐几种月经不调患者适用的药材和食材。

（1）**当归**：当归被誉为"补血调经第一药"，它既能补血又能活血，还可调经止痛、润肠通便，对治疗因血虚或血瘀引起的女性月经不调、月经量少、经期过短、痛经及失血过多造成的贫血等症状均有很好的效果。

（2）**益母草**：益母草是活血调经的妇科良药，可活血祛瘀、调经、利水，对月经不调、痛经、难产、胞衣不下、产后血晕、瘀血腹痛及瘀血所致的崩漏、尿血、便血、痈肿疮疡均有很好的疗效。

（3）**川芎**：川芎有"血中气药"之称，既能行气又能活血，还可疏肝开郁、祛风燥湿、化瘀止痛，对肝郁气滞及血瘀引起的月经不调、胸胁胀痛、闭经痛经均有很好的疗效。

（4）**生地**：生地黄有良好的止血效果，可清热养阴、凉血止血，对血热妄行引起的月经过多、月经频发、崩漏等症均有很好的疗效，其还可用于治疗热病烦渴、发斑发疹、阴虚内热及各种出血症等。

（5）**三七**：三七具有止血、散瘀、消肿、止痛的功效，可用于治疗月经过多、瘀血腹痛等月经不调症状，还可治疗产后血晕、恶露不尽、跌仆瘀血、外伤出血、痈肿疼痛等病症。

（6）**黄芪**：黄芪具有健脾补气的功效，对脾虚引起的月经不调、经期神疲乏力、困倦等症有较好效果。

（7）**乌鸡**：乌鸡具有补肾养血、调经止带的功效，是补养身体的上好佳品，对女性月经不调、白带过多及一些虚损病均有较好的疗效。

（8）**猪肝**：猪肝具有补气养血、养肝明目的作用，可调节和改善贫血患者造血系统的生理功能，对女性生理期失血过多引起的贫血有很好的食疗效果。

（9）**生鱼**：生鱼具有养血生肌的作用，对血虚引起的月经不调、经色淡、神疲乏力等均有很好的食疗效果。此外，生鱼有促进伤口愈合的作用，对产后、术后的患者大有补益效果。

（10）**艾叶**：艾叶具有温经止血、散寒止痛的功效，对女性虚寒性痛经、小腹冷痛、崩漏下血、月经不调、胎动不安、妊娠下血及宫冷不孕等症治疗效果良好。

（11）**丹参**：丹参具有活血化瘀、调经止痛、除烦安神的功效，适用于月经不调、瘀滞腹痛、产后恶露不尽和血滞引起的经闭、胸胁疼痛等症。

# 月经不调调理药膳

月经不调困扰着许许多多的女性朋友，但相当一部分人却并不重视。虽说月经不调很常见，但其危害也是十分大的。因此，月经不调的调理就显得相当重要了。

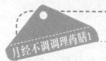
月经不调调理药膳1

## 益母草红枣瘦肉汤

**◎ 配方** 益母草10克，红枣8颗，猪瘦肉200克，料酒、姜块、葱段、盐、味精、胡椒粉、香油各适量。

**◎ 制作** ①红枣洗净，去核；猪瘦肉洗净，切块；益母草冲洗干净。②锅中先放入红枣、猪瘦肉、料酒、姜块、葱段，加1200毫升水，大火烧沸，改用小火炖煮30分钟。③再放入益母草，加入盐、味精、胡椒粉、香油，稍煮5分钟即成。

**◎ 功效** 益母草可活血化瘀、调经止痛，对女性月经不调诸证均有较好的疗效；红枣可益气养血，是贫血患者的常用补益食物，对气血两虚型月经不调，月经量少、颜色淡者有很好的改善作用。

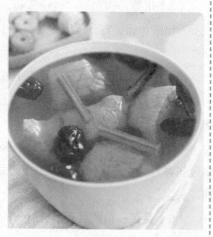

月经不调调理药膳2

## 黄精黑豆塘虱汤

**◎ 配方** 黑豆200克，黄精50克，生地10克，陈皮5克，塘虱鱼1条，盐5克。

**◎ 制作** ①黑豆放入锅中，不必加油，炒至豆衣裂开，用水洗净，晾干水。②塘虱鱼洗净，去潺，去内脏。黄精、生地、陈皮分别用水洗净。③加入适量水，猛火煲至水滚后放入全部材料，用中火煲至豆软熟，加入精盐调味，即可。

**◎ 功效** 生地凉血止血，对血热妄行引起的月经出血过多、月经延期、频发月经均有很好的疗效。黄精滋阴补肾、养血补虚，对肝肾阴虚或因失血过多造成气血两虚的月经不调患者有很好的补益作用。

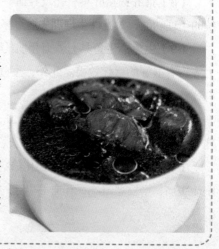

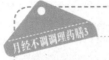

月经不调调理药膳3

## 当归田七炖鸡

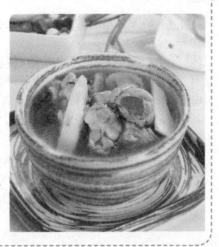

◎ **配方** 当归20克，田七7克，柴鸡150克，盐8克。

◎ **制作** ①当归、田七洗净，柴鸡洗净，斩件。②再将柴鸡块放入滚水中煮5分钟，取起过冷水。③把全部用料放入煲内，加滚水适量，盖好，小火炖2小时，调味供用。

◎ **功效** 本品具有补益气血、活血化瘀的功效，适合血虚有瘀之月经不调的患者食用。症见经行腹痛、月经量少、色黯黑有瘀块，甚至闭经、舌暗边有瘀点、脉细涩。

月经不调调理药膳4

## 四物乌鸡汤

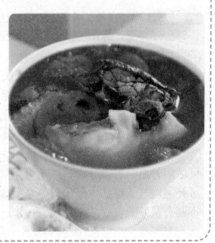

◎ **配方** 熟地15克，当归10克，川芎5克，白芍10克，红枣8枚，乌骨鸡腿1只，盐2小匙。

◎ **制作** ①将熟地、当归、川芎、白芍洗净。②将乌鸡鸡腿剁块，放入沸水中氽烫，去血水，捞起冲净。③将乌鸡腿和所有药材一起盛起入锅中，加入7碗水，大火煮开，转小火续煮30分钟，再加盐调味后即可关火。

◎ **功效** 熟地、当归、川芎、白芍共组成为四物汤，既补血又活血，对血虚引起的月经量少、颜色淡、面色苍白等症状有很好的疗效，对血瘀引起的月经色暗、痛经、有血块等症也有很好的效果。

## 月 经 不 调 面 面 观

　　月经不调患者要保证胆固醇类营养的摄入，如肉类、动物内脏、蟹黄、全脂奶油、蛋黄等。在饮食方面，虽并无特别限制，但月经失调患者经期应尽量少食辛辣等刺激性食物，以健康饮食提高身体素质，利于病情好转。

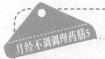

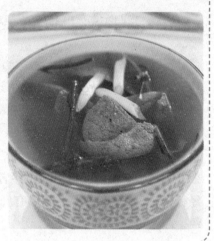

月经不调调理药膳5 ·········· ◦ **旱莲猪肝汤**

◎**配方** 旱莲草5克，猪肝300克，葱1根，盐1小匙。

◎**制作** ①旱莲草入锅，加4碗水以大火煮开，转小火续煮10分钟；猪肝冲净，切片。②只取汤汁，转中火待汤一沸，放入肝片，待汤一开，即加盐调味熄火；葱洗净，切丝，撒在汤上即成。

◎**功效** 旱莲草配猪肝，有止血兼补血的作用，对各种出血症均有很好的食疗效果，如月经过多、流鼻血、便血、尿血、牙龈出血、咯血、崩漏都可以此汤品来缓和出血状况。

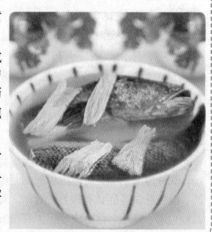

月经不调调理药膳6 ·········· ◦ **黄芪炖生鱼**

◎**配方** 生鱼1条，枸杞子5克，红枣10克，黄芪5克，盐5克，味精3克，胡椒粉2克。

◎**制作** ①生鱼宰杀，去内脏，洗净，斩成两段；红枣、枸杞子泡发；黄芪洗净。②锅中加油烧至七成油温，下入鱼段稍煎后，捞出沥油。③再将鱼、枸杞、红枣、黄芪一起装入炖盅中，加适量清水炖30分钟，加入调味料即可。

◎**功效** 黄芪可补气健脾、助血运行，枸杞子可滋阴补血、补益肝肾，红枣可益气补血，生鱼可补虚益气、疗伤生肌，对气血亏虚引起的月经不调有很好的食疗效果。

## 月经不调面面观

　　月经不调患者要保持个人卫生，不宜盆浴、阴道洗涤，严禁房事，以免感染湿热邪毒、病虫，损伤冲任、胞宫而发生妇科病。同时注意外阴清洁，卫生巾和内裤要柔软，并要勤更换。

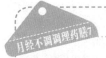

月经不调调理药膳7 ............................................... ○**生地山药粥**

◎ **配方** 生地10克，山药30克，大米100克，盐1克，葱少许。

◎ **制作** ①大米洗净，下入冷水中浸泡半小时后捞出沥干水分备用；生地洗净，下入锅中，加300克水熬煮至约剩100克时，关火，滤渣取汁待用。②山药洗净，切块备用。③锅置火上，加入适量清水，放入大米，以大火煮开，倒入生地汁液；以小火煮至快熟时倒入山药片，煮至浓稠，撒上葱花，调入盐拌匀即可。

◎ **功效** 生地黄清热凉血，养阴生津；山药补脾养胃，生津益肺；此粥可改善血虚引起的月经不调症。

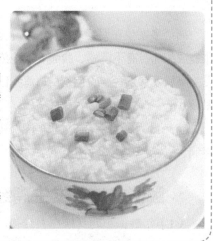

月经不调调理药膳8 ............................................... ○**香菇鸡粥**

◎ **配方** 香菇6朵，桂圆肉15克，鸡腿1个，大米75克，盐5克。

◎ **制作** ①鸡腿洗净剁成块。②香菇用温水泡发、大米洗净。③先将大米放入煲中，加清水适量，煲开后，稍煮一会儿，再下入香菇、鸡块、桂圆肉，煲成粥即可。

◎ **功效** 桂圆肉是药食两用的补血佳品，对一切血虚症均有很好的食疗效果，常食可改善血虚引起的月经不调症状。香菇富含多种微量元素和维生素，与鸡肉配伍具有益气补虚的功效，对体质虚弱的患者有很好的食疗作用。

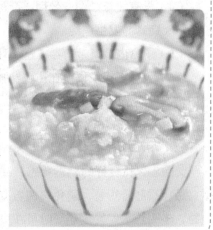

## 月 经 不 调 面 面 观

经期要防寒避湿，避免淋雨、涉水、游泳，不要吃生冷食物，少食辛辣炙热之品，不宜饮酒。过度劳累易发生月经过多、经期延长，甚至崩漏等。故经期应避免劳累，不宜参加强体力劳动与剧烈的体育运动。

# 祛除痛经，让女人不再痛苦难耐

痛经多发生在月经来潮后的几个小时内，但也会在经前1~2天开始，其症状为小腹胀痛或绞痛，有下坠感、腰酸、寒冷感，可延伸至会阴、肛门甚至大腿根部，严重者会发生嘴唇发紫发青、脸色苍白、浑身冒虚汗、四肢发软、呕吐、心慌、眼前发黑，甚至晕厥。

痛经虽为常见病症，但却不可忽视。只有真正祛除痛经根源，才能让女人远离疼痛。

## 哪些女性易发生痛经

（1）年龄偏小的女性在月经初潮时易发生痛经且程度也较严重。

（2）经期过度劳累、紧张会导致痛经。过敏的患者也会有经常性痛经。

（3）常受寒冷刺激的患者，如无节制的吃生冷瓜果、冷饮，天气寒冷，腹部受凉，用冷水冲凉等，易发生痛经。

（4）没有注意经期、孕期、产褥期卫生；过早开始性生活，性伴侣数过多；生殖器有炎症者易发生痛经。

（5）子宫内上有节育器（避孕环）的患者；子宫内膜异位症患者易发生痛经。

（6）吸烟者痛经程度往往较非吸烟者严重，而且痛经程度常随吸烟量的增加而增加，这可能是因吸烟往往会造成血管收缩而导致缺血，因而产生经期疼痛。

## 防治痛经小贴士

女性应保持良好的精神状态，减少紧张、焦虑心理，可有效缓解痛经。注意保暖，忌穿露肚脐短装，避免腹部着凉，避免淋雨，不用冷水洗脸、冲凉，不坐湿冷地面，多喝热水。发生痛经时可在腹部放置热水袋，一次数分钟，可松弛平滑肌，有效缓解疼痛。经期女性的抵抗力下降，剧烈运动、过度劳累均会加重充血而诱发痛经。因此女性在经期应避免过度劳累，并保证充足的睡眠。

## 中医论痛经及患者日常饮食宜忌

中医学认为，痛经主要病机在于邪气内伏，导致胞宫气血运行不畅，瘀血内阻，"不通则痛"；或经血亏虚，胞宫失于濡养，"不荣则痛"。痛经的发病与肾、肝、脾三脏密切相关，肾气亏虚、气血不足，加上各方面的压力，令肝气郁结，以致气血运行不顺，造成痛经。因此，治疗痛经应以补肾、健脾、疏肝、调理气血为主。

经期饮食宜营养均衡，宜温热，忌生冷，宜清淡，忌辛辣。多食富含维生素C的新鲜蔬菜和水果，积极补充矿物质。研究表明，许多女性在每日摄取适当的维生素、矿物质后，症状得到明显改善。少食含咖啡因的食物，如咖啡、茶、巧克力等。因为食含咖啡因的食物会导致神经紧张，还易促进月经期间的不适。部分患者月经期间会出现轻度水肿现象，若是饮酒，则会加重其症状。

## 痛经患者宜吃哪些药材、食材

以下推荐几种痛经患者适用的药材和食材。

（1）**益母草**：益母草是活血调经的妇科良药，可活血祛瘀、调经、利水，对痛经、月经不调、瘀血腹痛及瘀血所致的崩漏、尿血、便血、痈肿疮疡均有很好的疗效，同时还可治疗经期水肿。

（2）**当归**：当归调经止痛、补血活血，对治疗因血虚或血瘀引起的痛经，如月经色暗、有血块、小腹隐痛或冷痛等症者均有很好的疗效，其还可用于因出血过多引起的贫血等症。

（3）**山楂**：山楂也是行气散瘀、调经止痛的好帮手，对瘀血腹痛、产后瘀阻、心腹刺痛、疝气疼痛、高脂血症等病症均有较好的疗效。此外，山楂还富含维生素C，有一定的松弛平滑肌、缓解疼痛的作用。

（4）**陈皮**：陈皮可行气止痛，对气滞血瘀所引起的痛经有一定的疗效。

（5）**田七**：田七又名三七，具有散瘀、止痛、消肿、止血的功效，可用于治疗瘀血腹痛、月经不调等症状，还可治疗产后血晕、恶露不下、跌仆瘀血、外伤出血、痈肿疼痛等病症。

（6）**鸽肉**：鸽肉具有补肾、疏肝、益气、养血的食疗作用，对肝郁气滞引起的痛经有较好的疗效，女性常食鸽肉，可调补气血、美容养颜，尤其适合贫血、体虚、气色差的痛经患者食用。

（7）**猪蹄**：猪蹄营养丰富，其含有蛋白质、脂肪和碳水化合物，并含有钙、磷、镁、铁及维生素A、维生素D、维生素E、维生素K等营养成分，适合经期的女性朋友食用，可调补气血，对气血不足引起的痛经患者有很好的食疗效果。

由于众多的因素，痛经现象越来越普遍，越来越多的女性朋友受到痛经的困扰，症状严重者更是痛不欲生。以上的药材、食材对于痛经有一定的食疗作用，痛经患者可适当选择服用。

# 痛经调理药膳

只有亲身经历过痛经的女性，才能真正感受到那种痛楚与无助。
每个月一次的生理期，本来就让女性心情烦躁，再来个痛经，哪受得
了呢？用药膳来调理痛经，就是最安全最有效的祛痛方式。

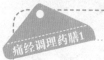

## 鸽肉莲子红枣汤

◎ **配方**　鸽子1只，莲子60克，红枣25克，姜5克，盐6克，味精4克。

◎ **制作**　①鸽子洗净，砍成小块；莲子、红枣泡发洗净；姜切片。②将鸽块下入沸水中汆去血水后，捞出沥干。③锅上火加油烧热，用姜片爆锅，下入鸽块稍炒后，加适量清水，下入红枣、莲子一起炖35分钟至熟，调味后即可食用。

◎ **功效**　鸽肉、红枣均具有补气血，促生红细胞的功能，常食对改善贫血造成的月经不调、痛经有一定的疗效。莲子镇静安神，对月经期精神紧张、睡眠不佳的患者有很好的安神助眠作用。

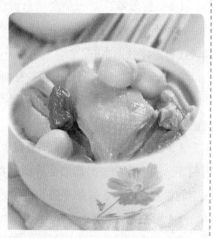

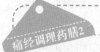

## 肉桂生姜米粥

◎ **配方**　肉桂8克，生姜10克，大米100克，盐、葱花各适量。

◎ **制作**　①大米泡发半小时后捞出沥干水分，备用；肉桂、生姜分别洗净，加水煮好，取汁待用。②锅置火上，加入适量清水，放入大米，以大火煮开，再倒入肉桂汁。③以小火煮至浓稠状，调入盐拌匀，再撒上葱花即可。

◎ **功效**　肉桂具有温里、散寒、行气、止痛的功效，对寒凝血瘀引起的痛经有很好的疗效；此外，生姜也具有散寒止痛的效果，两者配伍，效果更佳，可改善腹痛绵绵、喜温喜按、四肢冰凉、月经色暗有血块等症状。

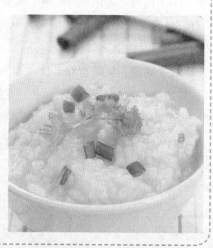

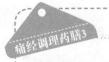

痛经调理药膳3 ·············· ◦ **黑豆益母草瘦肉汤**

◎ **配方** 瘦肉250克，黑豆50克，益母草20克，枸杞10克，盐5克，鸡精5克。

◎ **制作** ①瘦肉洗净，切件，汆水；黑豆、枸杞洗净，浸泡；益母草洗净。②将瘦肉、黑豆、枸杞放入锅中，加入清水慢炖2小时。③放入益母草稍炖，调入盐和鸡精即可。

◎ **功效** 益母草可活血祛瘀、调经利水。对月经不调、痛经、崩漏均有很好的疗效。黑豆具有调中下气、活血解毒等功效，对经期腰痛、白带频多的女性患者有较好的食疗作用，其还富含维生素E，可减少皮肤皱纹，达到美容养颜的效果。

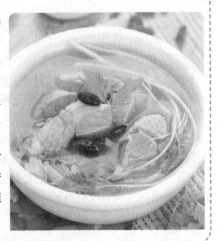

痛经调理药膳4 ·············· ◦ **香菇白菜猪蹄汤**

◎ **配方** 猪蹄250克，桃仁15克，白菜叶150克，香菇10朵，盐、味精、姜片、香油各适量。

◎ **制作** ①将猪蹄洗净，切块，汆水；白菜叶洗净，香菇用温水泡开洗净，备用。桃仁洗净备用。②净锅上火倒上油，将姜炝香，下入白菜叶略炒，倒入水，加入猪蹄、香菇、桃仁煲2小时，调入盐、味精，淋入香油即可。

◎ **功效** 猪蹄营养丰富，可调补气血，对气血不足引起的痛经患者有很好的食疗效果，桃仁具有活血化瘀、调经止痛的功效，对血瘀引起的经行腹痛有很好的疗效。

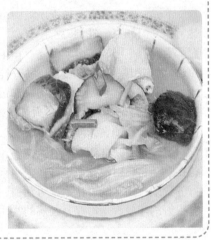

## 痛经日常保健

　　经常锻炼身体能增强体质，减少和防止疾病的发生。如汉代医学家华佗就早已认识到体育锻炼能促进血脉流通，关节流利，气机调畅，可防治疾病，从而创立了"五禽戏"，供世人健身运用。经常地参加一些体育锻炼，对于预防和治疗月经期腹痛也是有好处的。

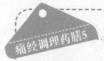

## 菠菜芝麻卷

◎ 配方　菠菜200克，豆皮1张，芝麻10克，盐3克，味精2克，香油1毫升，猪油5克，酱油5毫升。

◎ 制作　①菠菜洗净切碎，芝麻炒香，备用。②豆皮入沸水中，加入调味料煮1分钟，捞出；菠菜氽熟后捞出，沥干水分，同芝麻拌匀。③豆皮平放，放上菠菜，卷起（卷豆皮时要卷紧，不要松散），末端抹上猪油，切成马蹄形，即可。

◎ 功效　菠菜富含铁元素和维生素K，可促生红细胞，改善女性贫血，对血虚引起的痛经有很好的作用；芝麻有滋补肝肾、镇静、解痉挛的功效，可改善因焦虑、紧张引起的痛经症状。

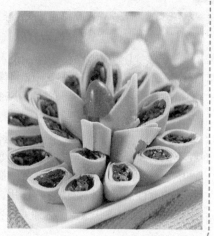

## 当归田七乌鸡汤

◎ 配方　当归20克，田七8克，乌鸡肉250克，盐5克，味精3克，蚝油5克。

◎ 制作　①当归、田七洗净，田七砸碎。②乌鸡洗净，斩块，放入开水中煮5分钟，取出过冷水。③将田七、当归、乌鸡肉一起放入炖锅中，加水适量，大火煮开，转小火炖煮2小时，再加盐、味精、蚝油调味即可出锅。

◎ 功效　当归是补血活血、调经止痛的常用妇科疾病药材，对治疗血虚或血瘀引起的痛经有很好的疗效；田七既可止血又可活血，对血瘀腹痛有很好的疗效，是治疗月经病的常用药材。

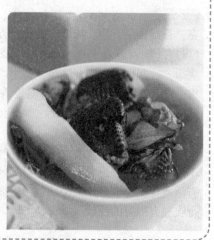

## 痛经患者日常保健

痛经时吃药要慎重。首先，不能选用寒性药物，例如水牛角、生地黄、黄连等。其次，不能用燥湿之品，如肉桂、干姜、小茴香等。最后还要记得禁用一些促凝血药和止血药，因为它们会使血液凝滞、瘀阻，不利于经血畅行，反而会加重痛经。

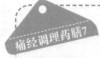

**痛经调理药膳7** ⋯⋯⋯⋯⋯ ○**红糖西瓜饮**

◎ **配方** 西瓜200克，橙子100克，红糖50克，生姜10克。

◎ **制作** ①将橙子洗净，切片；西瓜洗净，去皮，取西瓜肉；生姜洗净，切成末。②将红糖、生姜用开水冲开，搅拌均匀备用。③将橙子和西瓜肉放入榨汁机榨出汁，倒入杯中；兑入红糖生姜水，按分层法轻轻注入杯中，加入装饰即可。

◎ **功效** 西瓜、橙子均富含维生素C，可改善经期紧张、烦躁、痛经等症状；红糖具有补血散寒、行气活血的功效，是适合经期常饮的佳品；生姜可温里散寒，对改善痛经有很好的疗效。

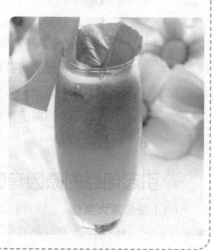

**痛经调理药膳8** ⋯⋯⋯⋯⋯ ○**山楂二皮汤**

◎ **配方** 山楂20克，柚子皮15克，陈皮10克，白糖20克。

◎ **制作** ①将山楂洗净。②将陈皮、柚子皮洗净，切块备用。③锅内加水适量，放入山楂片、陈皮、柚子皮，小火煮沸15～20分钟，去渣取汁，调入白糖即成。分成两次服用。

◎ **功效** 山楂既可活血化瘀还可行气消食，对气滞血瘀引起的痛经、腹胀有很好的疗效，陈皮、柚子皮均具有行气止痛的功效，对肝郁气滞型痛经有很好的效果，可改善经期腹痛、胸胁胀痛或刺痛、口苦胸闷、食积腹胀等症状。

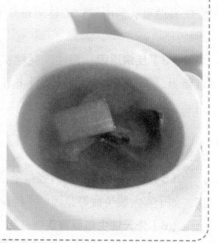

## 痛经患者日常保健

　　痛经患者要注意合理的饮食，多补充含维生素E的食物。维生素E可以维持生殖器官的正常运作以及肌肉的正常代谢，比如麦胚、谷胚、玉米油、花生油等，痛经者可多吃这类食物。此外，痛经患者要忌冷饮、辛辣及咖啡、酒等刺激性食品。

#  本草治闭经，让女人血气通畅

女性超过18岁仍未发生月经初潮，或者在有过正常月经后又有3~5个月以上未行经，医学上称这种现象为闭经。前者为原发性闭经，后者是继发性闭经。但有些少女初潮至第二次月经间隔几个月，或一两年内月经不规律，两次月经间隔时间比较长，都不能算闭经，仅是由于生殖器官尚未发育成熟，卵巢的功能还不完善所致，属于正常的生理现象。

## 引起闭经的原因有哪些

（1）**情绪重大变化**：因精神刺激、过度紧张、悲伤忧虑、恐惧不安及过度劳累等可引起女性闭经，尤其是青春期少女继发性闭经比较多见。因为这些情绪变化可导致中枢神经系统功能受抑制，使垂体雌二醇的分泌减少，卵巢功能紊乱而致闭经。

（2）**体重急剧变化**：因为中枢神经对体重急剧下降极为敏感，不科学的节食减肥或者严重疾病所导致的体重急剧变化，可使促性腺激素和雌激素水平低下而导致闭经。

（3）**疾病原因**：慢性消耗性疾病如重度肺结核、严重贫血、营养不良等，或者卵巢、脑部有肿瘤，以及肾上腺、甲状腺、胰腺功能紊乱，这些疾病均可导致闭经。

（4）**药物所致**：如长期口服避孕药以及长期服用治疗神经病、高血压等疾病的药物，均可影响月经，导致闭经。

（5）**子宫内膜损伤**：月经是子宫内膜周期性剥落所产生的，如果子宫内膜受到损伤，如子宫内膜炎症等原因，不能出现周期性变化时，会造成闭经。

（6）**先天性生殖器官疾病**：如先天无卵巢或卵巢发育不良，先天性无子宫或子宫内膜发育不良均是闭经的原因。另外，生殖道下段闭锁，如子宫颈、阴道、处女膜、阴唇等处出现闭锁，虽有月经，但经血不能外流，这种情况称之为假性闭经，可通过手术切开治愈。

## 中医论闭经及患者日常饮食忌宜

中医学认为，闭经是由于肝肾不足、气血亏虚、血脉不通所致。闭经有虚实之分，虚者多因气血不足或肾虚，实者多由寒凝、气滞或血瘀。治疗上，气血不足者则应补益气血；肾虚者则需补益下元；寒凝者则需温经散寒；气滞者则需疏肝理气；血瘀者则需活血化瘀。闭经患者应加强营养，多食高糖、高蛋白、高维生素的食物。注意补血，常食有补血作用的食物，如蛋类、乳类、豆类、瘦肉类、绿叶蔬菜及水果。忌暴饮暴食。暴饮暴食会损伤脾胃的功能，使气机不利、血运不行，冲任血少而导致闭经。忌肥甘厚味，过多食用含有较高蛋白、胆固醇、脂肪食物，容易造成体内营养过剩、脂肪堆积，中医学称之为痰湿壅盛、经脉阻塞。太过肥胖会导致经血运行不畅而致闭经。忌食生冷、酸涩食物，生冷会导致血管收缩，血行凝滞，使经血闭而不行，从而发生闭经。

## 闭经患者宜吃哪些药材、食材

以下推荐几种闭经患者适用的药材和食材。

（1）**党参**：党参具有补中益气、健脾益肺的功效，可用于治疗气血不足、血虚闭经、脾肺虚弱、疲倦乏力、气短心悸、食少便溏、虚喘咳嗽、内热消渴等常见病症。

（2）**当归**：当归可补血活血、调经止痛，对治疗因血虚或血瘀引起的闭经、痛经、小腹隐痛或冷痛等症均有很好的疗效，其还可用于治疗贫血症。

（3）**牛膝**：牛膝生用有散瘀血、消痈肿的功效，可引血下行，主治淋病、尿血、闭经、癥瘕、难产、产后瘀血腹痛、喉痹、痈肿、跌打损伤等症。牛膝熟用可补肝肾、强筋骨，治腰膝骨痛、四肢拘挛、痿痹。

（4）**桃仁**：桃仁具有活血行瘀、润燥滑肠的功效，主治闭经、癥瘕、热病蓄血、风痹、疟疾、跌打损伤、瘀血肿痛、血燥便秘。治血瘀闭经，常与红花、当归、川芎、延胡索等配伍同用。

（5）**玫瑰花**：玫瑰花具有理气解郁、和血散瘀等功效，用于治疗肝气郁结引起的月经不调、痛经闭经、赤白带下等病症。

（6）**墨鱼**：墨鱼具有补益精气、养血滋阴、温经通络、调经、健脾利水、收敛止血、美肤乌发的食疗作用，对各种月经病均有食疗效果。

（7）**猪蹄**：猪蹄营养丰富，可调补气血，是慢性消耗性疾病患者常用的滋补食物，适合经期的女性朋友食用，对气血不足引起的闭经患者有很好的食疗效果。

（8）**红枣**：红枣有补脾和胃、益气补血等功效，常用于治疗胃虚食少、脾弱便溏、气血津液不足、营卫不和、心悸怔忡等常见病症，是一种药效缓和的强壮剂。

# 闭经调理药膳

每个月一次的月经是女性的标志，也是作为一个健康女性应该具备的条件。闭经让女人不能正常排卵，严重的还会导致不孕。若出现闭经，必须要尽早医治，配合药膳调理，使生理期恢复正常。

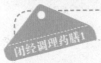

## 田螺墨鱼汤

◎ **配方** 大田螺200克，猪肉片100克，墨鱼20克，川芎10克，蜂蜜适量。

◎ **制作** ①墨鱼用清水洗净备用。②大田螺取肉，猪肉切片，同放于砂锅中，注入清水500毫升，煮成浓汁。③将墨鱼和川芎加入浓汁中，再用小火煮至肉质烂成羹，调入蜂蜜即可。

◎ **功效** 墨鱼可滋阴养血、益气补虚，对改善阴虚亏虚引起的闭经、月经量少等症有较好的食疗效果；川芎行气活血、调经止痛，对气滞血瘀引起的闭经、小腹隐痛或刺痛等症有很好的疗效。

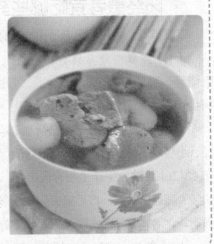

## 参归枣鸡汤

◎ **配方** 党参15克，当归15克，红枣8枚，鸡腿1只，盐2小匙。

◎ **制作** ①鸡腿剁块，放入沸水中汆烫，捞起冲净。②鸡腿、党参、当归、红枣一起入锅，加7碗水以大火煮开，转小火续煮30分钟。③起锅前加盐调味即可。

◎ **功效** 该汤具有补血活血、防治贫血并调经理气的作用，可改善因贫血造成闭经、月经稀发、量少等症状。党参、当归配伍可补气养血，促生红细胞，增强机体的造血功能；红枣补益中气、养血补虚，是女性月经病的调养佳品。

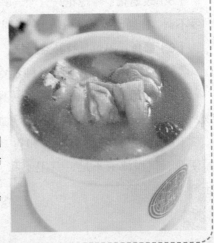

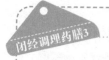

闭经调理药膳3 ········· ○ **猪蹄炖牛膝**

◎ **配方** 猪蹄1只，牛膝15克，大番茄1个，盐1小匙。

◎ **制作** ①猪蹄剁成块，放入沸水汆烫，捞起冲净。②番茄洗净，在表皮轻划数刀，放入沸水烫到皮翻开，捞起去皮，切块。③将备好的材料和牛膝一起盛入锅中，加6碗水以大火煮开，转小火续煮30分钟，加盐调味即可。

◎ **功效** 猪蹄可调补气血，对气血不足引起的闭经患者有很好的食疗效果，非常适合经期的女性朋友食用；牛膝行气活血、滋补肝肾、强腰壮膝，对气滞血瘀或肝肾亏虚引起的闭经有一定的疗效。

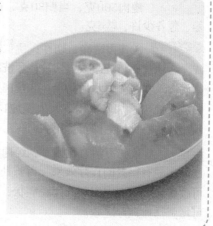

闭经调理药膳4 ········· ○ **当归羊肉汤**

◎ **配方** 当归25克，羊肉500克，姜1段，盐2小匙。

◎ **制作** ①羊肉汆烫，捞起冲净；姜洗净，切段微拍裂。②当归洗净，切成薄片。③将羊肉、生姜盛入炖锅，加6碗水，以大火煮开，转小火慢炖1小时；加入当归续煮20分钟，加盐调味即可。

◎ **功效** 当归既能补血又能活血，可促进血液循环，对血瘀或血虚引起的闭经均有疗效；羊肉具有暖胃祛寒、增加身体御寒能力的作用，可改善寒凝血瘀引起的闭经，并能补养肾阳、促进食欲、补充体力，适合畏寒怕冷、腹部冷痛、四肢冰凉、腰膝酸软等症的闭经患者食用。

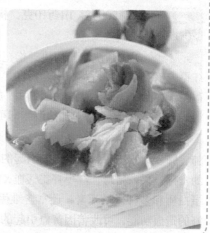

## 闭经患者日常保健

如果是因为营养缺乏而导致的闭经，那么就要调整饮食结构，多吃一些高蛋白的食物，如牛奶、瘦肉、蛋类等，配合多吃一些新鲜的蔬菜和水果，这样才能够保证营养物质的摄入。

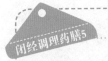

·········· ○ **桃仁当归瘦肉汤**

◎ **配方** 瘦肉500克，当归30克，桃仁15克，姜、葱各少许，盐6克。

◎ **制作** ①瘦肉洗净，切件；桃仁洗净；当归洗净，切片；姜洗净去皮切片；葱洗净，切段。②瘦肉入水汆去血水后捞出。③瘦肉、桃仁、当归放入炖盅，加入清水；大火慢炖1小时后，调入盐，转小火炖熟即可食用。

◎ **功效** 桃仁可活血化瘀、调经通便，对治疗血瘀闭经有很好的食疗效果。当归补血、活血，可改善血瘀或血虚引起的闭经症状，两者配伍，可增强活血调经之效。

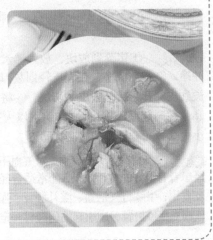

·········· ○ **淮杞红枣猪蹄汤**

◎ **配方** 猪蹄200克，山药10克，枸杞5克，红枣少许，盐3克。

◎ **制作** ①山药洗净，切块；枸杞洗净泡发；红枣去核洗净。②猪蹄洗净，斩件，飞水。③将适量清水倒入炖盅，大火煲滚后，放入全部材料，改用小火煲3小时，加盐调味即可。

◎ **功效** 山药性质温和，为平补良药，可补肺、脾、肾三脏，对体质虚弱引起的闭经有一定的食疗效果。猪蹄、红枣补益气血，且猪蹄富含蛋白质和多种微量元素，还富含维生素K，有很好的造血功能，可改善因贫血引起的闭经症状。

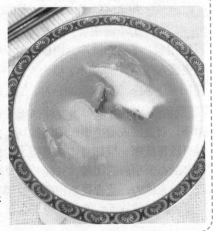

## 闭经患者日常保健

闭经患者要保持乐观的心态，乐观的心情也能改善闭经症状。郁郁寡欢的人就算没病也会闷出病来，因此，要时刻保持乐观开朗的情绪，多参加集体活动，别人的快乐也会感染自己。

## 闭经调理药膳7 · 玫瑰调经茶

◎ **配方** 玫瑰花7～8朵，益母草10克。

◎ **制作** ①将玫瑰花、益母草略洗，去除杂质。②将玫瑰花及益母草放入锅中，加水600毫升，大火煮开后再煮5分钟。③关火后倒入杯中即可饮用。

◎ **功效** 玫瑰花具有疏肝解郁、活血通经的功效，对因长期抑郁或突然遭受打击引起心情抑郁而造成中枢神经系统功能受抑制，卵巢功能紊乱而致闭经的患者有一定的食疗效果。益母草具有活血通经的功效，可改善气滞血瘀引起的月经紊乱、闭经、乳房胀痛等症状。

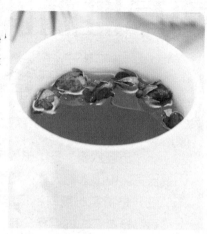

## 闭经调理药膳8 · 木瓜墨鱼汤

◎ **配方** 木瓜500克，墨鱼250克，红枣5枚，生姜3片，盐适量。

◎ **制作** ①将木瓜去皮、籽，洗净，切块；将墨鱼洗净，取出墨鱼骨。②将红枣浸软，去核，洗净。③将全部材料放入砂煲内，加适量清水，大火煮沸后，改小火煲2小时，加盐调味即可。

◎ **功效** 墨鱼具有养血滋阴、温经通络、调经利水、美肤乌发的食疗作用，是女性朋友的食疗佳品，对各种月经病均有食疗效果。木瓜富含多种维生素，可疏肝健脾，能改善经期紧张、焦虑等症状，对因情志因素引起的闭经有一定的食疗作用。

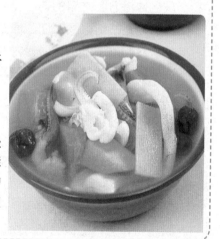

## 闭经患者日常保健

女性朋友要注意养成良好的生活习惯。在寒冷季节，应注意保暖，避免淋雨、涉水，尤其要防止下半身受凉，并且注意在月经期前和月经期不吃生冷刺激的食物。

# 本草脏腑调和，
# 是美容养颜必修课

"五脏六腑"是中国人用了几千年的一个名词，是指人体内的主要器官。中国人把人体内部的主要器官分"脏"和"腑"两个大类。"脏"是指实心或有机构的器官，有心、肝、脾、肺、肾五个脏。"腑"是指空心的容器，有小肠、胆、胃、大肠、膀胱等五个腑，另外将人体的胸腔和腹腔合起来是第六个腑，称为三焦。

古人将五脏六腑都称为"官"，是说人体五脏六腑都各有职能，并根据这些不同的生理功能特点，各封以"官"位。当然，这仅是形象化地将五脏六腑的功能特点与封建社会的官位相比拟而称的。五脏具有制造并储存气、血、津液的功能，六腑则具有进行消化吸收的功能。我们摄取的饮食，分为对身体而言必要的营养（水谷精华）和不必要的成分（糟粕）。水谷精华被输送至五脏中，糟粕则成为粪便与尿排出体外，这些是六腑的功能。而五脏则负责将水谷精华制成气、血、津液，并将之储存。

娇嫩肌肤、明眸皓齿、娇艳红唇是女性容颜美的主要标志，而女性的美丽容颜都需要有健康的五脏六腑来做坚实的后盾。中医认为，气血是女人养颜的根本，而心是血液的营运站，肝是人体解毒的场所，肾是女人精气的源泉，肺是水的调度室，脾是气血的生化之源，胃是身体营养的供给站，所以养心、补肝、强肾、润肺、健脾、护胃是女人美容养颜必须要做的功课。

## 美丽女人先养心

心是人体气血运行的发动机，心脏的搏动是否正常关乎生命的存亡。中医认为，一个人脸色的好坏，与心脏功能的正常与否有着密切的关系。心主血脉，其华在面。即心气能推动血液的运行，从而将营养运送到身体各处，而面部又是全身血脉最集中的部位，所以，心功能的盛衰便全都体现在面部色泽上。心气旺，则气血和津液充盈，脏腑功能正常，则面色就会红润有光泽。若心气不足，就会导致心血亏虚，以致面色苍白。若心血闭阻，则面色青紫。若心血过旺，则面红、舌尖红或糜烂。

## ❀ 食疗，养心养血最适宜

只有心血旺、内脏功能正常才能让人容光焕发，所以美容养颜需养心养血，对于处在经期、孕期、产前产后的女人更应该得到特别的呵护。养心养血最宜用食养。想要补心，就要先补铁，食补就要选择含铁丰富的食物，如小米、大米、芹菜、黄豆、胡萝卜、白萝卜、海带、黑木耳、香菇、瘦猪肉、牛肉、羊肉、猪肝、鸡肉、牛奶、猪心、鸡蛋、鹌鹑、红枣、桑葚、葡萄、桂圆。

## ❀ 对心脏最有补益作用的食物

（1）蒜：每天吃1～3瓣未经加工、未除蒜味的大蒜，不仅对冠心病有预防作用，还能降低心脏病的发生概率。因为蒜能带走有损心脏的胆固醇，还能减低血小板的黏滞性，阻止血液的凝固，预防血栓的形成。

（2）海产品：多食海产品能降低胆固醇，以此来减少胆固醇对心脏的损害。

（3）高纤维素类食物：含纤维素高的食物与降低胆固醇的药物一样，能起到保护心脏的作用。

（4）洋葱：洋葱可生吃、油煎、炖或煮，都能起到很好地降低胆固醇及保护心脏的作用。

（5）豆类：豆类中含有丰富的亚麻二烯酸，能降低胆固醇，减少血液的黏滞性。

（6）茄子：茄子能限制人体从油腻食物中吸收胆固醇，而且能把肠道中过多的胆固醇带出体外，以减少其对心脏的损害。

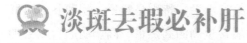

# 淡斑去瑕必补肝

肝脏是人体内最大的解毒器官，体内产生的毒物、废物，以及吃进去的毒物都是靠肝脏在进行解毒。肝能吸收由肠道吸收或身体其他部位制造的有毒物质，再以无害物质的形式分泌到胆汁或血液中而排出体外。我们服用的药物，也要通过肝解毒。

## 女子以肝为天

中医讲"女子以肝为天"，肝主藏血，主疏泄，能调节血液量和调畅全身气机，使气血平和，让面部血液流动动力充足。我们常讲"喝酒伤肝"，其实疲劳及作息不规律也会对肝造成伤害，而肝一旦受到损伤，肝之疏泄失职，气机不调，血行不畅，血液瘀于面部则易使面色发青。肝血不足，则面部皮肤也会缺少滋养，久之便会面色暗淡无光、两目干涩、视力不清。

## 赶走"肝郁"，零斑点

女人随时随地都要注意养好自己的肝，要时时注意避免"肝郁"的情况发生。所谓肝郁，是指因情志不舒、恼怒或因其他原因影响气机升发和疏泄而造成肝气郁结的状况，肝郁最直接的后果，是会导致面部生斑。色斑是我们皮肤最易出现的问题之一，最常见的色斑是雀斑和黄褐斑。中医讲黄褐斑的形成主要归结于肝郁。除了长斑，肝郁还会导致各种生理不适及面色灰暗。肝郁一旦发生，就要采用疏肝理气的中药，如柴胡、白芍、香附、青皮、茴香、薄荷等加以改善，来帮助恢复皮肤的新陈代谢，改善皮肤上的斑点瑕疵。

## 养肝饮食忌宜

（1）**燕麦**：燕麦中含有丰富的亚油酸和皂苷素，可降低血液中胆固醇、三酰甘油的含量。

（2）**红薯**：红薯能中和人体内因过多食用肉类与蛋类而产生的酸，保持人体内的酸碱平衡，降低脂肪含量。

（3）**洋葱**：洋葱不仅是很好的杀菌食材，还能有效降低人体血脂，防止动脉硬化。

（4）**牛奶**：牛奶富含钙质，可减少人体内的胆固醇含量。

（5）**海带**：海带含有丰富的牛磺酸，可有效降低血液及胆汁中的胆固醇含量。

此外，食用维生素含量丰富的各种蔬菜、水果，特别是鲜枣、胡萝卜，对肝脏也非常有益。而像肥肉、羊肉这种蛋白质含量高的高热量、高脂肪的食物会加重肝的负担，吃太多会导致脂肪肝。葱、韭、姜、椒等辛辣调味料正常人吃多易上火，肝病患者吃多了会加重病情。酒类不仅会损害肝细胞的生理功能，还能使肝细胞坏死，正常人应少喝酒，肝病患者饮酒量应该控制在安全剂量之内，甚至做到完全不喝。

# 不老容颜需强肾

肾是女性健康和美丽的发源地。肾健康说明人体生长、发育、生殖系统有活力；如果肾虚，则会出现一系列衰老现象。

## 男怕伤肝，女怕伤肾

俗话讲"男怕伤肝，女怕伤肾"，女性更应重视肾的调养。如果女性在幼儿期肾虚会出现发育迟缓的现象；在青春期肾虚则会导致初潮延迟、月经减少；成年期肾虚则意味着不孕不育、性欲冷淡、提前绝经；更年期肾虚则易发生骨质疏松、心脏病变等。

女性肾虚会直接地体现在头发和容貌上。肾气不足，则精不化血，血不养发，表现为脱发、早秃、斑秃等。肾功能不好的人容颜易早衰。从食养的角度讲，女性可多吃芝麻、核桃，使皮肤变得白皙、丰润。这些食物除了可以美容，还能帮助毛发生长。另外，还可以使用具有补肾助阳功效的中药材如桂皮、艾叶等来改善肌肤质量，以达到青春永驻的效果。

## 补肾宜吃哪些药材、食材

（1）**山药**：山药除了能补肺、健脾，还能益肾填精，肾虚的人都应该常吃。

（2）**干贝**：能补肾阴虚，所以肾阴虚的人应该常吃。

（3）**栗子**：既可以补脾健胃，又有补肾壮腰之功，对肾虚腰痛的人特别有益。

（4）**枸杞**：可补肾养肝、壮筋骨、除腰痛，尤其适合中老年女性肾虚患者使用。

（5）**鲈鱼**：既可补肝肾，又能益筋骨，还能暖脾胃，功效多多。

（6）**芡实**：有益肾固涩、补脾止泻的双重功效，《本草新编》记载："凡肾虚之人遗精、早泄、带下、小便不禁或频多者，宜常食之"。

（7）**冬虫夏草**：凡肾虚患者皆宜用冬虫夏草配合肉类如猪瘦肉、鸡肉、鸭肉等共烹，补肾和补肺效果皆不凡。

（8）**黑豆**：黑豆被古人誉为"肾之谷"，黑豆味甘性平，不仅形状像肾，还有补肾强身、活血利水、解毒、润肤的功效，特别适合肾虚患者。

（9）**黑米**：黑米被称为"黑珍珠"，含有丰富的蛋白质、氨基酸及铁、钙、锰、锌等微量元素，有开胃益中、滑涩补精、健脾暖肝、舒筋活络等功效，其维生素B₁和铁的含量是普通大米的7倍。

**（10）黑芝麻：** 性平味甘，有补肝肾、润五脏的作用，对因肝肾精血不足引起的眩晕、白发、脱发、腰膝酸软、肠燥便秘等有较好的食疗保健作用。它富含对人体有益的不饱和脂肪酸，其维生素E含量为植物食品之冠，可清除体内自由基，抗氧化效果显著，对延缓衰老、治疗消化不良和治疗白发都有一定作用。

**（11）黑荞麦：** 可药用，具有消食、消积滞、止汗之功效。除富含油酸、亚油酸外，还含叶绿素、卢丁以及烟酸，有降低体内胆固醇、降血压、保护血管功能的作用。

# 肌肤水润要润肺

肺是体内外气体交换的场所，人体通过肺的呼吸运动，将自然界的清气吸进体内，又将体内的浊气呼出。人体通过肺气的宣发和肃降，使气血津液得以遍布全身。若肺的功能失常，就会导致肌肤干燥、面色憔悴苍白。所以，肺虚的人，皮肤往往干燥无光泽，肺热体质的人显露在皮肤上的问题便是出油、毛孔粗大、发生痤疮。

拥有水润的肌肤是每个女人的向往，而要想拥有滋润的皮肤就必须润肺，只有拥有了健康的肺，肌肤才会润泽。

## 饮食润肺

"以食润燥"是指从饮食上调理肺脏，生津润肺、养阴清燥的食品最适合在干燥的时候食用。

养肺润肺的食养法则，第一点就是要多吃鲜蔬水果，因为水果和蔬菜中含有大量的维生素和胡萝卜素，能增加肺的通气量。这些鲜蔬果有花菜、香芹、菠菜、香菜、青椒、橄榄、山楂、鲜枣、胡萝卜、芒果、南瓜、西红柿、西瓜、紫葡萄。还应该多吃含脂鱼类，如鲑鱼、沙丁鱼、金枪鱼等，这些具有丰富鱼脂的鱼类都能有效防止哮喘的发生。

其他具有滋养肺部功效的食品有如下几种。

**（1）洋葱：** 洋葱内含丰富的蒜素，抗菌能力强，能抑制细菌的侵入，对呼吸系统及消化系统疾病有很好的防治功效。

**（2）银耳：** 银耳内含丰富的酸性异多糖物质，不仅可提高人体免疫力，还能改善支气管炎和肺部感染。

（3）**梨**：梨是具备极强止咳润肺功效的水果，还能除风热、止烦渴、清热降火，治疗咽喉肿痛。

（4）**百合**：熟食或煎汤都可，对治疗肺痨久咳、干咳咽痛等呼吸系统疾病有一定的效果。

（5）**山楂**：山楂具有扩张气管、排痰平喘的功效，有利于支气管炎的治疗。

（6）**罗汉果**：有很好的清热凉血的作用，还具有化痰止咳、润肺的功效，是常用来治疗感冒的一味中药。

此外，常吃各种坚果如花生、核桃、榛子、松子、瓜子、莲子、白果等，都能起到提高机体免疫力、防止呼吸道感染的作用。

## 习惯养肺

（1）**以水养肺**：肺与水有关，又直接关系到皮肤的水润，所以，最直接的养肺方法就是喝水。建议每天清晨在起床之后喝一杯加了蜂蜜的温水，这样能让机体得到很好的补充与给养。平时也应注意喝水，可在每天早上、睡前各喝200毫升水，两餐间各喝800毫升水。

（2）**积极咳嗽**：这里的咳嗽不是一种疾病反应，而是一种积极性的保健，一种肺部的保护性动作。每天积极咳嗽，可促使肺部得到清洁，增加免疫力，还能保持肺活量。

（3）**保持心情愉悦**：开心能治百病，笑时胸肌伸展，胸廓扩张，肺活量增大，对肺部特别有益。发自肺腑的笑，能使肺气散布全身，使面部、胸部及四肢肌肉群得到充分放松。

（4）**睡前泡脚**：晚上睡觉前，用热水泡手和脚约10分钟，使之温热充血，这样能通过神经反射使上呼吸道扩张，促使血液循环，增强机体局部抵抗力。这个方法对老年人及慢性肺病患者的保健较有帮助。

# 气血充盈需健脾

脾胃被称为"后天之本""气血生化之源"，其运化功能直接关系到人体的生命活动。

脾胃的运化功能主要有两种，即运化水谷和运化水液。运化水谷指的是脾胃把食物化为精微，并将精微物质运输至全身。运化水液是指脾能将被吸收的水谷精微中多余的水分及时地运输至肺和肾，通过肺、肾再转化为汗、尿排出体外。

## ✿ 脾—— 后天之本

脾既为"后天之本"，说明其在防病与养生方面有着重要的意义。古代医家皆认为"百病皆由脾衰而生也"，所以，日常生活中，尤其要注重保养脾胃，注意饮食营养，要忌口。

中医学认为，脾主肌肉，脾主四肢。人的脾胃是人的体力产生的直接动力，如果脾不运化水谷、水液，就会导致人体营养缺乏、四肢无力、肌肉疲软，所以能够补脾、健脾、养胃的食物皆可增加力气。

## ✿ 脾——气血生化之本

脾为气血生化之本，脾胃功能健全则气血旺盛。表现在肌肤上，则是皮肤柔润，皮脂溢出减少，皮肤充满弹性，皮肤衰老症状得以减缓。反之，若脾胃功能紊乱，则导致气血津液不足，人的面色也就会暗淡无光，肌肤粗糙、缺乏弹性。

## ✿ 补脾、健脾宜吃哪些药材、食材

具有健脾功效的药材与食材有：山药、榛子、牛肉、狗肉、葡萄、红枣、茯苓、甘草、薏苡仁、山楂。食用这些食物与中草药，可以有效地改善皮肤粗糙的状况，使皮肤变得充满弹性，变得更加细腻。而这些食物、药物又可以互相组合做出各种具有醒脾、健脾功效的药膳。

（1）醒脾：可取生蒜泥10克，加糖、醋等调料少许，搅拌均匀，即可食用。该药膳不仅有很好的醒脾健胃功效，还能预防肠道疾病。

（2）健脾：可用莲子、白扁豆、薏苡仁煮粥同食，或银耳、百合、糯米煮粥同食，两款药膳均具有健脾祛湿的功效。

# 🎀 花容月貌靠胃护

胃是人体的加油站，我们的容貌及需要的能量都来源于胃的摄取。因此，必须要好好爱护你的胃，才能拥有美丽的容貌！

## 🌸 胃——水谷气血之海

胃又被称为"太仓""水谷之海""水谷气血之海"，其生理作用主要是受纳、腐熟水谷，即指胃能接受食物，又能将食物作初步的消化运送到人体的下一个消化器官。中医藏象学以脾升胃降来概括机体整个消化系统的生理功能。中医学认为，胃主通降，以降为和。胃的通降作用指的是胃能将在机体中腐熟后的食物推入小肠进一步消化；胃的通降是降浊，降浊是其收纳功能的前提条件。总体上来讲，胃是一个接纳外部又衔接内部器官的场所，如果胃的通降作用丧失，人的食欲不仅会受到影响，更会导致口臭、脘腹闷胀、大便秘结。

## 🌸 最好的养胃食物来自天然

对于胃，最好的补养是天然的食物。那么，兼有治胃、养胃功效的食材究竟有哪些呢？

（1）南瓜：南瓜内含有丰富的果胶，能有效保护胃黏膜，还能减少粗糙坚硬食物对胃的刺激。另外南瓜还能刺激胆汁分泌，加强胃的蠕动，促进胃的消化吸收，所以想要养胃宜多吃南瓜粥。

（2）小米：每晚喝一碗小米粥，不仅可以暖胃安神，如果在冬日吃，还能有助于睡眠。

（3）豆腐：豆腐能益气，还能养脾胃，豆腐中丰富的半胱氨酸能减少酒精对肝的伤害。

此外，像山药、莲子、薏苡仁、山楂、牛奶、栗子、茯苓都是具备很好健胃功效的食材。

另外，胃的禀性喜暖恶寒，因此冷饮必须要少吃；对胃有好处的食物多以温热为主，吃热食是一个养胃的好习惯。而对胃伤害最大的不是食物而是习惯，像饭后立即用脑这种习惯不仅会导致消化不良，还能引发胃病。总的来说，要想获得胃肠健康，就必须从这些小处着手，做到防微杜渐，坚持三餐定时定量，多吃有益食物，才能让你的胃更加健康。

# 脏腑调和——养心药膳

心是人的生命活动的主宰，统帅各个脏器，使之相互协调，共同完成各种复杂的生理活动，以维持人的生命。心脏的健康不是吃几颗药就能造就的，而是需要长时间的调理。

## ·远志菖蒲鸡心汤

◎ **配方** 鸡心300克，胡萝卜1根，远志15克，菖蒲15克，盐2小匙，棉布袋1只。

◎ **制作** ①将远志、菖蒲装在棉布袋内，扎紧。②鸡心氽烫，捞起，备用；葱洗净，切段。③胡萝卜削皮洗净，切片，与第1步骤中准备好的材料先下锅加4碗水煮汤；以中火滚沸至剩3碗水，加入鸡心煮沸，下葱段、盐调味即成。

◎ **功效** 本品可滋补心脏、安神益智，可改善失眠多梦、健忘惊悸、神志恍惚等症。

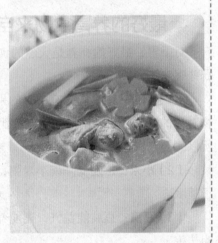

## ·养心安神粥

◎ **配方** 圆糯米1杯，百合50克，银耳25克，燕麦片半杯，枸杞5克，桂圆少许。

◎ **制作** ①银耳泡软去硬蒂，氽烫后切成小块；桂圆剥去外壳备用。②圆糯米与燕麦片洗净加水煮熟，百合洗净泡水后煮至松软。③将百合、银耳、桂圆肉加入糯米粥中，再煮一下，最后放入枸杞子即可。

◎ **功效** 糯米补血健脾；百合宁心安神；银耳滋阴润肺。

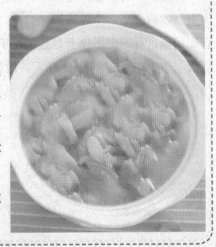

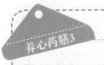

**养心药膳3** ○ **莲子茯神猪心汤**

◎ **配方** 猪心1只，莲子200克，茯神25克，葱2棵，盐2小匙。

◎ **制作** ①猪心氽烫去血水，捞起，再放入清水中处理干净。②莲子、茯神洗净入锅，加4碗水熬汤，以大火煮开后转小火约煮20分钟。③猪心切片，放入第2步做好的材料煮滚后加葱段、盐，即可起锅。

◎ **功效** 莲子养心安神、补脾止泻，茯神健脾宁心，对心脾两虚、失眠多梦、便稀腹泻者有很好的疗效。

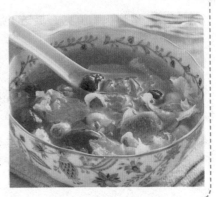

**养心药膳4** ○ **黄豆鲤鱼汤**

◎ **配方** 黄豆100克，生姜1片，鲤鱼500克，盐少许。

◎ **制作** ①黄豆用温水浸泡至软，洗净；生姜洗净，去皮，切片。②鲤鱼洗净，抹干水，放少许盐，抹匀，腌片刻；姜、油起锅，放入鲤鱼，煎至两面微黄，铲起。③锅内加入清水，用猛火煲至水滚，放入材料，候水再滚起，用中火煲至黄豆烂，以少许盐调味即可。

◎ **功效** 黄豆可健脾养心、通利肠道；鲤鱼可健脾利水；二者同用，对失眠、水肿、腹胀便秘者均有疗效。

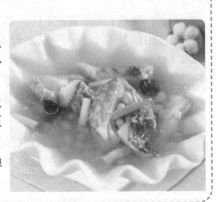

**养心药膳5** ○ **枸杞桂圆银耳汤**

◎ **配方** 枸杞梗500克，银耳50克，枸杞子20克，桂圆10克，姜1片，盐5克。

◎ **制作** ①桂圆、枸杞子洗净。②银耳泡发，洗净，煮5分钟，捞起沥干水。③下油爆香姜，银耳略炒后盛起。另加适量水煲滚，放入枸杞梗、桂圆、枸杞子、银耳、姜煲滚，小火煲1小时，下盐调味即成。

◎ **功效** 本品可养肝明目、补血养心、滋阴润肺，对面色萎黄、两目干涩、口干咽燥等症均有很好的改善作用。

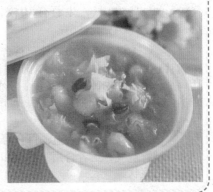

**养心药膳6**

○ 灵芝红枣瘦肉汤

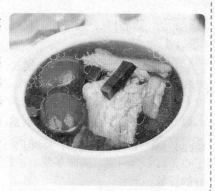

◎ **配方** 猪瘦肉300克,灵芝4克,红枣适量,盐6克。

◎ **制作** ①将猪瘦肉洗净、切片;灵芝、红枣洗净备用。②净锅上火倒入水,下入猪瘦肉烧开,打去浮沫,下入灵芝、红枣煲至熟,调入盐即可。

◎ **功效** 灵芝可益气补心、补肺止咳;红枣补气养血;猪肉健脾补虚,三者同用,可调理心脾功能,改善贫血症状。

**养心药膳7**

○ 灵芝鸡腿养心汤

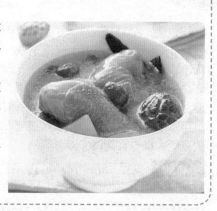

◎ **配方** 香菇2朵,鸡腿1只,灵芝3片,杜仲5克,山药10克,红枣6颗,丹参10克,盐适量。

◎ **制作** ①鸡腿洗净,以开水汆烫。②炖锅放入适量水烧开后,将材料全入锅煮沸,再转小火炖约1小时即可。

◎ **功效** 本品可滋补肝肾、益气健脾、养心安神,对心、肝、脾、肾均有补益作用。

**养心药膳8**

○ 百合乌鸡汤

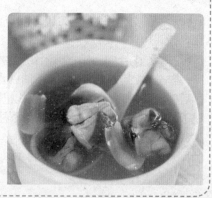

◎ **配方** 乌鸡1只,生百合30枚,白粳米适量,葱5克,姜4克,盐6克。

◎ **制作** ①将乌鸡洗净斩件;百合洗净;姜洗净切片;葱洗净切段;白粳米淘洗干净。②将乌鸡放入锅中汆水,捞出洗净。③锅中加适量清水,下入乌鸡、百合、姜片、白粳米炖煮2小时,下入葱段,加盐调味即可。

◎ **功效** 乌鸡肉可养心血;百合可养心润肺;粳米可健脾益气,三者合用,可调和各个脏腑,改善体虚症状。

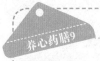

## 养心药膳9

### ◉ 木耳桂圆汤

◎ **配方** 黑木耳3克，桂圆肉5克，冰糖适量。

◎ **制作** ①先将木耳用温水泡，摘去老蒂；桂圆肉洗净。②在煮锅内，放入适量清水，用旺火煮沸，把木耳、桂圆肉放进锅内共煮。③加冰糖调味即可。

◎ **功效** 黑木耳益气滋阳、补肾强身，桂圆补血养心；常食本品可改善睡眠、增进食欲、滋润皮肤。

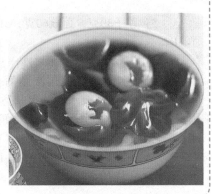

## 养心药膳10

### ◉ 灵芝蒸猪心

◎ **配方** 猪心1个，灵芝20克，姜片适量，盐5克，麻油少许。

◎ **制作** ①将猪心剖开洗净切片，灵芝去柄，洗净切碎，同放于大瓷碗中，加入姜片、盐和清水300毫升，盖好。②隔水蒸至酥烂，淋麻油即可。

◎ **功效** 本品具有补虚、安神定惊、养心补血之功效，可改善心悸失眠、头晕目眩、面色无华等症状。

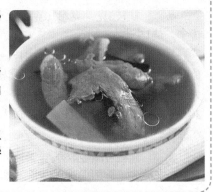

## 养心药膳11

### ◉ 桂圆凤爪汤

◎ **配方** 桂圆肉50克，鸡爪200克，姜块10克，葱结10克，清汤1000毫升，盐、味精、料酒、胡椒粉、香油各适量。

◎ **制作** ①将鸡爪洗净，去甲。②再将鸡爪放入沸水中余烫一下，捞起。③将鸡爪放进锅中，加入桂圆肉、姜块、葱结及适量清汤，料酒、盐、味精，加盖，上笼旺火蒸，约2小时后出笼，弃去姜块、葱结，撒入胡椒粉，淋入香油即可。

◎ **功效** 此品能补气血、养心神，改善失眠。

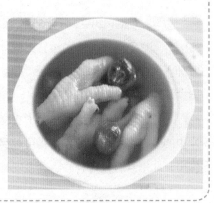

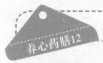

## ◦双莲粥

◎ 配方　莲子30克，莲藕60克，红米40克，糯米30克，红糖20克。

◎ 制作　①红米洗净，糯米洗净后泡水2时以上，莲子冲水洗净，莲藕洗净后去皮切片。②锅中放入红米、糯米、莲藕及适量水，用大火煮开后改用小火慢煮至米软。③再放入莲子煮半小时，调入红糖即可。

◎ 功效　本品能健脾开胃、益血补心，还有消食、止渴、生津的功效。

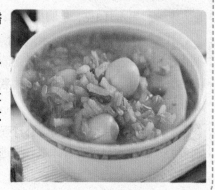

## ◦桂参大枣猪心汤

◎ 配方　桂枝5克，党参10克，大枣6枚，猪心半个，盐1小匙。

◎ 制作　①猪心挤去血水，切片，放入沸水汆烫，捞起，冲净；党参洗净切段。②桂枝、党参、大枣盛入锅中，加3碗水以大火煮开，转小火续煮20分钟。③转中火让汤汁滚沸，放入猪心片，待水沸腾，加盐调味即成。

◎ 功效　桂枝可温经散寒；党参可补气健脾；猪心可养心安神，对心脾两虚、心悸失眠的患者大有益处。

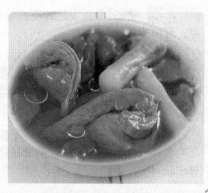

## ◦桂圆小米粥

◎ 配方　桂圆肉20克，小米50克，白砂糖适量。

◎ 制作　①小米淘洗干净，入锅加水煮至将熟时加入洗净的桂圆肉，再煮至烂熟。②调入白砂糖调味即可。

◎ 功效　桂圆肉富含多种维生素和矿物质，小米中的营养物质也十分丰富，可起到促进睡眠的作用；此粥具有益胃补心、养血安神之功效。

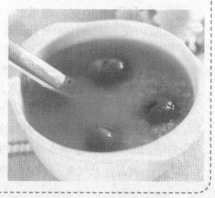

# 脏腑调和——补肝药膳

肝是人体内最大的解毒器官，体内产生的毒物、废物，吃进去的毒物、药物等必须依靠肝脏解毒。因此，必须要好好爱护我们的肝脏。以下推荐几款补肝药膳，让你肝脏健康，毒素排清。

## 补肝药膳1 ○白芍蒺藜山药排骨汤

◎ **配方** 白芍10克，白蒺藜5克，山药250克，香菇3朵，竹荪15克，排骨1000克，盐2小匙。

◎ **制作** ①排骨剁块，放入沸水汆烫，捞起冲洗；山药切块；香菇去蒂，冲净，切片。②竹荪以清水泡发，洗净，沥干，切段；排骨盛入锅中，放入白芍、白蒺藜，加水至盖过材料，以大火煮开，转小火续炖20分钟。③加入山药、香菇、竹荪续煮10分钟，起锅前加青菜煮熟，再加盐调味即成。

◎ **功效** 此汤有养肝补血、调经理带的功效。

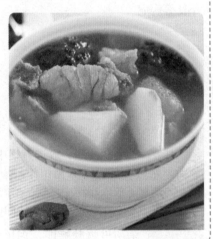

## 补肝药膳2 ○枸菊肝片汤

◎ **配方** 枸杞子10克，菊花5克，猪肝300克，盐1小匙。

◎ **制作** ①猪肝冲净，切片；煮锅加4碗水，放入枸杞子以大火煮开，转小火续煮3分钟。②待水一沸，放入肝片和菊花，待水一开，加盐调味即可熄火起锅。

◎ **功效** 富含B族维生素的猪肝，搭配含β-胡萝卜素的枸杞子，能防止眼睛结膜角质化及水晶体老化，常食对眼睛很有好处。

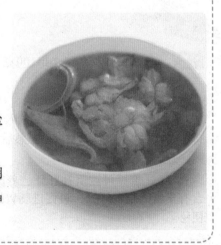

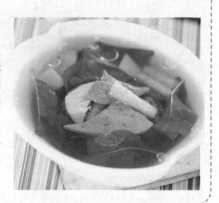

### 补肝药膳3 ◦ 枸杞叶猪肝汤

**配方** 猪肝200克，枸杞叶10克，黄芪5克，沙参3克，姜片、盐各适量。

**制作** ①猪肝洗净，切成薄片；枸杞叶洗净；沙参、黄芪润透，切段。②将沙参、黄芪加水熬成药液。③下入猪肝片、枸杞叶和姜片，煮5分钟后调入盐即可。

**功效** 此汤具有补肝明目的功效，常用于治疗风热目赤、双目流泪、视力减退、夜盲、营养不良等病症。

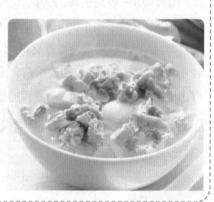

### 补肝药膳4 ◦ 柴胡枸杞羊肉汤

**配方** 柴胡15克，枸杞子10克，羊肉片200克，白菜200克，盐3克。

**制作** ①柴胡冲净，放进煮锅中加4碗水熬高汤，熬到约剩3碗，去渣留汁。②白菜洗净切段。③枸杞子放入高汤中煮软，羊肉片入锅，并加入白菜。④待肉片熟，加盐调味即可食用。

**功效** 柴胡可疏肝解郁，枸杞子可养肝明目，羊肉对女性手脚冰冷、痛经有很好的改善作用。

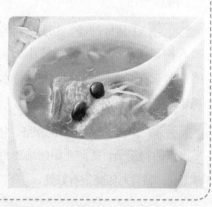

### 补肝药膳5 ◦ 黑豆排骨汤

**配方** 黑豆10克，猪小排100克，葱花、姜丝、盐各少许。

**制作** ①将黑豆、猪小排洗净。②将适量水放入锅中，开中火，待水开后放入黑豆及猪小排、姜丝熬煮。③待食材煮软至熟后，加入盐调味，并撒上葱花即可。

**功效** 黑豆可滋阴补肝肾、养颜美容，还含有丰富的膳食纤维，可促进肠胃蠕动，预防便秘。

## 补肝药膳6

### 海带排骨汤

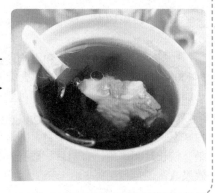

◎**配方** 排骨180克，海带4条，味精0.5克，鸡精0.5克，盐1克。

◎**制作** ①将排骨斩成小块；海带泡发后打结。②将所有原材料放入盅内，蒸2小时。③放入调味料调味即可。

◎**功效** 海带含有丰富的钙，可防人体缺钙，还有降血压的功效，此汤味道鲜美，益精补血。

## 补肝药膳7

### 糯米红枣

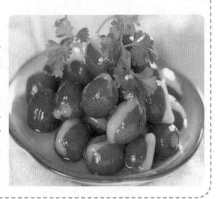

◎**配方** 红枣200克，糯米粉100克，白糖30克。

◎**制作** ①将红枣泡好，去核。②糯米粉用水搓成团，放入红枣中，装盘。③用白糖泡水，倒入红枣中，再将整盘放入蒸笼蒸5分钟即可。

◎**功效** 红枣富含多种营养成分，其中维生素C的含量在果品中名列前茅，有"天然维生素丸"之称，而且红枣具有补虚益气、养血安神的功效。

## 补肝药膳8

### 芹菜蔬果汁

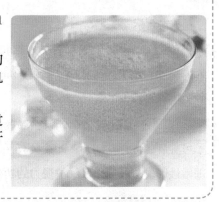

◎**配方** 西芹菜梗1支，番茄1个，葡萄柚1瓣，蜂蜜少许。

◎**制作** ①芹菜洗净、切段；番茄洗净、切块；葡萄柚洗净。②将所有材料一起放入果汁机中搅拌榨汁。③加蜂蜜调味即可。

◎**功效** 此汁能协助解除积滞在肝脏中的过氧化脂质，减轻肝脏负担，预防脂肪肝、肝炎；并能清肝降火，改善头晕、头痛、失眠、心烦等症状。

## 白果决明菊花茶

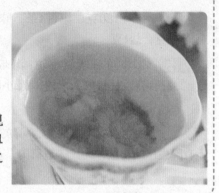

◎**配方** 白果10克，决明子10克，菊花5克，冰糖10克。

◎**制作** ①白果去壳去皮和决明子盛入锅中，加600毫升水以大火煮开，转小火续煮20分钟。②加入菊花、冰糖，待水一滚即可熄火。

◎**功效** 此茶能清肝明目、祛风止痛，改善视力减退、肝炎上亢、羞明多目，并调节血压、血脂，较长时间饮用，有明目、瘦身、灵活肢节之效果。

## 柴胡菊花枸杞茶

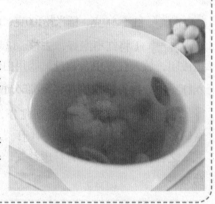

◎**配方** 柴胡10克，枸杞子10克，菊花5克，砂糖适量。

◎**制作** ①柴胡放入煮锅，加500毫升水煮开，转小火续煮约10分钟。②陶瓷杯先以热水烫过，再将枸杞子、菊花、砂糖放入，取柴胡汁冲泡，约泡2分钟即可。

◎**功效** 柴胡、枸杞子、菊花都能养肝明目，肝开窍于目，肝气不顺、肝火升旺都会表现在眼睛上，此茶品能改善两眼昏花、红痒涩痛等症状。

## 决明枸杞茶

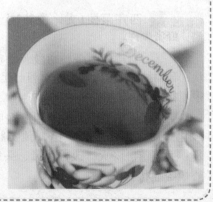

◎**配方** 决明子5克，枸杞子5克，砂糖适量。

◎**制作** ①决明子盛入锅中，加350毫升水以大火煮开，转小火续煮15分钟。②加入枸杞子、砂糖续煮5分钟即成。

◎**功效** 决明子可清热明目，润肠通便；枸杞子可养肝、滋肾、润肺；此茶具有保肝养肝、调理慢性肝炎、肝硬化及维护视力的功效。

## 补肝药膳12 ◦ 黑豆甘草茶

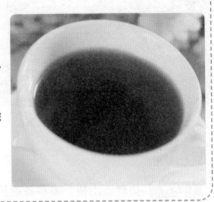

◎ **配方** 黑豆150克，甘草15克，糖少许。

◎ **制作** ①黑豆洗净，和甘草一起盛入锅中。
②加600毫升水以大火煮开，转小火续煮20分钟，加适量糖即成。

◎ **功效** 此茶能清热解毒、利尿泻火，清除细菌、毒素及体内代谢产物，并能消水肿，祛风湿痹痛，改善十二指肠溃疡症状。

## 补肝药膳13 ◦ 丁香绿茶

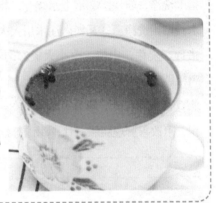

◎ **配方** 丁香花瓣10克，绿茶3克。

◎ **制作** ①将丁香花瓣洗净撕碎，与绿茶搅拌均匀。②将丁香花与绿茶置于杯中，加入适量温水浸泡2分钟，把水倒掉。③加入适量沸水泡10分钟即可饮用。

◎ **功效** 绿茶清肝泻火；丁香可疏肝理气，此茶芳香四溢，能清热解渴、清肝明目。

## 补肝药膳14 ◦ 梅芪玉米须茶

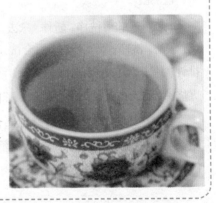

◎ **配方** 乌梅15克，黄芪15克，玉米须10克，砂糖适量。

◎ **制作** ①玉米须、黄芪洗净。②将乌梅、黄芪、玉米须盛入锅中。③加4碗水以大火煮开，转小火慢煮，煮约20分钟，待茶汁呈黄褐色，加入砂糖捡去玉米须即成。

◎ **功效** 此茶能生津止渴、利水消肿，调整食欲，调理糖尿病患者多饮、多食、多尿之现象，并能防治肝炎、高血压病等。

# 脏腑调和——健脾益胃药膳

脾胃在人体中的地位非常重要，人体所需的一切物质都归其调拨，脾胃摄入食物，并输出营养物质以供全身之用，可谓是人体的"发电厂"。要怎样才能使脾胃保持正常的"发电"功能呢？药膳可以帮到你。

## 健脾益胃药膳1　　　　　山楂麦芽猪腱汤

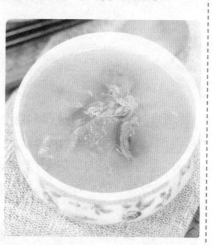

◎**配方**　猪腱、山楂、麦芽各适量，盐2克，鸡精3克。

◎**制作**　①山楂洗净，切开去核；麦芽洗净；猪腱洗净，斩块。②锅上水烧开，将猪腱氽去血水，取出洗净。③瓦煲内注水用大火烧开，下入猪腱、麦芽、山楂，改小火煲2.5小时，加盐、鸡精调味即可。

◎**功效**　山楂、麦芽均可健脾益胃、消食化积，可改善脾虚腹胀、饮食积滞等症状。

## 健脾益胃药膳2　　　　莲子百合芡实排骨汤

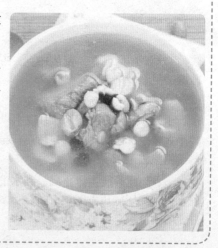

◎**配方**　排骨200克，莲子、芡实、百合各适量，盐3克。

◎**制作**　①排骨洗净，斩件，氽去血渍；莲子去皮，去心，洗净；芡实洗净；百合洗净泡发。②将排骨、莲子、芡实、百合放入砂煲，注入清水，大火烧沸，改为小火煲2小时，加盐调味即可。

◎**功效**　莲子、芡实均可健脾止泻，百合滋阴益气。本品对脾虚食少、大便溏泄者有很好的疗效。

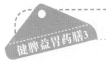

**健脾益胃药膳3**

◦ **麦冬炖猪肚**

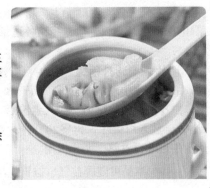

◎ **配方** 猪肚500克，麦冬20克，生姜10克，盐5克，味精2克，胡椒粉2克。

◎ **制作** ①猪肚洗净，入锅中煮熟后捞出；生姜洗净，切片。②将煮熟的猪肚切成条状。③再装入煲中，加入麦冬、姜片，上火煲1小时后，加入调味料即可。

◎ **功效** 麦冬可滋阴生津、润肺止咳、清心除烦；猪肚可健脾益气，具有治虚劳羸弱、泄泻、下痢、消渴、小便频数、小儿疳积的功效。

**健脾益胃药膳4**

◦ **茯苓糙米鸡**

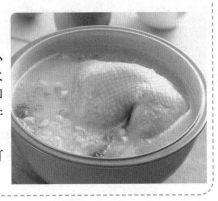

◎ **配方** 鸡半只，葱3根，姜1小块，茯苓10克，淮山10克，松子1汤匙，红枣5枚，糙米半碗。

◎ **制作** ①鸡洗净，汆烫去血水。②烧开一小锅水，再放入所有材料，大火煮5分钟后以小火慢炖约30分钟即关火，食用前撒入松子、葱花即可(倘若可以买到小一点的土鸡，用整只鸡，并将糙米塞入鸡肚子内，鸡汤会比较清)。

◎ **功效** 茯苓可健脾燥湿、镇静安神；淮山可滋养补脾，增强记忆；松子可润肠通便。

**健脾益胃药膳5**

◦ **红枣炖兔肉**

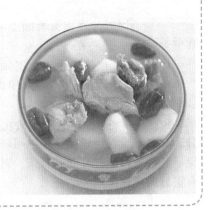

◎ **配方** 兔肉500克，红枣25克，马蹄50克，生姜1片，盐8克。

◎ **制作** ①兔肉洗净，切块；红枣、马蹄、生姜洗净。②把全部用料放入炖盅内，加滚水适量，盖好，隔滚水炖1~2小时，加盐调味供用。

◎ **功效** 兔肉有丰富的营养价值，常食可保护血管壁，阻止血栓形成，并增强体质，维护皮肤弹性；红枣可益心润肺、合脾健胃、益气生津、补血养颜；二者合用可补中益气、健脾补虚。

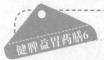

女人美容养颜药膳大全

## 健脾益胃药膳6 ⋯⋯⋯⋯⋯⋯⋯⋯⋯⋯ ◦ 白菜黑枣牛百叶汤

◎ **配方**　新鲜牛百叶500克，猪瘦肉150克，白菜1000克，黑枣6枚，盐、味精各适量。

◎ **制作**　①白菜洗净，梗、叶切开；猪瘦肉洗净，切片，加调料稍腌。②牛百叶洗净切梳形件，放入滚水中浸2~3分钟，沥干水。③把白菜梗、黑枣放入清水锅内，大火煮滚后，改小火煲1小时，放入白菜叶，再煲20分钟；然后放入肉片及牛百叶再煮熟，调味供用。

◎ **功效**　本品可健脾益气、益胃生津。

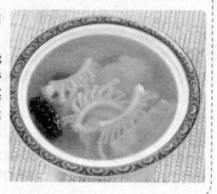

## 健脾益胃药膳7 ⋯⋯⋯⋯⋯⋯⋯⋯⋯⋯ ◦ 猪肚煲米豆

◎ **配方**　米豆50克，猪肚150克，生姜1小块，盐5克，味精2克。

◎ **制作**　①猪肚洗净切成条状。②米豆放入清水中泡半小时至膨胀。③锅中加油烧热，下入肚条稍炒后，注入适量清水，再加入米豆煲至开花，调入盐、味精即可。

◎ **功效**　米豆猪肚均能健脾胃，米豆中所含的木质素可抑制肿瘤生长，尤其对乳腺癌及生殖系统等癌症患者有很大的帮助。

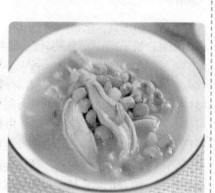

## 健脾益胃药膳8 ⋯⋯⋯⋯⋯⋯⋯⋯⋯⋯ ◦ 玉米肚仁汤

◎ **配方**　肚仁200克，玉米1条，姜1片，盐、味精各适量。

◎ **制作**　①肚仁洗净余水；玉米切段。②将所有原材料放入盅内加水，用中火蒸2小时。③最后放入调味料即可。

◎ **功效**　玉米中含有的维生素$B_6$、烟酸等成分，具有刺激胃肠蠕动作用，可防治便秘、肠炎、肠癌等。肚仁可健脾补虚，对脾胃虚弱者有很好的食疗作用。

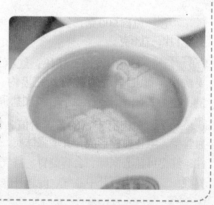

## 健脾益胃药膳9

# 黄芪蔬菜汤

◎配方　黄芪15克，西兰花300克，西红柿1个，新鲜香菇3朵，韭菜花100克，盐5克。

◎制作　①西兰花切小朵，剥除梗子的硬皮，洗净。②西红柿洗净，在外表轻划数刀，入沸水中余烫至皮翻起，捞起剥去外皮，切块；香菇洗净，对切。③黄芪加4碗水煮开，转小火煮10分钟，再加入西红柿和香菇续煮15分钟；加入西兰花、韭菜花，转大火煮滚，加盐调味。

◎功效　本品能健脾胃、排毒养颜、防癌抗癌。

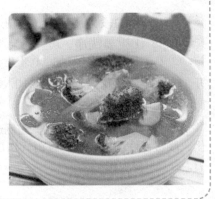

## 健脾益胃药膳10

# 党参煮土豆

◎配方　党参15克，土豆300克，料酒10克，姜、葱、盐、味精、芝麻油各适量。

◎制作　①将党参洗净，润透，切薄段；土豆去皮，切薄片；姜切片，葱切段。②将党参、土豆、姜、葱、料酒同时放入炖锅内，加水，置大火上烧沸。③再用小火烧煮35分钟，加入盐、味精、芝麻油调味即成。

◎功效　土豆富含膳食纤维，容易让人有饱腹感，多食也不会发胖；党参补中益气、健脾益肺。

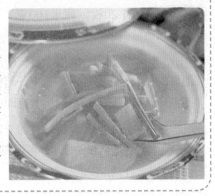

## 健脾益胃药膳11

# 淮山猪肚汤

◎配方　猪肚500克，淮山100克，红枣8枚，盐5克，味精适量。

◎制作　①猪肚用开水烫片刻，刮除黑色黏膜，洗净切块。②淮山用清水洗净。③将猪肚、淮山和红枣放入砂煲内，加适量清水，大火煮沸后改用小火煲2小时，加入盐和味精调味即可。

◎功效　淮山、猪肚均可健脾益气，对脾虚腹泻、食欲不振、面色萎黄等症均有疗效。

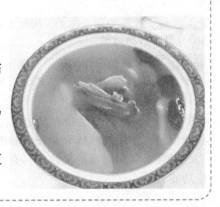

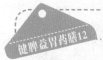

**健脾益胃药膳12**

◦ **生姜大枣汤**

◎ **配方** 生姜1段，大枣6枚，冰糖适量。

◎ **制作** ①生姜洗净，切片；大枣剖开，去核。②姜、枣盛入锅中，加600毫升水以大火煮开，转小火续煮20分钟即成。③加入冰糖，煮沸即可。

◎ **功效** 此汤能健胃和脾，兴奋肠道，促进消化，改善慢性肠炎，缓和腹泻，增加肌力和体力，并养肝降血压。

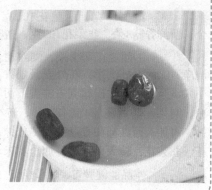

**健脾益胃药膳13**

◦ **牛奶红枣粥**

◎ **配方** 红枣20枚，粳米100克，牛奶150毫升，黄糖适量。

◎ **制作** ①将粳米、红枣一起洗净泡发。②再将泡好的粳米、红枣加入牛奶中一起煲45分钟。③待煮成粥后，加入黄糖继续煮融即可。

◎ **功效** 牛奶中所含乳糖，有调节胃酸、促进胃肠蠕动和消化腺分泌的作用，可增强消化功能，增强钙、磷等在肠道里的吸收。

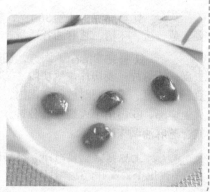

**健脾益胃药膳14**

◦ **黄芪枸杞茶**

◎ **配方** 黄芪30克，莲子、枸杞子各15克，水500毫升，砂糖适量。

◎ **制作** ①黄芪剪碎同莲子、枸杞子一起盛入锅中。②加500毫升水以大火煮开，转小火续煮30分钟，调入砂糖即可。

◎ **功效** 黄芪、莲子均有健脾胃的作用。此茶能促进人体增加抗体和免疫细胞的数量和活力，增强人体对病毒的抵抗力，有助于提高免疫功能。

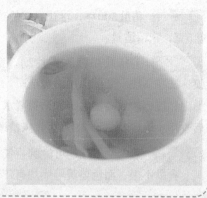

# 脏腑调和——润肺药膳

肺主气，司呼吸，能使自然界的清新空气通过肺进入体内，而体内的浊气通过肺呼吸排出于体外，让身体的气机畅通无阻。善待自己的肺，它会回报给我们健康。

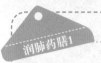

## 南杏萝卜炖猪肺

**◎配方** 猪肺250克，上汤1碗半，南杏4克，萝卜100克，花菇50克，生姜、盐、味精各适量。

**◎制作** ①猪肺反复冲洗干净，切成大件；南杏、花菇浸透洗净；萝卜洗净，带皮切成中块。②将以上用料连同1碗半上汤倒进炖盅，盖上盅盖，隔水炖之，先用大火炖30分钟，再用中火炖50分钟，后用小火炖1小时即可。③炖好后，用油、盐、味精调味，喝汤吃肉。

**◎功效** 此品可润肺燥，养肝阴，生津液。

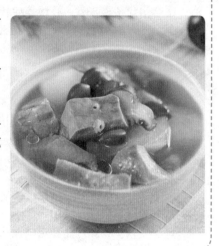

## 沙参玉竹煲猪肺

**◎配方** 猪肺1个，猪瘦肉180克，沙参、玉竹各9克，蜜枣2粒，姜2片，盐适量。

**◎制作** ①用清水略冲净沙参、玉竹，沥干切段，猪瘦肉洗净切成小块。②猪瘦肉飞水，将猪肺洗净后切成大件。③把所有材料同放入汤煲中，加入适量清水，煲至滚，改用中小火煲至汤浓，以适量盐调味，即可趁热食用。

**◎功效** 此汤有养阴生津、润肺养颜、消燥开声的作用；常食可以清燥热、润肺气。

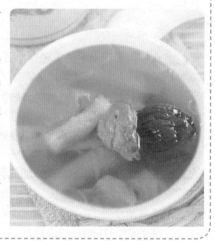

润肺药膳3

## 雪梨银耳瘦肉汤

◎配方　雪梨500克，银耳20克，猪瘦肉500克，大枣11枚，盐5克。

◎制作　①雪梨去皮洗净，切成块状；猪瘦肉洗净，入开水中余烫后捞出。②银耳浸泡，去除根蒂部硬块，撕成小朵，洗净，大枣洗净。③将1600毫升清水放入瓦煲内，煮沸后加入全部原料，大火煲开后，改用小火煲2小时，加盐调味即可。

◎功效　此汤养阴润肺，生津润肠，降火清心，适合治疗冬季咳嗽、心烦等症状。

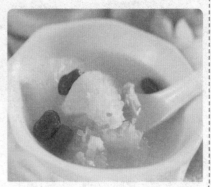

润肺药膳4

## 银耳淮山莲子煲鸡汤

◎配方　鸡肉400克，银耳、淮山、莲子、枸杞各适量，盐5克，鸡精3克。

◎制作　①鸡肉收拾干净，切块，余水；银耳泡发洗净，撕小块；淮山洗净，切片；莲子洗净，对半切开，去莲心；枸杞洗净。②炖锅中注水，放入鸡肉、银耳、淮山、莲子、枸杞，大火炖至莲子变软。③加入盐和鸡精调味即可。

◎功效　此汤对于头晕耳鸣、胸闷心燥、食欲不振之人，特别有食疗功效。

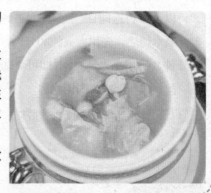

润肺药膳5

## 霸王花猪肺汤

◎配方　霸王花（干品）50克，猪肺750克，瘦肉300克，红枣3枚，南北杏10克，姜2片，盐5克。

◎制作　①霸王花浸泡1小时，洗净；红枣洗净。②猪肺注水，挤压，直至血水去尽，猪肺变白，切成块状；烧锅放姜片，将猪肺干爆5分钟左右。③将2000克清水放入瓦煲内，煮沸后加入所有原材料，大火煲滚后，改用小火煲3小时，加盐调味即可。

◎功效　霸王花可清热痰、除积热；猪肺有润肺、治咯血的功效。

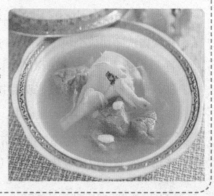

## 润肺药膳6 ·············○百合无花果鲡鱼汤

◎ **配方** 鲡鱼500克，马蹄100克，无花果30克，百合15克，姜2片，花生油10毫升，盐5克。

◎ **制作** ①百合、无花果洗净，浸泡1小时，马蹄洗净。②鱼去鳞、腮、内脏，洗净；烧锅下花生油、姜片，将鱼两面煎至金黄色。③将2000毫升清水放入瓦煲内，煮沸后加入全部原料，大火煲开后，改用小火煲3小时，加盐调味即可。

◎ **功效** 本品可清热润肺、滋阴润燥、益气补虚，适合肺阴亏虚的人群食用。

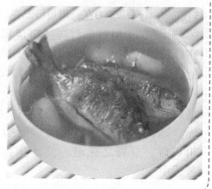

## 润肺药膳7 ·············○百合冬瓜鸡蛋汤

◎ **配方** 百合30克，冬瓜肉120克，鸡蛋1个，香油、姜丝、葱末各适量，盐8克，味精5克。

◎ **制作** ①将百合去杂洗净，撕成小片；冬瓜肉洗净，切片。②鸡蛋打入碗内，搅拌均匀，备用。③锅内加水适量，放入百合、冬瓜片、姜丝、葱末，大火烧沸，改用小火煮10分钟，兑入鸡蛋汁，调入盐、味精、香油即成。

◎ **功效** 此汤具有清热解毒、利水消痰、清心安神之功效。

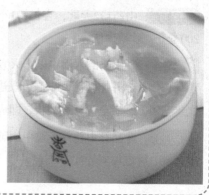

## 润肺药膳8 ·············○海蜇马蹄汤

◎ **配方** 海蜇100克，马蹄500克，猪瘦肉100克，党参15克，生姜1片，盐5克。

◎ **制作** ①海蜇洗数次，洗去咸味和细沙；马蹄洗净，切开两半；猪瘦肉洗净，切片，用油、盐稍腌；生姜洗净；党参洗净切段。②把海蜇、马蹄放入锅内，加清水适量，煮滚，改小火煲半小时，放入猪瘦肉片和姜片，滚至肉片熟，加盐调味供用。

◎ **功效** 海蜇能降血压，治哮喘；马蹄肉白味甜，清凉降火。

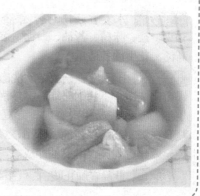

## 润肺药膳9 ····· ○ 川贝母炖豆腐

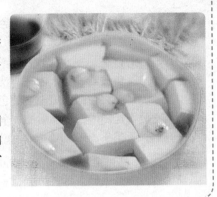

◎ **配方** 豆腐300克，川贝母25克，冰糖适量。

◎ **制作** ①川贝母打碎或研成粗米状；冰糖亦打粉碎。②豆腐放炖盅内，上放川贝母、冰糖，盖好，隔滚水小火炖约1小时，即可。

◎ **功效** 川贝母具清热、润肺、化痰功效；豆腐性味甘微寒，可补益脾胃，又能清热润燥。冰糖润肺生津以治肺燥咳嗽，并可调和川贝母、豆腐之味道，使汤味甘中微苦，甘苦适中。

## 润肺药膳10 ····· ○ 山药杏仁糊

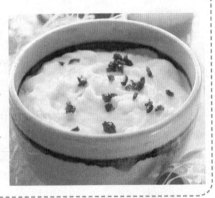

◎ **配方** 山药粉2大匙，杏仁粉1小匙，鲜牛奶200毫升，砂糖少许。

◎ **制作** ①牛奶倒入锅中以小火煮，倒入山药粉与杏仁粉，并加砂糖调味，边煮边搅拌，以免烧焦粘锅。②煮至汤汁成糊状，即成。

◎ **功效** 此品补中益气、温中润肺。适用于肺虚久咳、脾虚体弱等症。

## 润肺药膳11 ····· ○ 香菇炖银杏

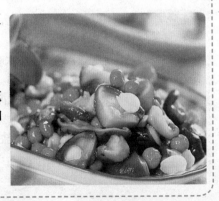

◎ **配方** 水发香菇150克，银杏肉50克，青豆30克，盐、味精、酱油、白糖、湿淀粉、麻油、高汤、花生油各适量。

◎ **制作** ①水发香菇去杂质洗净，沥干水分；银杏肉洗净，下油锅略炸。②炒锅烧热，放入花生油，投入香菇和银杏肉、青豆略煸炒。③加盐、白糖、高汤、酱油、味精，烧沸后改小火，炖至入味，勾芡，淋麻油即成。

◎ **功效** 此品宣肺止咳，降气平喘，润肠通便。

润肺药膳12 ......................•○ 干贝鸡丝粥

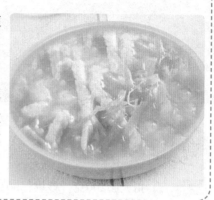

◎ 配方　干贝15克，鸡肉10克，大米50克，瘦肉丝10克，葱8克，姜5克，香菜少许，盐1克，味精2克，鸡精3克，白糖1克，麻油少许。

◎ 制作　①鸡肉洗净切丝，干贝泡发撕碎，葱切花，姜切丝，香菜切末，大米淘洗净备用。②砂锅中注水烧开，放入大米煲成粥，放入干贝、姜丝煲5分钟。③加入鸡肉、瘦肉煮熟，撒上葱花、香菜末，调入调味料即可食用。

◎ 功效　此粥可补脾肾，益精血。

润肺药膳13 ......................•○ 参麦玉竹润肺茶

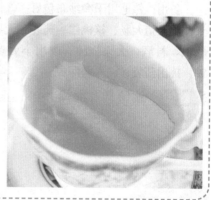

◎ 配方　沙参10克，麦冬10克，玉竹10克，砂糖适量。

◎ 制作　①将沙参切段，同麦冬、玉竹一起盛入锅中，加500毫升水以大火煮开。②转小火续煮20分钟，放入砂糖，取汁喝饮。

◎ 功效　此汤可滋阴润肺，生津养胃，既适用于燥咳痰黏、阴虚劳嗽，又可治阴虚感冒之发热咳嗽、咽痛口渴，还能治热伤胃阴、舌干食少及消汤等症。

润肺药膳14 ......................•○ 玉竹西洋参茶

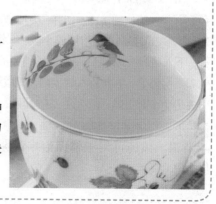

◎ 配方　玉竹20克，西洋参3片，蜂蜜15毫升。

◎ 制作　①先将玉竹与西洋参用沸水600毫升冲泡30分钟。②滤渣，待温凉后，才加入蜂蜜，拌匀即可。

◎ 功效　西洋参中的皂苷可以有效增强中枢神经功能，达到静心凝神、消除疲劳、增强记忆力等作用，常服西洋参可以抗心律失常、抗心肌缺血、抗心肌氧化、强化心肌收缩能力。

# 脏腑调和——补肾药膳

肾为先天之本，是人体的生命之源。俗话说"男怕伤肝，女怕伤肾"，女性一旦肾虚，很快就会表现出精神疲劳、记忆力下降、月经紊乱等一系列症状。以下推荐几款可口营养的补肾药膳。

◦ **猪肠核桃汤**

◎ **配方**　猪大肠200克，核桃仁60克，熟地30克，大枣10枚，姜丝、葱末、盐、料酒各适量。

◎ **制作**　①将猪大肠反复漂洗干净，入沸水中2～3分钟，捞出切块；核桃仁捣碎。②大枣洗净，备用；熟地用干净纱布包好。③锅内加水适量，放入猪大肠、核桃仁、药袋、大枣、姜丝、葱末、料酒，大火烧沸，改用小火煮40～50分钟，拣出药袋，调入盐即成。

◎ **功效**　该汤具有润燥补虚、止渴止血之功效。

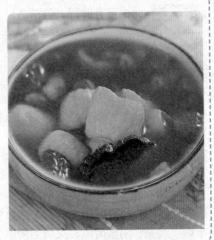

二参猪腰汤

◎ **配方**　猪腰1个，沙参、党参各10克，枸杞子5克，生姜5克，盐3克，味精4克。

◎ **制作**　①猪腰洗净，切开，去掉腰臊，再切成片；沙参、党参润透，均切成小段。②锅中加水烧开，下入猪腰片余熟后，捞出。③将猪腰、沙参、党参、枸杞子、生姜装入炖盅内，加适量水，入锅中炖半个小时至熟，调入盐、味精即可。

◎ **功效**　猪腰可补肾气、通膀胱、消积滞、止消渴。该汤可用于辅助治疗肾虚腰痛、水肿、耳聋等症。

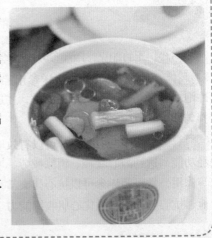

## 补肾药膳3 · 黑豆牛肉汤

◎ **配方** 黑豆200克，牛肉500克，生姜15克，盐8克。

◎ **制作** ①黑豆淘净，沥干；生姜洗净，切片。②牛肉切块，放入沸水中汆烫，捞起冲净。③黑豆、牛肉、姜片盛入煮锅，加7碗水以大火煮开，转小火慢炖50分钟，调味即可。

◎ **功效** 此品具有补肾益血、强筋健骨、利尿消肿之功效。

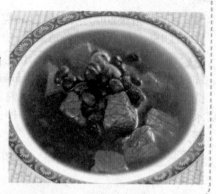

## 补肾药膳4 · 莲子补骨脂猪腰汤

◎ **配方** 补骨脂50克，猪腰1个，莲子、核桃各40克，姜适量，盐2克。

◎ **制作** ①补骨脂、莲子、核桃分别洗净浸泡；猪腰剖开除去白色筋膜，加盐揉洗，以水冲净；姜洗净去皮切片。②将所有材料放入砂煲中，注入清水，大火煲沸后转小火煲煮2小时。③加入盐调味即可。

◎ **功效** 此汤为冬令的养生汤品，有补肾助阳、驻颜美容的功效。

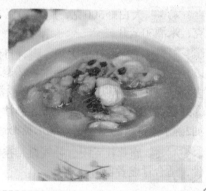

## 补肾药膳5 · 二冬炖鲍鱼

◎ **配方** 鲍鱼100克，猪瘦肉250克，天冬50克，太子参50克，桂圆肉25克，盐8克，味精适量。

◎ **制作** ①鲍鱼用滚水烫4分钟，洗净；猪瘦肉洗净切片。②天冬、太子参、桂圆肉洗净。③把全部用料放入炖盅内，加滚水适量盖好，隔滚水小火炖3小时，调味即可。

◎ **功效** 此品具有滋肾润肺、养阴清热的功效。

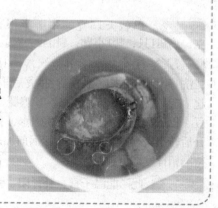

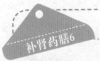

补肾药膳6

# 党参马蹄猪腰汤

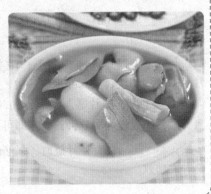

◎ **配方** 猪腰2000克，马蹄150克，党参100克，盐8克，酒、油、盐各适量。

◎ **制作** ①猪腰洗净，剖开，切去白脂膜，切片，用适量酒、油、盐拌匀。②马蹄洗净，党参洗净切段。③马蹄、党参放入锅内，加适量清水，大火煮滚后，改小火煮30分钟，再加入猪腰，再滚10分钟，调味供用。

◎ **功效** 此汤具有温肾润燥、益气生津的功效。

补肾药膳7

# 鹿茸枸杞蒸虾

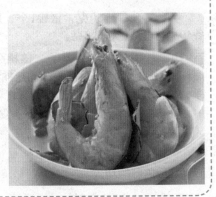

◎ **配方** 大白虾500克，鹿茸10克，枸杞子10克，米酒50毫升。

◎ **制作** ①大白虾剪去须、脚，自背部剪开，以牙签挑去肠泥，冲净、沥干。②鹿茸以火柴烧去周边绒毛，并以枸杞子和米酒浸泡20分钟。③虾盛盘，放入鹿茸、枸杞子连酒汁；④煮锅内加2碗水煮沸，将盘子移入隔水蒸8分钟即成。

◎ **功效** 鹿茸壮元阳、补气血、益精髓、强筋骨，适合肾虚者食用。

补肾药膳8

# 巴戟天黑豆鸡汤

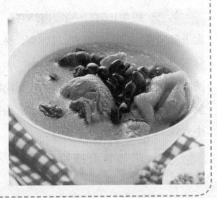

◎ **配方** 巴戟天15克，牛蒡半根，黑豆200克，鸡腿1只，盐1小匙，料酒2大匙。

◎ **制作** ①牛蒡削去外皮，洗净切小块。鸡腿洗净切块，去除血块，汆烫后取出沥干捞起。②黑豆放入炒锅炒香。③鸡腿、牛蒡、黑豆、巴戟天均放入锅内，放6碗水，先以大火煮开后转小火续煮45分钟。④起锅前加盐和料酒，待酒精挥发即可食用。

◎ **功效** 此汤能温子宫、补肾阳、强筋骨。

## 补肾药膳9

# 山药枸杞莲子汤

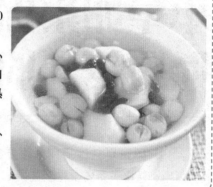

◎ **配方** 山药200克，莲子100克，枸杞子50克，白糖6克。

◎ **制作** ①山药去皮，切成滚刀块，莲子去心后与枸杞子一起泡发。②锅中加水烧开，下入山药块、莲子、枸杞子，用大火炖30分钟。③待熟后，调入白糖，煲入味即可。

◎ **功效** 山药可健脾胃、助消化，是一味平补脾胃的药食两用之品。山药有润滑、滋润的作用，故可益肺气、养肺阴，治疗肺虚痰嗽久咳之症。

## 补肾药膳10

# 玉米须蛤蜊汤

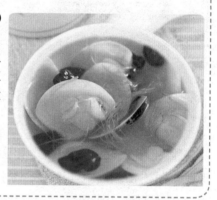

◎ **配方** 玉米须15克，淮山60克，蛤蜊200克，红枣各少许，生姜10克，盐8克。

◎ **制作** ①先用清水静养蛤蜊1~2天，经常换水以漂去沙泥。②玉米须、淮山、蛤蜊、生姜、红枣洗净。③所有材料一起放入瓦锅内，加清水适量，大火煮沸后，小火煮2小时，加盐调味即可。

◎ **功效** 本汤可利水消肿，生津止渴。适用于糖尿病肾病属湿热内盛者。症见全身水肿，皮色润泽光亮，心烦口渴，小便短少。

## 补肾药膳11

# 生蚝瘦肉汤

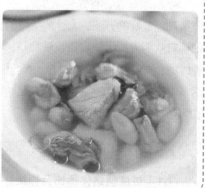

◎ **配方** 生蚝肉、猪瘦肉各250克，生姜2片，白果50克，葱花适量、盐8克。

◎ **制作** ①生蚝肉洗净；猪瘦肉洗净，切块；生姜洗净。②将生蚝肉、猪瘦肉、姜片一齐放入清水锅内，大火煮滚后，改小火煲约半小时。③放入葱花，加盐调味供用。

◎ **功效** 此汤具有滋养肝肾、养血宁心之功效。

# 本草卵巢保养，
# 娇嫩女人的"源头活水"

> 卵巢是女性身体最重要的内分泌器官之一，卵巢保养得是否得当，直接关系着女性的生殖健康，同时也能反映在脸上。卵巢保养得当的人面部皮肤细腻光滑、白里透红，充满韧性和弹性。女性卵巢保养的重中之重是了解自己的体质与卵巢的变化周期，并在平时生活中遵循一定的"食养"原则与生活准则，只有同时做到以上几点，才能保养卵巢，让女人如水似花。

## 🐛 卵巢保养从生活方式入手

卵巢保养是女性不可忽视的。卵巢保养得好，可使皮肤光滑细腻，面若桃花，还能调节雌性激素的分泌，使胸部丰满圆润、紧实有弹性，有利于身体健康。卵巢功能衰退是导致女人衰老的主要原因，因此要想获得年轻和美丽，女人一定要好好保养卵巢。

### 好的生活方式及习惯造就健康卵巢

卵巢的保养，首先要从生活方式上多下功夫。健康的生活方式、良好的心态是维护卵巢功能最好的方法。女性的生殖内分泌系统受大脑皮层的影响，长期劳累、精神紧张或郁郁寡欢的人，大脑皮质也受抑制，可直接影响女性内分泌功能。产后母乳喂养、延长哺乳时间；坚持喝牛奶，摄入钙质含量高的食物、多锻炼；减少二手烟的吸入；合理安排生活节奏，做到起居有常、睡眠充足、劳逸结合；不长时间穿"塑身内衣"，这些生活方式和习惯都能对卵巢起到保护作用。

### 卵巢保养禁忌

（1）**过度情绪化易伤及卵巢**：女性长期情绪抑郁不舒，直接影响乳房和卵巢的健康，因为中医的肝经直接通过乳房和输卵管卵巢。而乳房和卵巢是相通的，长期肝气郁结势必直接影响卵巢功能。

（2）**保养卵巢忌久坐**：女性一定要避免久坐，久坐姿势直接影响盆腔生殖器官——卵巢的血液微循环，阻碍卵巢组织的营养供给，影响卵巢正常功能。

（3）**熬夜加班最伤身**：长时间的熬夜加班会直接耗伤女性精血，也会消耗女性的精气神，并会损伤肾气，长此以往，必会波及卵巢的功能。

（4）**房事节制，卵巢得养**：过于频繁的房事，直接损伤肾精、肾阴、肾阳等，导致肾气衰败，从而直接引起卵巢功能衰退。

（5）**乱补一通，祸及卵巢**：保养卵巢最忌乱吃补养品，不当的激素补充和不良保健，会导致卵巢受到过度刺激，会产生不良反应，结果会事与愿违，适得其反。

# 食疗，吃出健康卵巢

女性在45岁之后，由于体内的雌性激素分泌减少，骨质的营养流失也会加速，内脏功能也会逐渐衰竭。对于这个年龄段的女性来说，保养卵巢除了服用卵巢保养品之外，均衡饮食和运动也是健康保养的方法之一，应少吃脂肪、胆固醇高的食物，而要多吃一些瓜果、蔬菜，这些都是餐桌上天然的"卵巢保养品"。保养卵巢宜吃以下食物。

（1）**黄瓜**：黄瓜清脆可口，能清热、解渴、利尿。它所含的纤维素能促进肠道排出食物废渣，从而减少胆固醇的吸收。

（2）**茄子**：茄子内含多种丰富维生素，特别是维生素P，能增强细胞黏着性，提高微血管弹性。茄子还能降低胆固醇，防止高脂血症引起的血管损害，能辅助治疗高血压、高脂血症、动脉硬化等病症。

（3）**绿豆**：绿豆具有降低血脂、保护心脏的作用，能有效降低血清胆固醇。

（4）**香菇**：具有消食、去脂、降压等功效。常食还能降低血液中总胆固醇及三酰甘油的含量。

（5）**山楂**：具有扩张血管、改善微循环、降低血压、降血脂的作用。

（6）**红薯**：适量食用红薯能预防心血管系统的脂质沉积，预防动脉粥样硬化，使皮下脂肪减少，避免出现过度肥胖。

（7）**苹果**：苹果中含有丰富的类黄酮。类黄酮是一种天然抗氧化剂，有抗动脉粥样硬化的作用。此外，苹果中的果胶也可以降低人体中胆固醇含量。

此外，保养卵巢要多吃包菜、花菜、葵花籽油、芝麻油等富含维生素E的食品和富含维生素$B_2$的动物内脏、蛋类、奶类及豆制品，以及富含维生素$B_6$的谷类、豆类、瘦肉等。

# 卵巢保养药膳

卵巢是女性储存卵子的器官，是生命的源泉。卵巢的健康与否不仅仅表现在身体上，还会呈现在女人的脸上。卵巢健康，女人自然会美丽自信。女人的美丽容颜，不仅是睡出来的，还是吃出来的！

## 栗子桂圆炖猪蹄

卵巢保养药膳1

◎ **配方** 新鲜栗子200克，桂圆肉100克，猪蹄两只，盐2小匙。

◎ **制作** ①栗子入开水中煮5分钟，捞起剥膜，洗净沥干。②猪蹄入沸水中汆烫捞起，冲洗1次。③将准备好的栗子、猪蹄放入炖锅中，加水淹过材料，以大火煮开，改用小火炖30分钟。④将桂圆肉入锅中续炖5分钟，加盐调味即可。

◎ **功效** 女性常食本品可增加雌性激素分泌，增强皮肤弹性和韧性，还能提神、助眠、安定心神。

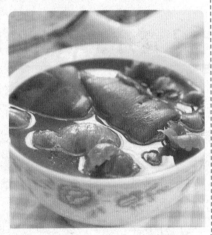

## 虾子大乌参

卵巢保养药膳2

◎ **配方** 水发大乌参、炒肉卤、葱结、干虾籽、淀粉、绍酒、葱段、肉清汤、味精、油各适量。

◎ **制作** ①炒锅置火，放油烧热，放入葱炸香，即成葱油；将大乌参皮放在漏勺里，浸入油锅，炸到爆裂声减弱微小时，捞出沥油。②把锅内热油倒出，锅内留余油5克，放入大乌参，再加入绍酒、干虾籽、肉清汤烧开，淀粉勾芡，加入味精，撒入葱段，浇在大乌参上挂满即成。

◎ **功效** 本品可补肾益精、养血润燥。

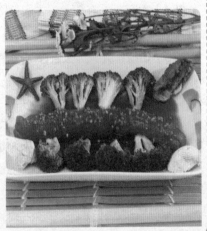

## 党参枸杞红枣汤

卵巢保养药膳3

◎ **配方** 党参20克，红枣、枸杞子各12克。

◎ **制作** ①将党参洗净切成段。②再将红枣、枸杞子放入清水中浸泡5分钟后捞出备用。③所有材料放入砂锅中，倒入适量开水，煮约15分钟即可。

◎ **功效** 本品可益气养血、滋阴补肝肾，还可抑制细胞老化，能有效防衰抗老，保养卵巢。

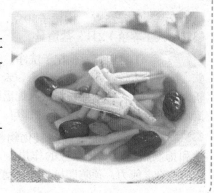

## 木瓜冰糖炖燕窝

卵巢保养药膳4

◎ **配方** 木瓜2个，燕窝20克，冰糖适量。

◎ **制作** ①木瓜洗净去皮、籽；燕窝用水发好备用。②锅中水烧开，木瓜、燕窝一起入锅，用小火隔水蒸30分钟。③调入冰糖即可。

◎ **功效** 燕窝可滋阴养巢、益气补虚；木瓜可美容养颜；两者合用对卵巢保养有很好的效果。女性朋友可常食，对皮肤也有很好的滋润效果。

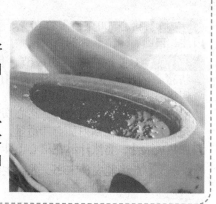

## 海马龙骨汤

卵巢保养药膳5

◎ **配方** 龙骨250克，海马2只，胡萝卜100克，盐、味精、鸡精各适量。

◎ **制作** ①将龙骨斩块，洗净，余去血水；胡萝卜洗净，切成块。②将海马、龙骨、胡萝卜一起放入炖盅中，加入适量开水，隔水炖蒸2小时。③最后加盐调味即可。

◎ **功效** 海马具有补肾壮阳、调气活血的功效，可调理卵巢功能，改善性冷淡。

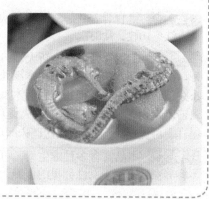

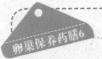

## 卵巢保养药膳6

# 茸杞红枣鹌鹑汤

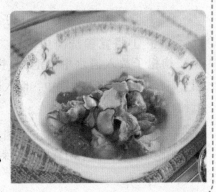

◎ **配方** 鹿茸25克，枸杞子30克，红枣5枚，鹌鹑（人工养殖）2只，盐适量。

◎ **制作** ①将鹿茸、枸杞子洗净。②将红枣浸软，洗净，去核。③将鹌鹑宰杀，去毛、内脏，斩大件，汆水；将全部材料放入炖盅内，加适量清水，隔水炖2小时，加盐调味即可。

◎ **功效** 鹿茸通过增强超氧化物歧化酶的活性和抑制脂质过氧化反应的作用，可以提高机体的抗衰老能力，预防卵巢早衰，增强性功能。

## 卵巢保养药膳7

# 玉竹煮猪心

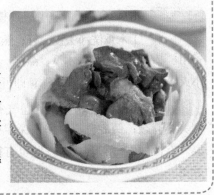

◎ **配方** 猪心500克，玉竹10克，姜片、盐、卤汁、白糖、味精、香油各适量。

◎ **制作** ①玉竹洗净，切成节，用水浸泡。②将猪心剖开洗净，与姜片同置锅内，用中火煮到猪心六成熟时捞出。③将猪心、玉竹放在卤汁锅内，用小火煮熟后捞起；猪心切片后与玉竹一起放入碗内。在锅内加卤汁适量，再放入调味料加热成浓汁，将浓汁淋在猪心上即可。

◎ **功效** 此汤能安神宁心、养阴生津，可改善睡眠质量，保养卵巢。

## 卵巢保养药膳8

# 银耳猪骨汤

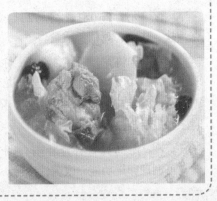

◎ **配方** 猪脊骨750克，银耳50克，青木瓜1个，红枣10枚，盐8克。

◎ **制作** ①猪脊骨洗净，斩大件；木瓜去皮、籽，洗净，切角块。②银耳用水浸开，洗净，摘小朵；红枣洗净。③把猪脊骨、木瓜块、红枣放入清水锅内，大火煮滚后改小火煲1小时，放入银耳，再煲1小时，最后加盐调味即可。

◎ **功效** 本品富含多种维生素，可滋润肌肤、美容养颜，有利于女性卵巢的保养。

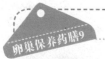

## 南北杏无花果煲排骨

◎**配方** 排骨200克，南、北杏仁各10颗，无花果适量，盐3克，鸡精4克。

◎**制作** ①排骨洗净，斩段成块；南北杏仁、无花果均洗净。②锅加水烧开，放入排骨余尽血渍，捞出洗净。③砂煲内注入适量清水烧开，放入排骨、南北杏仁、无花果，用大火煲沸后改小火煲2小时，加盐、鸡精调味即可。

◎**功效** 杏仁富含B族维生素，对卵巢大有益处；无花果可防癌抗癌，可减少卵巢癌的发病率。

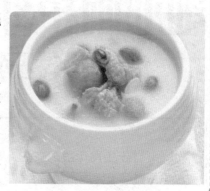

## 燕窝粥

◎**配方** 泡发的燕窝2克，大米50克，葱、姜各适量，香菜少许，盐1克，味精2克。

◎**制作** ①葱择洗净切花，姜去皮切丝，香菜洗净切末，大米淘洗净。②砂锅中注水烧开，放入大米煮至成粥。③加入所有材料煮至熟，入调味料煮入味即可。

◎**功效** 燕窝是驰名中外的高级滋补品，可激活人体细胞，加速新陈代谢，从内而外改善身体状况，令人精神焕发，延缓衰老。

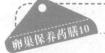

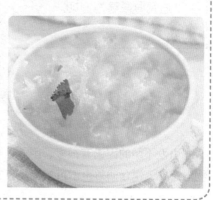

## 墨鱼粥

◎**配方** 干墨鱼200克，粳米500克，猪肉30克，白胡椒粉8克，姜汁15克，葱汁20克，盐5克，味精2克。

◎**制作** ①将干墨鱼用清水泡软，扯去皮、骨，洗净，切成丁，猪肉洗净切丁，粳米淘洗干净。②锅内注水，下入干墨鱼、猪肉、白胡椒粉、姜汁、葱汁烧开，炖至五成熟。③下入粳米熬成粥，调入盐、味精即成。

◎**功效** 墨鱼可补益精气、养血滋阴、通调月经、美肤乌发，对卵巢有滋养作用。

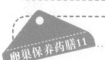

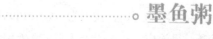

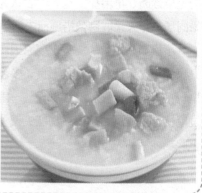

# 细心呵护你的卵巢，和不孕说"拜拜"

处于生育年龄的女性，婚后同居两年以上，有正常的性生活又未采取避孕措施而不孕者，称为原发性不孕。曾经生育或流产后又未采取避孕措施两年未再受孕，称为继发性不孕。

不孕症是育龄妇女常见病，由于缺乏有效的治疗方法，这种经久难愈的疾病会给患者带来莫大的痛苦，寻找一种高效而无不良反应的疗法就显得甚为迫切。

## 认识不孕，找出不孕原因

引发不孕的因素有很多，因此，要根据个人情况来寻求医治。除了要进行适当的药物治疗外，饮食调整也不可忽视。只有通过外治内调，才能让你远离不孕症。

### 不孕有哪些发病原因

对于不孕年限的规定，我国为两年，1995年世界卫生组织将不孕期缩短为一年，目的是早诊断、早治疗。也有学者认为，女性30岁以后生育能力开始下降，若30岁以后结婚同居一年未采取避孕措施而未怀孕，也应按不孕症治疗。

不排卵是不孕的一个重要原因。许多疾病可引起卵巢功能紊乱而导致不排卵，如卵巢病变（先天性卵巢发育不良、多囊卵巢综合征、卵巢功能早衰、功能性卵巢囊肿、卵巢子宫内膜异位囊肿）；下丘脑—垂体—卵巢功能紊乱（垂体肿瘤或瘢痕、精神紧张或过度忧郁等均可引起卵巢功能失调）；全身性疾病（如甲状腺功能亢进症、糖尿病、肾上腺功能紊乱等）。

## ✿ 中医说不孕

中医称原发性不孕症为"全不产"，称继发性不孕为"断绪"。肾虚、肝气郁结、痰湿内阻、瘀滞胞宫等原因均可导致不孕。不孕分为五种证型。

（1）**肾虚型不孕**：婚久不孕，月经量少色暗，经期延后，面色晦暗，腰脊酸软，神疲乏力，小腹冷坠，白带清稀，小便清长，舌淡苔薄，脉沉细。治宜温阳补肾。

（2）**血虚型不孕**：婚久不孕，月经后期，量少色淡，面色萎黄，形体消瘦，头晕目眩，皮肤无光泽，舌淡苔薄，脉细弱。治宜养血滋阴。

（3）**痰湿型不孕**：多年不孕，形体肥胖，月经不调，带下量多，色白质稠，胸脘闷胀，倦怠乏力，性欲淡漠，嗜睡，纳食不佳，舌淡苔白腻，脉滑。治宜燥湿化痰。

（4）**肝郁型不孕**：婚久不孕，月经不调，行经腹痛，胸胁乳房胀痛，时欲叹息，情志不畅，烦躁，舌正常，脉弦。治宜舒肝解郁。

（5）**血瘀型不孕**：久不受孕，或宿有癥瘕，月经后期，经行腹痛拒按，色黑暗，有血块，胸胁乳房胀痛，舌暗有瘀点，脉弦涩。治宜活血破瘀，方用血府逐瘀汤等。

# ♨ 细心调理卵巢，选对药物和食物

以下推荐几种不孕患者适用的药材和食材。

（1）**熟地**：熟地具有补肝益肾、滋补阴血、益精填髓的功效，用于肝肾亏虚引起的不孕症，症见腰膝酸软、潮热盗汗、血虚萎黄、心悸怔忡、月经不调等。

（2）**川芎**：川芎被称为"血中气药"，具有行气开郁、祛风燥湿、活血止痛的功效，对气滞血瘀所引起的不孕症有很好的疗效，还可治疗月经不调、闭经、痛经、腹痛、胸胁刺痛、头痛、风湿痹痛等症。

（3）**当归**：当归是无毒免疫促进剂，具有补血和血、调经止痛、润燥滑肠的功效。多用于治疗月经不调、经闭腹痛、癥瘕积聚、崩漏、血虚头痛、眩晕、痿痹、赤痢后重、痈疽疮疡、跌打损伤等症。

（4）**海参**：海参具有补肾益精、养血润燥、止血的功效，对精血亏损、肾虚所致的不孕患者有很好的食疗作用，可改善患者虚弱劳怯、性欲冷淡、神疲乏力、月经不调等症。

（5）**龟板**：龟板是指乌龟的腹甲及背甲，具有滋阴补肾、固经止血、养血补心等功效，对肝肾阴虚所致的不孕症有很好的食疗效果。亦可用于阴虚潮热、骨蒸盗汗、头晕目眩、心虚健忘等症。

（6）**杜仲**：杜仲具有补肝肾、强筋骨、安胎气等功效，可用于治疗腰脊酸疼、足膝痿弱、小便余沥、妊娠漏血、胎漏欲堕、胎动不安等。

# 不孕调养药膳

绝大部分的人都希望能有自己的子女，有一个幸福快乐的家庭。不孕让很多家庭饱受无尽的痛苦，但不孕并非疑难杂症，只要通过适当的医治和食疗调理，就会帮你摆脱不孕的困扰。

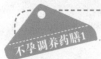 不孕调养药膳1

## 四物鸡汤

◎ **配方** 鸡腿150克，熟地25克，当归15克，川芎5克，炒白芍10克，盐3克。

◎ **制作** ①将鸡腿剁块，放入沸水中氽烫，捞出冲净；药材以清水快速冲净。②将鸡腿和所有药材放入炖锅，加6碗水以大火煮开，转小火续炖40分钟。③起锅前加盐调味即可。

◎ **功效** 熟地、当归、川芎、炒白芍四者合成为四物汤，可滋养身体的阴血，使血液循环畅通，对阴血亏虚、血液瘀滞不行导致的不孕有很好的疗效，还可有效改善患者腰膝酸软、潮热盗汗、面色微黄或苍白、神疲乏力、月经不调等症状。

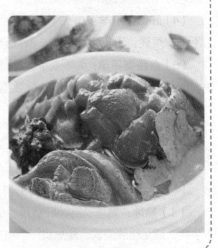

不孕调养药膳2

## 鲍汁鲜竹焖海参

◎ **配方** 鲜腐竹200克，水发海参200克，西兰花100克，冬菇50克，炸蒜子6只，葱、姜片、盐、味精、糖、鸡精、蚝油、老抽各适量。

◎ **制作** ①锅中放入水，下入姜片、葱、海参煨入味，待用。②将鲜腐竹煎至两面金黄色待用，西兰花氽熟待用。③起锅爆香姜、葱，下入鲜腐竹、海参、冬菇略焖，再下入所有调味料焖至入味后装盘，西兰花围边即可。

◎ **功效** 海参可补肾益精、养血润燥、调经、养胎，对于虚劳瘦弱、气血不足或肾气亏虚、月经不调等因素所造成的不孕均有很好的食疗作用。

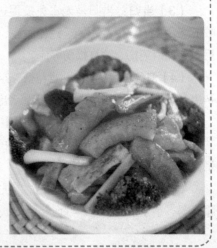

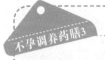

不孕调养药膳3 ································○ **栗子羊肉汤**

◎ **配方** 枸杞子20克，羊肉150克，栗子30克，吴茱萸、桂枝各10克，盐5克。

◎ **制作** ①将羊肉洗净，切块；栗子去壳，洗净切块；枸杞子洗净，备用。②吴茱萸、桂枝洗净，煎取药汁备用。③锅内加适量水，放入羊肉块、栗子块、枸杞子，大火烧沸，改用小火煮20分钟，再倒入药汁，续煮10分钟，调入盐即成。

◎ **功效** 羊肉、吴茱萸、桂枝均有暖宫散寒、温经活血的作用，板栗、枸杞子有滋阴补肾的效果，配伍同用，对肝肾不足、小腹冰凉、畏寒怕冷、阳虚宫寒不孕的患者有很好的食疗效果。

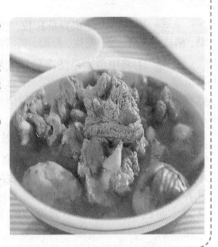

不孕调养药膳4 ································○ **龟甲杜仲猪尾汤**

◎ **配方** 龟甲25克，炒杜仲30克，猪尾600克，盐2小匙。

◎ **制作** ①猪尾剁段洗净，汆烫捞起，再冲净1次。②龟甲、炒杜仲冲净备用。③将猪尾、杜仲、龟甲盛入炖锅，加6碗水以大火煮开，转小火炖40分钟，加盐调味。

◎ **功效** 龟甲具有滋阴补肾、固经止血、养血补心等功效，杜仲具有补肝肾、强筋骨、安胎气，猪尾可强腰壮骨，三者合用，对肝肾阴虚或肝肾不足所致的不孕症有很好的食疗效果。该汤用于治疗阴虚潮热、月经不调、失眠、腰膝酸软、不孕等症。

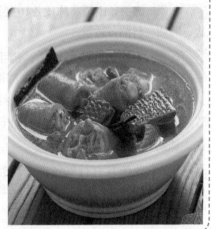

## 不孕症保健知识

不孕症患者要在精神上保持乐观、豁达；在身体上注意适当休息，避免劳累；在饮食上宜温热忌寒凉；在起居上宜规律舒适；忌坐卧湿地或冒雨涉水。另外，月经期间要勤洗内裤，要勤换卫生巾，全身淋浴不宜过频以免着凉感冒。

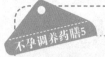

# 虫草红枣炖甲鱼

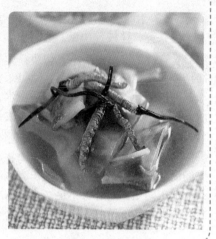

**◎配方** 甲鱼1只，冬虫夏草10枚，红枣10枚，料酒、精盐、味精、葱、姜片、蒜瓣、鸡清汤各适量。

**◎制作** ①将甲鱼宰杀洗净后切成块，冬虫夏草洗净，红枣用开水浸泡。②将甲鱼块放入锅内煮沸，捞出，备用。③甲鱼放入砂锅中，放入虫草、红枣，加料酒、盐、味精、葱片、姜片、蒜、鸡汤，炖2小时，取出，拣去葱片、姜片即成。

**◎功效** 甲鱼可滋阴、益气养血、调补阴阳，冬虫夏草可益气补虚、抗衰老，红枣能补气养血，三者合用，对气血不足、性欲冷淡、乏力、面色微黄、月经不调等症的不孕患者有一定疗效。

# 顺气猪肝汤

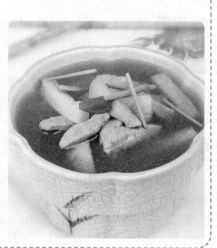

**◎配方** 佛手、山楂、陈皮各10克，猪肝、食盐、麻油、料酒各适量。

**◎制作** ①将猪肝洗净切片，佛手、山楂、陈皮洗净，加沸水浸泡1小时后去渣取汁。②碗中放入猪肝片，加药汁和食盐、料酒，隔水蒸熟。③将猪肝取出，放少许麻油调味即可服食，饮汤。

**◎功效** 此汤具有行气解郁、通经散瘀、解毒消肿的功效，对气滞血瘀型不孕患者有较好的效果。

## 不孕症保健知识

月经不调是难以受孕的信号。因此，女性出现月经不调时，应及早彻底治疗，勿留后患。此外，不孕症女性的身体是非常虚弱的，要好好地进行调养，使身体会慢慢地恢复健康。

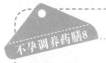

不孕调养药膳8 · · · · · · · · · · · · · · · · · · · · · · · · · · · · · · · · · · · 。 **灵芝茯苓炖乌龟**

◎ **配方** 乌龟1只，灵芝6克，茯苓25克，山药8克，生姜10克，盐5克，味精3克。

◎ **制作** ①乌龟置于冷水锅内，慢火加热至沸，将龟破开，去头和内脏，斩成大件。②灵芝切块，同茯苓、山药、生姜洗净。③将以上用料放入瓦煲内，加适量水，以大火烧开，转小火煲2小时，最后用盐和味精调味即可。

◎ **功效** 乌龟具有滋阴补血、补肾调经、促排卵等功效；灵芝、茯苓、山药可养心安神、益气补虚，以上四味配伍同用，对肝肾阴虚、气血亏虚等所致的不孕症有很好的食疗效果。

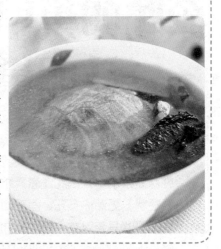

## 不孕症保健知识

据研究表明，相当一部分妇科疾病与女性骨盆肌肉的功能有关。因此，不孕症患者需加强骨盆肌肉的锻炼，可以在排便或卧床时，屏气收缩尿道、直肠以及阴道括约肌100～200次；然后放松，只要持之以恒，就会对不孕症的治疗有一定帮助。

# 预防卵巢早衰，
# 让卵巢永葆青春

卵巢早衰是指卵巢功能衰竭。特点是原发或继发性闭经伴随血促性腺激素水平升高和雌激素水平降低，并伴有不同程度的一系列低雌激素症状，如潮热多汗、面部潮红、性欲低下等。

卵巢早衰对女人有极大的危害。卵巢早衰会带来一系列的疾病，如闭经、不孕、低雌激素症状以及伴发一些自身免疫性疾病。因此，对于卵巢的保护，是女性必须重视的。除了要有规律的生活习惯、饮食方式外，吃什么、怎么吃对于女性预防卵巢早衰也有非常重要的影响。

## 🎗 卵巢早衰有何症状

只有清楚地认识了卵巢早衰的症状及危害，女性朋友才会更重视卵巢保养，以下为卵巢早衰的症状：

（1）**闭经**：分为原发性闭经和继发性闭经，继发性闭经发生在40岁之前，并且在闭经之前没有特征性的月经异常的先兆。

（2）**不孕**：部分患者因不孕就诊而发现卵巢早衰。不孕是卵巢早衰患者就诊的主要原因。

（3）**低雌激素症状**：该症包括潮热、盗汗、性欲低下，伴有萎缩性阴道炎和尿频、尿痛等萎缩性尿道炎。

（4）**伴发的自身免疫性疾病的表现**：如甲状腺疾病、糖尿病、红斑狼疮、类风湿关节炎、白癜风和克罗恩病等。另外还有肾上腺功能不全的隐匿症状，如近期体重的减轻、食欲减退、不明确的腹部疼痛、衰弱、皮肤色素沉着加重和嗜盐。

# 本草调理卵巢，女人幸福一生

有很多人会认为，卵巢的衰退是必然的，人老了，卵巢就会跟着衰退。其实不然，只要对卵巢进行足够的保养与呵护，卵巢就会永葆年轻！

## 卵巢早衰患者吃什么

在饮食方面，卵巢早衰患者宜选用对卵巢功能的生理性周期调节有益的食品，如鲍鱼、海参、鹌鹑、鸽子、乌鸡、墨鱼、章鱼等。多摄取β-胡萝卜素，如食用胡萝卜、橙类的水果及红薯、哈密瓜、南瓜、西红柿等"有色"蔬果，可显著减少卵巢疾病的发病率。多摄取高钙食物，如虾皮、海米、牛奶、海带、豆制品等。

有研究指出，每日摄取高钙食物的女性会比摄取钙质不足的女性得卵巢疾病的概率低很多。女人应多摄取活性乳酸菌，同时多摄取谷类，谷类的特殊纤维可以提供乳酸菌活跃的能力，可增加自身的免疫能力，有助于平衡体内激素及治愈囊胞。卵巢早衰患者可多服养身调经、滋补肝肾之品，如桂圆、桑葚、黑芝麻、乌鸡等。治疗期间应忌烟、酒；忌食刺激性食物，以及肥腻、油煎、霉变、腌制的食物；忌食羊肉、狗肉、韭菜、胡椒等温热性食物。

## 卵巢早衰患者宜吃哪些药材、食材

以下推荐几种卵巢早衰患者适用的药材和食材。

（1）**鹿茸**：鹿茸有补肾壮阳、益精生血、强筋壮骨、调节卵巢功能的功效，主治肾阳不足、精血亏虚所致的畏寒肢冷、阳痿、早泄、卵巢早衰、宫冷不孕、尿频遗尿、腰膝酸软等病症。

（2）**熟地**：熟地具有滋阴补血、益精填髓的功效，用于肝肾亏虚所致的卵巢早衰、月经不调、闭经等症，还可改善卵巢早衰患者阴虚盗汗、消渴、血虚萎黄等症。

（3）**当归**：当归具有补血活血、调经止痛、润燥滑肠的功效，多用于治疗月经不调、闭经、产后腹痛、血虚头痛、眩晕、痿痹、赤痢后重、痈疽疮疡、跌打损伤等症。

（4）**冬虫夏草**：冬虫夏草具有补虚损、益精气、止咳化痰、补肺肾之功效，主治肺肾两虚、精气不足、阳痿遗精、咳嗽气短、自汗盗汗、腰膝酸软、劳嗽痰血等症。

（5）**海马**：海马是补肾壮阳、调气活血的佳品，常用于治疗肾虚阳痿、精少、宫寒不孕、腰膝酸软、尿频、肾气虚、喘息短气、跌打损伤、血瘀作痛等病症。

（6）**黄精**：黄精具有滋阴益肾、健脾润肺的功效，对肝肾阴虚所致的卵巢早衰有很好的疗效，能有效改善低雌激素症状，包括潮热、盗汗、性欲低下等。

# 卵巢早衰调养药膳

卵巢对于女性来说非常重要，那么女性应该如何保养卵巢呢？以下推荐几款对保养卵巢有较好效果的药膳，让你永葆年轻！

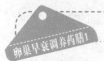

## 鹿茸黄芪煲鸡汤

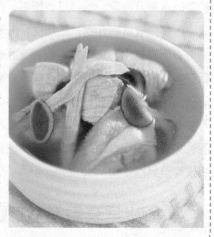

◎ **配方**　鸡肉500克，瘦肉300克，鹿茸片20克，黄芪20克，生姜10克，盐5克，味精3克。

◎ **制作**　①将鹿茸片放置清水中洗净；黄芪洗净；生姜去皮，切片；瘦肉切成厚块。②将鸡肉洗净，斩成块，放入沸水中汆去血水后，捞出。③锅内注入适量水，下入所有原材料大火煲沸后，再改小火煲3小时，调入调味料即可。

◎ **功效**　鹿茸能补肾壮阳、益精生血、调理卵巢；黄芪可健脾益气、补虚；两者合用，对肾阳不足、脾胃虚弱、精血亏虚所致的卵巢早衰、宫冷不孕、尿频遗尿、腰膝酸软等症均有较好的效果。

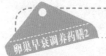

## 双色蛤蜊

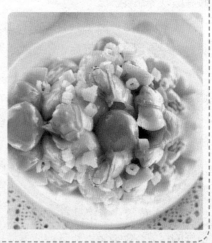

◎ **配方**　白萝卜球200克，胡萝卜球200克，文蛤250克，芹菜末50克，肉苁蓉10克，当归20克，淀粉5克。

◎ **制作**　①胡萝卜球、白萝卜球煮熟；淀粉加水拌匀备用；文蛤洗净，放入蒸笼，中火蒸10分钟，取肉、汤汁备用。②肉苁蓉、当归加水，放入锅中煮35分钟，滤取药汁；将胡萝卜球、白萝卜球、蛤肉汁加1/4碗水，用小火焖煮3分钟，加入水淀粉勾芡；放入蛤蜊肉及芹菜末、药汁，拌匀即可食用。

◎ **功效**　当归可补血、活血、调经，与肉苁蓉合用，对卵巢早衰有很好的疗效。

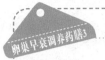

## 麦枣甘草排骨汤

卵巢早衰调养药膳3

◎**配方** 小麦100克，红枣10枚，甘草15克，白萝卜250克，排骨250克，盐10克。

◎**制作** ①小麦淘净，以清水浸泡1小时，沥干；红枣、甘草洗净。②排骨洗净斩件，氽水，捞起洗净；白萝卜削皮，洗净，切块。③将所有材料放入锅中，加8碗水，以大火煮沸后转小火炖约40分钟，加盐调味即可。

◎**功效** 小麦、红枣、甘草共组成甘麦大枣汤，是治疗妇女脏燥的良方，对肝气郁结导致的卵巢功能异常，雌激素水平下降造成的卵巢早衰、闭经、不孕者有一定的辅助治疗作用。

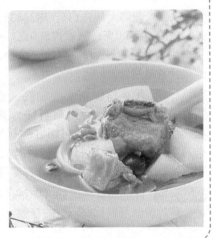

## 当归红枣牛肉汤

卵巢早衰调养药膳4

◎**配方** 牛肉500克，当归50克，红枣10枚，盐、味精各适量。

◎**制作** ①牛肉洗净，切块。②当归、红枣洗净。③把全部用料放入煲内，加适量水，猛火煲至水开，改用慢火煲2～3小时，调味即可。

◎**功效** 红枣营养丰富，既含蛋白质、粗纤维、糖类、有机酸、黏液质和钙、磷、铁等，又含有多种维生素，能抗衰老，有"天然维生素丸"之美称；当归可补血、调经；牛肉可益气补虚；三者同用，对卵巢早衰有较好的辅助治疗作用。

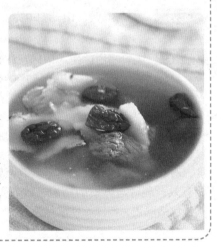

## 卵巢早衰保健法

适当的运动能促进人体的新陈代谢以及血液循环，从而进一步延缓女性器官的衰老，因此，女性每天要做适量的运动。此外，应睡眠充足。俗话说"女人是睡出来的"，充足的睡眠不仅能让女人看起来容光焕发，还能延缓衰老，可预防卵巢早衰。

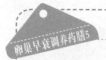

卵巢早衰调养药膳5 ○ **虫草海马炖大鲜鲍**

◎ **配方** 新鲜大鲍鱼1只，海马4只，冬虫夏草2克，净鸡肉500克，猪瘦肉200克，金华火腿30克，生姜2片，花雕酒、食盐、鸡粉、味精、浓缩鸡汁各适量。

◎ **制作** ①先将鲍鱼去壳和肠，洗净；海马用瓦煲氽去异味。②光鸡斩件，瘦肉切成大粒，金华火腿切成粒，将切好的材料飞水去掉杂质。③把所有的原材料装入炖盅，再入锅中隔水炖4小时后，放入所有调味料即可。

◎ **功效** 此品对肾气虚弱、卵巢早衰、精气不足、病后虚弱等症均有较好的疗效。

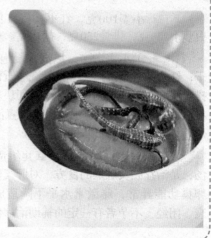

卵巢早衰调养药膳6 ○ **山药黄精炖鸡**

◎ **配方** 黄精30克，山药100克，鸡肉1000克，盐4克。

◎ **制作** ①将鸡肉洗净，切块，入沸水中去血水；黄精、山药洗净，备用。②把鸡肉、黄精、山药一起放入炖盅，加水适量。③隔水炖熟，下入盐调味即可。

◎ **功效** 黄精具有滋阴益肾、健脾润肺的功效；山药可健脾补肾；鸡肉可益气补虚，三者同食，对肝肾阴虚所致的卵巢早衰有很好的疗效，能有效调理肾与卵巢的功能，改善低雌激素症状，包括潮热、盗汗、性欲低下等。

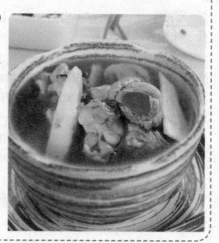

## 卵巢早衰保健法

已婚女性一定要维持和谐的性生活，这样不仅能够缓解人体的心理压力，还能够帮助提高人体的免疫力。此外，应保持乐观、开朗的心情，笑容不仅能让女人变得更加美丽，还能预防很多疾病。

**卵巢早衰调养药膳7** ·········································· **枸杞炖甲鱼**

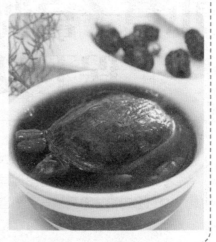

◎**配方** 甲鱼400克，枸杞子30克，熟地黄30克，红枣10枚，盐、味精各适量。

◎**制作** ①甲鱼宰杀后洗净。②枸杞子、熟地黄、红枣去核，洗净。③将甲鱼、枸杞子、熟地黄、红枣放入煲内，加适量开水，以小火炖2小时，加入盐和味精调味即可。

◎**功效** 常食枸杞子可抗卵巢早衰、抗衰老；熟地具有补阴血、养肝肾、益精填髓的功效，用于肝肾亏虚所致的卵巢早衰、月经不调、闭经、潮热盗汗等症；甲鱼具有益气补虚、滋阴壮阳、益肾健体等功效，可改善卵巢功能，提高雌激素水平。

**卵巢早衰调养药膳8** ·········································· **六味地黄鸡汤**

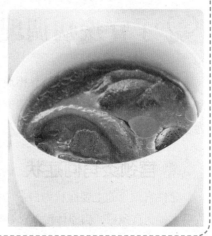

◎**配方** 鸡腿150克，熟地25克，茱萸果5克，山药10克，丹皮10克，茯苓10克，泽泻5克，红枣8枚，盐3克。

◎**制作** ①鸡腿剁块，放入沸水中汆烫、捞起、冲净。②将鸡腿、盐和所有药材一道盛入炖锅，加6碗水以大火煮开。③转小火慢炖30分钟即成。

◎**功效** 熟地可补肾阴；茱萸果则可肝肾同补；山药能健脾益肾。卵巢早衰与肾阴虚衰、肾气不足有着密切的关系，六味地黄汤是滋阴补肾的代表方，对肾阴亏虚引起的卵巢早衰、雌激素分泌减少、月经不调、闭经均有很好的疗效。

## 卵巢早衰保健法

女性要改善内分泌，延缓衰老，除在医生指导下口服雌激素外，还应多吃蔬菜、瓜果，保持适量维生素E、维生素$B_2$的摄入，像莲子、黑木耳等都是很好的进补食材。

# 本草子宫调养，保卫女人的第六脏器

子宫是女性孕育生命的场所，是女人独有的脏器。子宫是女性重要的生殖器官，当子宫出现异常时必然会使女性的孕育能力受到影响，并且会带来一系列疾病，如宫颈炎、功能性子宫出血、子宫脱垂、子宫肌瘤、子宫癌等。通过医疗和食疗相结合，内外调理，可以让你远离子宫疾病。

## 子宫疾病调理——宫颈炎

子宫颈通过阴道间接与外界相通，是预防阴道内病原体侵入子宫腔的重要屏障。子宫颈一旦受到感染，就会形成宫颈炎。宫颈炎是育龄期女性的常见病、多发病之一，分为急性与慢性两种。

### 宫颈炎有何症状

急性宫颈炎的主要症状为白带增多，呈脓性，伴腰痛、下腹不适，多因分娩、流产或手术损伤宫颈后，病原体侵入宫颈黏膜而发生感染所致。

宫颈炎在临床上以慢性宫颈炎较常见，主要症状为白带增多且呈乳白色，黏液状的白带中夹有血丝，或性交出血，伴外阴瘙痒、腰骶部疼痛等。慢性宫颈炎多因急性宫颈炎治疗不彻底，病原体隐藏于宫颈黏膜内而形成慢性炎症。其局部有多种表现，如宫颈糜烂、宫颈肥大、宫颈息肉、宫颈管内膜炎、宫颈腺体囊肿、宫颈裂伤及外翻等，其中以宫颈糜烂最为常见。妇科检查可发现糜烂面，表面常呈赤红色，凹凸不平，有的伴子宫颈息肉。宫颈糜烂可引起白带增多、白带带血或性交后出血，常有腰酸背痛、月经失调、不孕不育等症状。大量资料表明，宫颈糜烂与宫颈癌的发病有着密切关系，所以一旦出现宫颈糜烂应积极治疗。

## 🌸 怎样预防宫颈炎

对于宫颈炎要积极预防，不要等到患上了才后悔莫及。应做到：①避免过早、过多、过频的生育和生产。分娩和流产都会造成宫颈损伤，从而为细菌的侵入提供了机会。②注意外阴及阴道清洁，在分娩、流产、宫颈物理治疗后应预防感染。避免不洁性生活，不洁性生活易带入各种病原体，从而诱发宫颈炎甚至宫颈癌。③积极治疗急性宫颈炎，定期做妇科检查，最好做到一年一次。避免分娩时用器械损伤宫颈，产后宫颈裂伤应及时缝合。

## 🌸 宫颈炎患者吃什么

已得宫颈炎的患者饮食上应注意营养，多食富含维生素、纤维素的食物，可增强身体免疫力，减少感染机会。保持饮食清淡，多饮水，多食蔬菜。多进食一些具有消炎抗菌作用的食物，如大蒜、马齿苋、油菜、芥菜、苦瓜等。忌甜食与油腻食物，这些食物会增加白带的分泌，影响治疗效果。忌辛辣刺激性食物，忌海鲜等发物及羊肉、狗肉等燥热性食物，这些食物都会加重宫颈红肿、糜烂等炎症反应，影响病情恢复。

## 🌸 宫颈炎患者宜吃哪些药材、食材

以下推荐几种宫颈炎患者适用的药材和食材。

（1）黄檗：黄檗具有泻火燥湿、解毒杀虫的功效，可与苦参、白及、丹参等配伍，对宫颈炎、阴道炎均有很好的疗效，内服及冲洗阴道和宫颈均有较好的效果。

（2）败酱草：败酱草可清热、利湿、解毒，治宫颈炎、阴道炎、阑尾炎、痢疾、尿路感染、盆腔炎、附件炎、痈肿疔疮等各种炎症。

（3）马齿苋：马齿苋具有清热解毒、燥湿止痒、消肿止痛的功效，对湿热下注引起的阴道炎、宫颈炎、白带异常等症均有很好的疗效。

（4）苍耳子：苍耳子具有祛风散热、解毒杀虫的功效，内服或外洗均对宫颈炎有一定的疗效，还可治感冒、头风、鼻炎、目赤以及疔疮、疥癣、皮肤瘙痒等各种皮肤病症。

（5）荠菜：荠菜有止血解毒、健脾利水的功效，对阴道炎、尿道炎、宫颈炎及糖尿病性白内障均有食疗作用。

（6）油菜：油菜能活血化瘀、消肿解毒、润肠通便、美容养颜、强身健体，对游风丹毒、手足疖肿、乳痈、习惯性便秘等病症有食疗作用。

（7）大蒜：大蒜具有杀菌消炎、燥湿止痒的功效，对宫颈炎、阴道炎、肠炎、痢疾等炎症均有很好的食疗作用，常食还能防癌抗癌。

# 宫颈炎调理药膳

宫颈炎是育龄期女性的妇科常见病、多发病之一。宫颈炎患者在饮食方面要注意补充营养、提高自身抵抗力，多食用有抗菌消炎作用的药材和食材，让你轻松摆脱宫颈炎！

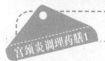

## 宫颈炎调理药膳1 · 茅根马蹄猪展汤

**◎ 配方** 茅根15克，马蹄10个，猪展肉300克，姜3克，盐2克。

**◎ 制作** ①茅根洗净，切成小段；马蹄洗净，去皮；猪展肉洗净，切块；姜洗净去皮，切片。②将洗净的食材一同放入砂煲内，注入适量清水，大火煲沸后改小火煲2小时。③加盐调味即可。

**◎ 功效** 茅根具有清热解毒、凉血止血、利尿通淋的功效，对阴道炎、宫颈炎、痢疾以及各种出血症等均有疗效；马蹄能清热利尿、滋阴补肾，对宫颈炎、阴道炎、尿路感染等均有很好的食疗效果。

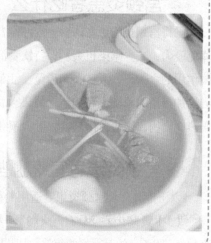

## 宫颈炎调理药膳2 · 黄檗油菜排骨汤

**◎ 配方** 黄檗10克，排骨500克，油菜200克，盐、鸡精、味精各适量。

**◎ 制作** ①油菜、黄檗洗净，备用。②排骨洗净切成小段，用盐腌8小时至入味。③锅上火，注清水适量，放入排骨、油菜、黄檗一起煲3小时，调入鸡精、味精拌匀即可。

**◎ 功效** 黄檗具有清热燥湿、泻火解毒的功效，油菜可活血化瘀、消肿解毒，两者合用有较好的消炎杀菌作用，对湿热下注型阴道炎、宫颈炎有很好的疗效，能有效缓解白带增多或白带中夹有血丝、外阴瘙痒等症状。

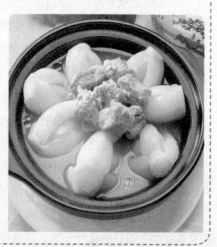

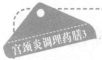

## 大芥菜红薯汤

◎ **配方** 白花蛇舌草10克，大芥菜450克，红薯500克，花生油5毫升，盐3克。

◎ **制作** ①大芥菜洗净，切段；白花蛇舌草洗净，备用；红薯去皮，洗净，切成块状。②烧锅，加入花生油、姜片、红薯爆炒5分钟，加入1000毫升沸水。③煮沸后加入大芥菜、白花蛇舌草，煲滚20分钟，加盐调味即可。

◎ **功效** 白花蛇舌草、大芥菜均有清热、利湿、解毒、杀菌之功，能抗感染，抑制细菌生长，对阴道炎、外阴瘙痒、宫颈糜烂以及带下黄稠臭秽等症有食疗作用。

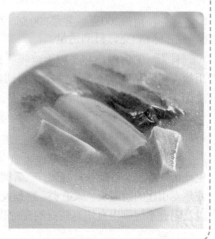

## 苦瓜败酱草瘦肉汤

◎ **配方** 瘦肉400克，苦瓜200克，败酱草100克，盐、鸡精各5克。

◎ **制作** ①瘦肉洗净，切块，汆去血水；苦瓜洗净，去瓤，切片；败酱草洗净，切段。②锅中注水，烧沸，放入瘦肉、苦瓜慢炖。③1小时后放入败酱草再炖30分钟，加入盐和鸡精调味即可。

◎ **功效** 败酱草具有清热解毒、利湿止痒、消炎止带的功效；苦瓜可清热泻火，二者合用，可有效治疗湿热下注引起的宫颈炎、阴道炎、阑尾炎、痢疾、尿路感染、盆腔炎、附件炎、痈肿疔疮等各种炎症。

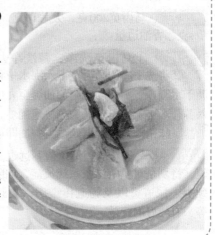

## 宫颈炎患者日常保健

在日常生活中，女性应重视对外阴的清洁，以防病菌经阴道进入子宫腔内，引起子宫内膜感染。首先，最好选用流动的清水洗涤会阴部，保持局部的自然环境；如果有异感，可选用专用洗液清洗。

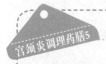

宫颈炎调理药膳5 · · · · · · · · · · · · · · · · · · · · · · · · · · · · · · · · · · · · · · · · · # 荠菜猪腰汤

◎ **配方** 猪腰200克，荠菜300克，生地10克，盐5克，味精3克，料酒适量。

◎ **制作** ①猪腰片开，剔去腰臊，再切成片，用盐、料酒稍腌。②荠菜洗净，再切成段；生地洗净，备用。③锅中下入高汤煮沸，再下入生地，小火煎煮10分钟，再放入荠菜、腰片，煮熟后加盐、味精调味即可。

◎ **功效** 荠菜清热解毒、凉血止血、消炎杀菌，生地清热凉血，猪腰补肾强腰，三者同用，对血热或热毒引起的阴道炎、尿道炎、宫颈炎、带下异常以及阴道不规则出血均有较好的食疗作用。

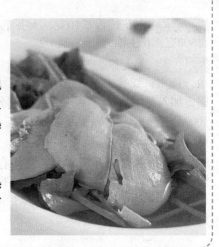

宫颈炎调理药膳6 · · · · · · · · · · · · · · · · · · · · · · · · · · · · · · · · · # 蒜蓉马齿苋

◎ **配方** 马齿苋200克，大蒜10克，盐5克，味精3克，香油适量。

◎ **制作** ①马齿苋洗净；蒜洗净去皮，剁成蓉。②将洗干净的马齿苋下入沸水中稍余，捞出沥干水分，备用。③锅中加油烧至九成热时，下入蒜蓉爆香，再下入马齿苋快速翻炒，出锅时，加盐、味精炒匀，再淋入适量香油即可出锅。

◎ **功效** 马齿苋的药用价值，远远高于食用价值，特别是对生殖泌尿系统炎症，如阴道炎、宫颈炎、尿道炎以及肠道传染病，如肠炎、痢疾等，有较好的疗效。

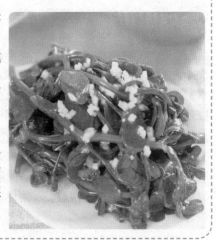

# 宫颈炎患者日常保健

洁身自爱，防止性乱。不洁的性交，最容易引起子宫内膜炎、宫颈糜烂。宫颈糜烂者，子宫癌的发病率比非糜烂者高7倍以上。性交后阴道出血或少量不规则的流血，常是宫颈癌的早期征兆。

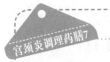

◦ 黄檗苍耳消炎茶

◎ **配方** 黄檗9克，苍耳子10克，绿茶3克。

◎ **制作** ①将黄檗、苍耳子洗净，放入锅中，加水600毫升，大火煮开，转小火续煮10分钟即可关火。②再将绿茶放入锅中，加盖闷5分钟，滤去药渣，即可饮用。

◎ **功效** 黄檗具有清热燥湿、泻火解毒、消炎杀菌的作用；苍耳子可祛风解毒、敛疮止痒；绿茶可清热降火。三者合饮对预防及治疗生殖泌尿系统炎症，如阴道炎、宫颈炎、尿道炎、盆腔炎等均有很好的效果。苍耳子有小毒，水煎服时不可过量。可用本品煎水清洗阴道，内服外洗效果更佳。

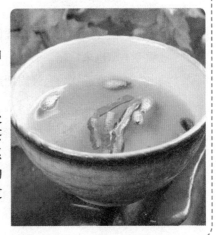

◦ 大蒜银花茶

◎ **配方** 金银花30克，甘草3克，大蒜20克，白糖适量。

◎ **制作** ①将大蒜去皮，洗净捣烂。②金银花、甘草洗净，一起放入锅中，加水600毫升，用大火煮沸即可关火。③最后调入白糖即可服用。

◎ **功效** 金银花可清热解毒、消炎杀菌，对一切热毒性病症均有疗效；甘草有一定的清热解毒功效；大蒜有较强的消炎杀菌作用，三者合用，可辅助治疗宫颈炎、阴道炎以及急性细菌性痢疾、急性肠炎、腮腺炎、流感等感染性疾病。但要注意，患有慢性胃炎溃疡病患者应慎食大蒜。

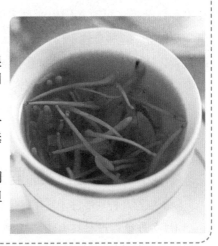

## 宫颈炎患者日常保健

营养不良、体质衰弱或患慢性病的患者要留意是否有其他部位真菌感染，并积极治疗原发病，提高身体抵抗力。此外，要进行私处的日常护理，每天清洗外阴时，选用弱酸配方的女性护理液更适合。

# 子宫疾病调理——功能性子宫出血

功能性子宫出血通常是指没有任何器质性病变（如肿瘤、炎症、外伤）及全身疾病（如血液病等），也未妊娠，而是由于神经内分泌功能紊乱而引起的不正常子宫出血，简称"功血"。主要症状为月经周期紊乱，经期长短不一，出血量时多时少，经血淋漓不止，或者在月经期后又会出现不规则的阴道流血，并伴有面色苍白、头晕无力等症状。按发病年龄，可分为青春期功、生育期功及更年期功血；按卵巢有无排卵，可分为无排卵性功血及有排卵性功血。以青春期、更年期无排卵型功血最为常见。

## 中医学对功血的认识及患者饮食忌宜

功能性子宫出血在中医内属于"崩漏""崩中"的范畴，常分为血热型、血虚型、瘀血型和脾虚型等四种。一般来说，青春期的功血多属血热型，育龄女性功血则以瘀血型和血虚型较为多见，而更年期功血则大多数为脾虚型。

在饮食方面，功能性子宫出血患者应多食含铁丰富的食物，如动物内脏、乌鸡、红枣、桂圆等，可改善因出血过多引起的贫血症状。补充优质蛋白质，如牛奶、鸡蛋、瘦肉等，这些食物不仅含有人体所需的必需氨基酸，还含有丰富的维生素A、B族维生素，这些均是治疗贫血的重要物质。多吃些新鲜蔬菜和水果，这些食物中富含多种维生素和微量元素，可增强患者体质，加强抵抗力。忌食肥肉、甜食、巧克力等肥腻不易消化之品；忌吃辛辣刺激性的调味料，如辣椒、胡椒、花椒等，否则会增加月经量。

## 功血患者宜吃哪些药材、食材

以下推荐几种功能性子宫出血患者适用的药材和食材。

（1）丹参：丹参具有止血祛瘀、安神宁心、排脓止痛的功效，主要用于治疗心绞痛、月经不调、痛经、经闭、子宫出血、血崩带下、瘀血腹痛、骨节疼痛、惊悸不眠等病症。

（2）三七：三七具有止血、散瘀、消肿、止痛的功效，主要用于治疗吐血、咳血、鼻出血、便血、血痢、崩漏癥瘕、产后血晕、恶露不尽、跌仆瘀血、外伤出血、痈肿疼痛等病症。

（3）槐花：槐花具有凉血止血、清肝泻火的功效。生槐花苦寒之性较强，可清肝泻火、清热凉血，多用于治疗血热妄行、肝热目赤、头痛眩晕、疮毒肿痛等病症。

（4）**人参**：人参可大补元气、复脉固脱、补脾益肺、生津安神，用于体虚欲脱、肢冷脉微、脾虚食少、肺虚喘咳、津伤口渴、内热消渴、久病虚羸、惊悸失眠、阳痿宫冷、心力衰竭、心源性休克。

（5）**艾叶**：艾叶具有理气血、逐寒湿、温经、止血、安胎的功效，可用于治疗心腹冷痛、泄泻转筋、久痢、子宫出血、月经不调、崩漏、带下、胎动不安、痈疡、疥癣等病症。

（6）**墨鱼**：墨鱼具有补益精气、健脾利水、养血滋阴、制酸、温经通络、通调月经、收敛止血、美肤乌发的功效，对功能性子宫出血有较好的食疗效果。

（7）**乌鸡**：乌鸡具有滋阴补肾、养血填精、益肝、退热、补虚作用，对因出血过多所引起的贫血、体虚者有很好的食疗作用。

## 🌸 功血患者食疗方

（1）**乌梅红糖汤**：乌梅15克，红糖40克。将乌梅、红糖一起入煲，加水1碗半，煎剩至大半碗即可食用。此品具有补血止血、美容养颜功效，适用于妇女月经过多或功能性子宫出血。

（2）**红糖木耳**：木耳120克(水发)，红糖60克。先将木耳煮熟，加入红糖拌匀，1次服完，连服7天为1个疗程，适用于功能性子宫出血。

（3）**红枣炖猪皮**：红枣15枚，猪皮100克。将猪皮刮净切成小块，红枣洗净去核，一起装入炖盅内，加清水少量，隔水炖至猪皮熟烂即可。此方具有补脾和血、增加皮肤光泽及弹性的功效，适用于治疗脾虚型崩漏及身体虚弱等症。

（4）**玉米须猪肉汤**：玉米须20克，猪肉250克。将上二味同煮，待肉熟后食肉喝汤，每日1剂，适用于功能性子宫出血。

（5）**乌梅膏**：净乌梅1500克。将乌梅加水3000毫升，煎汤服用。服用时加白糖调味，成人每次服5～10毫升，开水冲服，日服3次，适用于功能性子宫出血。

（6）**姜汁米酒蚌肉汤**：姜汁4毫升，米酒30毫升，蚌肉150克，食油、精盐各适量。蚌肉剖洗干净，用花生油炒香后加入米酒、姜汁及适量清水同煮，待肉熟后再加精盐调味。此品具有滋阴养血、清热解毒、润肤嫩肤的功效，适用于月经过多及身体虚弱。

（7）**山楂栀子饮**：山楂30克(炒黄)，栀子20克(捣碎)，加水适量煎成约200毫升，红糖15克调煎液内服，每天1次，连用数天，适用于功能性子宫出血。

# 功能性子宫出血调理药膳

功能性子宫出血分为血热型、血虚型、瘀血型和脾虚型等四种，因此，要根据不同的证型选择不同的药材和食材。下面向女性推荐一些对功能性子宫出血有疗效的药膳。

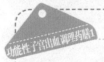

## 莲藕炖排骨

◎配方　莲藕250克，排骨300克，槐花10克，葱花、姜片、盐、味精、蒜各适量。

◎制作　①将莲藕洗净，去皮，切成大块；槐花洗净备用。②将排骨下入沸水中氽去血水后，捞出。③锅中下入排骨、姜片、蒜、莲藕，加适量清水炖1小时后，加入槐花，续煮3分钟，撒入葱花，调入调味料即可。

◎功效　槐花具有凉血止血、清肝泻火的功效；莲藕可清热凉血，两者配伍，可用于治疗血热妄行引起的各种出血病症。

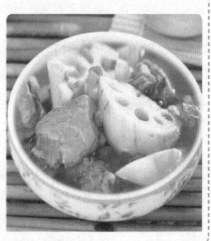

## 猪骨黄豆丹参汤

◎配方　猪骨400克，黄豆250克，丹参20克，桂皮10克，料酒5毫升，盐、味精各适量。

◎制作　①将猪骨洗净，捣碎；黄豆去杂，洗净。②丹参、桂皮用干净纱布包好，扎紧备用。③砂锅加水，加入猪骨、黄豆、纱布袋，大火烧沸，改用小火炖煮约1小时，拣出布袋，调入盐、味精、料酒即可。

◎功效　丹参能祛瘀血、生新血，既能行血又能止血，主治子宫出血、月经不调、痛经、经闭、子宫出血、血崩带下等病；桂皮可暖宫散寒，两者合用，对寒凝血瘀型功能性子宫出血有较好的疗效。

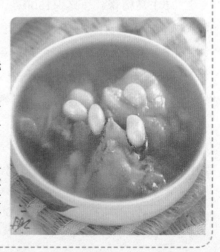

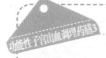

## 槐花猪肠汤

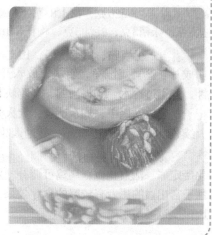

**配方** 猪肠100克，三七各15克，槐花8克，蜜枣20克，盐、生姜各适量。

**制作** ①三七、槐花、蜜枣均洗净，备用；生姜去皮，洗净切片。②将猪肠、蜜枣、三七、生姜放入瓦煲内，再倒入适量清水，以大火烧开，转小火炖煮20分钟。③再下入槐花炖煮3分钟，加盐调味即可。

**功效** 槐花具有凉血止血、清肝泻火的功效；猪大肠可清热凉血、止血排胀；三七既可活血又能止血，三者同用，止血不留瘀，活血不伤正，对功能性子宫出血的患者有一定的食疗效果。

## 艾蒿茶

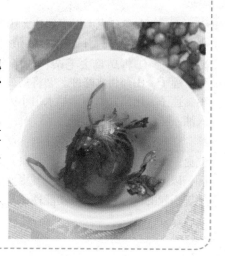

**配方** 晒干的艾蒿30克，水3杯，蜂蜜2大匙。

**制作** ①晒干的艾蒿去掉灰尘，切成几段。②将水倒入晒干的艾蒿中。③用筛子过滤出浸泡艾蒿的汤。④把浸泡艾蒿的汤放入碗中，放入少量蜂蜜，趁热喝。

**功效** 艾蒿具有理气血、逐寒湿、温经止血的功效，能使身体暖和，能缩短出血和凝血时间，具有超强的止血作用，尤其适合虚寒性子宫出血。因此，子宫出血时，可以食用艾蒿。

**贴心叮咛** 艾蒿可促进胃液分泌、增进食欲，但服用过多会引起恶心、呕吐。

## 功能性子宫出血

功能性子宫出血患者应适当休息，周围环境要保持安静，减少不良刺激。另外还应保持精神愉快，这是由于月经周期与神经活动有密切的关系。情绪不佳常可导致月经不正常，可诱发功能性子宫出血。

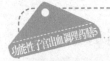 

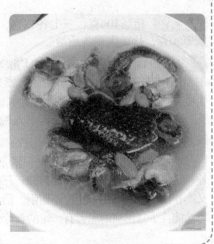

## 田七炖乌鸡

**功能性子宫出血调理药膳5**

**◎配方** 当归20克，田七8克，乌鸡肉250克，盐5克，味精3克，蚝油5克，枸杞子10克。

**◎制作** ①当归、田七洗净，田七砸碎，当归切成片。②乌鸡洗净，斩块，放入开水中煮5分钟，取出过冷水。③将当归、乌鸡块、田七、枸杞子一起放入锅中，加水适量，大火煮开，转小火续煮2小时，加盐、味精、蚝油调味即可。

**◎功效** 当归可补血活血、调经止痛；田七可化瘀定痛、活血止血；乌鸡可调补气血，对功能性子宫出血的患者有较好的食疗效果，还可改善因出血过多引起的贫血症状。

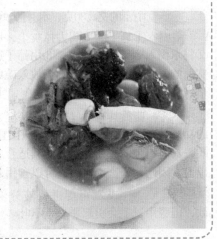

## 人参莲枣炖乌鸡

**功能性子宫出血调理药膳6**

**◎配方** 人参15克，红枣10枚，山药75克，乌鸡500克，莲子50克，食用油、味精、盐适量。

**◎制作** ①将乌鸡去毛杂，洗净；人参、红枣、莲子、山药用水略冲。②将乌鸡、人参、红枣、莲子、山药置锅中，加水用小火炖烂。③调入油、味精、盐服食即可。

**◎功效** 人参大补元气；红枣、乌鸡均能补益气血；山药可健脾补气，助脾统血；莲子补肾健脾；以上几味配伍同用，有益气摄血的功效，对气虚引起的内分泌失调、功能性子宫出血的患者大有益处。

## 保 健 小 贴 士

　　患者要加强营养，多食鱼类、肉类、禽蛋类及牛奶、蔬菜类食品，忌食辛辣刺激性食品，比如说辣椒、芥末、大蒜等。多吃新鲜的、含维生素C丰富的绿叶蔬菜，因为维生素C有促进子宫内膜恢复和生长的作用。

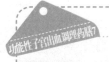

**功能性子宫出血调理药膳7**

◦ 三七粉粥

◎ **配方** 三七粉3克，红枣5枚，粳米100克，红糖适量。

◎ **制作** ①粳米洗净；红枣去核，洗净备用。②将三七粉、红枣、粳米一同放入锅中，加水适量煮粥。③待粥将成时，加入红糖即可食用。

◎ **功效** 三七具有补血止血、活血化瘀的功效；粳米益气补虚；红枣、红糖均补气养血，四味同用，既止血又补血，可用于辅助治疗血瘀引起的子宫出血、崩漏下血等病症，还可改善因失血过多造成的贫血。

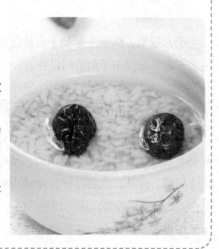

**功能性子宫出血调理药膳8**

◦ 墨鱼鸡肉汤

◎ **配方** 地榆、槐花、白茅根各10克，红枣10颗，墨鱼100克，鸡肉200克，盐、味精适量。

◎ **制作** ①将墨鱼泡发开，洗净，切块；鸡肉洗净，切块；红枣洗净，去核。②将地榆、槐花、白茅根洗净装入纱布袋，扎紧。③锅内加适量清水，放入墨鱼、鸡块及纱布袋，炖至墨鱼肉熟烂，捞起药袋丢弃，加盐、味精等调服。

◎ **功效** 地榆、白茅根凉血止血，泻火解毒；槐花清热凉血；此汤具有补益气血、收敛止血的功效，对功能性子宫出血有较好的疗效。

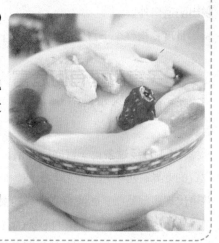

## 功能性子宫出血

功能性子宫出血患者应保持经期的卫生，平时要注意保持外阴清洁。月经期内裤要勤洗勤换，每天用干净的温水冲洗一次外阴。在清洗外阴时，最好采取擦洗或洗淋浴，不要坐在盆里或池子里洗澡，以免病菌进入阴道。

# 子宫疾病调理——子宫脱垂

子宫脱垂，医学上是指子宫从正常位置沿阴道下降，宫颈外口达坐骨棘水平以下，甚至子宫全部脱出于阴道口以外。

## 子宫脱垂有哪些发病原因

子宫脱垂主要由分娩时损伤造成，如分娩时软产道过度伸展撕裂，没有及时修补，或是子宫口没有开全时过早用力，及难产处理不当等，都可造成支撑子宫的盆底组织松弛或撕裂。此外，产后过早劳动或患有慢性咳嗽、习惯性便秘，以及长期从事蹲、站等工作，均会造成腹腔内压力增加，使子宫下移而造成脱垂。

根据脱垂的程度，子宫脱垂可分为三度。

**Ⅰ度：** 子宫体下降，宫颈口位于坐骨棘和阴道口之间。

**Ⅱ度：** 指子宫颈已脱出阴道口之外，而子宫体或部分子宫体仍在阴道内。但因包括范围大，轻者仅宫颈脱出阴道口外，重者可因宫颈延长，以致延长的宫颈及阴道壁全部脱出阴道口外。

**Ⅲ度：** 指整个子宫体与宫颈以及全部阴道前壁及部分阴道后壁均翻脱出阴道口外。

## 子宫脱垂有何危害

子宫脱垂会给女人的健康带来极大的危害，会引发女性月经过多、痛经甚至不孕等症状。

（1）**月经过多：** 子宫向后倾倒，常可引起卵巢输卵管向后下方下垂。卵巢输卵管位置的变异，可引起盆腔静脉扭曲，血流不畅，产生盆腔静脉瘀血症，导致月经过多，并可出现腹部坠胀、腰酸背痛，有的女性还可发生性交痛等症状。

（2）**痛经：** 子宫后位的形状，犹如一把茶壶，宫颈管好比茶壶嘴，子宫体好比茶壶体。作为茶壶嘴的宫颈，其位置高于作为壶体的子宫腔，位于宫腔内的月经血难以从"壶底"经宫颈管排出。要想将"壶中"的经血排出，只有加强子宫收缩，尽量压缩宫腔容积才能逼出经血。因此，子宫后位的女性常会因子宫肌的痉挛性收缩而产生痛经。

（3）**不孕：** 子宫后位可牵引宫颈向前上方翘，宫颈指向阴道前壁，使宫颈外口显著高出于后穹隆的精液池，使精液池内的精子无法顺利进入宫颈管，受孕当然难以实现。

## 中医论子宫脱垂及日常饮食宜忌

中医认为，子宫脱垂主要由于中气不足或肾气亏虚、冲任不固、带脉失约而不能升拖子宫，导致子宫下垂，主要分为气虚证与肾虚证两个证型。治疗时应以补益中气、补肾调冲任为主治原则，同时对于Ⅲ度子宫脱垂的患者，若脱出的子宫因行走或其他活动时摩擦而导致充血、红肿、糜烂者，治疗时应加以解毒消肿。

子宫脱垂患者应多食高蛋白食物，如瘦肉类、鸡、蛋类、鱼类、豆制品等。多食具有补气、补肾作用的食物，如山药、大枣、莲子、乌鸡、牛肉、猪肚等。忌食会引起下坠的寒性水产品，蚌肉、田螺、田鸡等水产品性寒，食用后会伤脾胃，或造成子宫虚冷下滑。忌食燥热性食物，如羊肉、狗肉、红参等；忌辛辣刺激性食物，如辣椒、葱、蒜、韭菜、花椒、酒等，这些食物会使得脱出的子宫充血、红肿，极易引起局部炎症或糜烂。

## 子宫脱垂患者宜吃哪些药材、食材

以下推荐几种子宫脱垂患者适用的药材和食材。

（1）**黄芪**：黄芪具有补气健脾、利尿排毒、排脓敛疮、生肌的功效，用于慢性衰弱、中气下陷所致的脱肛、子宫脱垂、内脏下垂、崩漏带下等病症，还可用于表虚自汗及消渴（糖尿病）。

（2）**白术**：白术健脾益气、燥湿利水、止汗、安胎，常用于脾胃气弱、内脏下垂、倦怠少气虚胀腹泻、水肿、黄疸、小便不利、自汗、胎动不安等病症的治疗。

（3）**党参**：党参具有补中益气、健脾益肺的功效，可用于治疗气血不足、脾肺虚弱、疲倦乏力、气短心悸、食少便溏、虚喘咳嗽、内热消渴、血虚萎黄、便血、崩漏等常见病症。

（4）**山药**：山药具有补脾养胃、生津益肺、补肾涩精等功效，可用于内脏下垂、脾虚食少、久泻不止、肺虚喘咳、肾虚遗精、带下、尿频、虚热消渴等常见病症的治疗。

（5）**莲子**：清心醒脾、补脾止泻、安神明目、健脾补肾、止泻固精，对脾肾亏虚引起的子宫脱垂有一定食疗作用。还可治疗心烦失眠、脾虚久泻、大便溏泄、久痢、腰疼、男子遗精、妇人赤白带下、早产、流产、孕妇腰酸等病症。

（6）**猪肚**：猪肚补虚损、健脾胃，对脾胃气虚引起的子宫脱垂有一定的食疗效果，常食有助于改善虚劳瘦弱、厌食、小儿疳积、腹胀腹泻、胃痛等病症。

（7）**乌鸡**：乌鸡具有补肾养血、益气补虚的功效，是补养身体的上好佳品，对女性月经不调、白带过多及子宫脱垂等虚损病症均有较好的疗效。

# 子宫脱垂调理药膳

子宫脱垂极大地影响着女性的健康，患者应引起重视，积极治疗。治疗时应以补益中气、补肾调冲任为主治原则，选择适当的药材和食材同煮成可口的药膳是子宫脱垂者不错的选择！

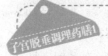

## 枣鸡汤

**◎配方** 当归10克，小北芪15克，红枣8枚，鸡肉150克，盐2小匙，核桃10克。

**◎制作** ①鸡肉洗净，剁块；当归、小北芪、红枣均洗净。②将鸡肉放入沸水中氽烫，捞起冲净。③鸡肉、当归、黄芪、红枣、核桃一起盛入锅中，加7碗水以大火煮开，转小火续炖30分钟，起锅前加盐调味即可。

**◎功效** 当归具有养血补虚的功效；小北芪可健脾补气；红枣可补气养血；鸡肉能益气补虚，四味同用，对气血亏虚导致子宫脱垂者大有补益，还能改善患者神疲乏力、面色萎黄等症。

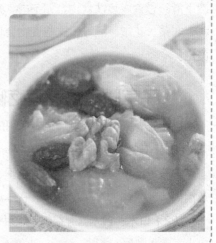

## 莲子枸杞炖猪肚

**◎配方** 猪肚600克，莲子20克，枸杞子10克，生姜10克，盐5克，味精3克，胡椒1克。

**◎制作** ①猪肚洗净煮熟后取出，切片；莲子、枸杞子泡发。②锅上火，注油烧热，下入猪肚爆香后装入炖盅内。③再下入莲子、枸杞子、生姜，加入适量清水炖80分钟，加入调味料即可。

**◎功效** 猪肚具有益气补虚、健脾补胃的功效，对子宫脱垂、胃下垂、脱肛等内脏下垂的病症有很好的补益改善作用；莲子能补肾健脾；枸杞子能滋阴补肾；三者同用，能健脾补肾、升提内脏，对脾肾两虚型子宫脱垂者有很好的疗效。

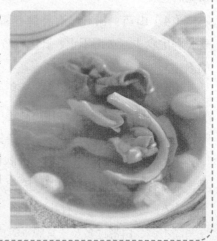

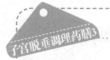

**子宫脱垂调理药膳3** ○ **鲜人参炖鸡**

◎ **配方** 家鸡1只，鲜人参2条，猪瘦肉200克，金华火腿30克，花雕酒3毫升，清水1000毫升，生姜2片，食盐2克，鸡精2克，味精3克，浓缩鸡汁2毫升。

◎ **制作** ①先将家鸡脱毛去内脏后，在背部开刀；猪瘦肉切成大肉粒；金华火腿切成粒。②把上述材料飞水去血污，再把所有的原材料装进炖盅炖4小时。③将炖好的汤加入调味料即可。

◎ **功效** 人参大补元气，鸡具有益气补虚的功效，对体质虚弱导致子宫脱垂的患者有很好的补益作用。

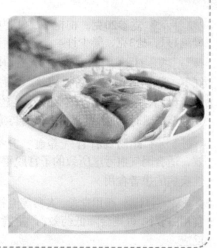

**子宫脱垂调理药膳4** ○ **参芪炖牛肉**

◎ **配方** 党参、黄芪各20克，升麻5克，牛肉250克，调味料、姜片、黄酒各适量，盐3克，香油、味精适量。

◎ **制作** ①牛肉洗净，切块。②党参、黄芪、升麻分别洗净，同放于纱布袋中，扎紧袋口。③将药袋与牛肉同放于砂锅中，注入清水500毫升，烧开后，撇去浮沫，加入姜片和黄酒，炖至酥烂，捡出药纱袋，下盐、味精，淋入香油即可。

◎ **功效** 此汤具有补气固表、益脾健胃的功效，对体质虚弱、内脏下垂的患者有一定的补益效果。

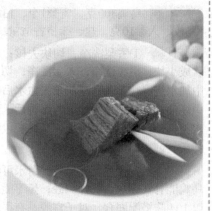

## 子宫脱垂患者保健法

　　子宫脱垂是可以预防的。关键在于接生人员应正确处理分娩过程，及时发现和仔细修补产道与骨盆底组织的裂伤；产妇本人应注意产时和产褥期卫生。分娩时，产妇一定要做到不过早和不过度用力。

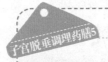

**子宫脱垂调理药膳5**

## 党参老母鸡汤

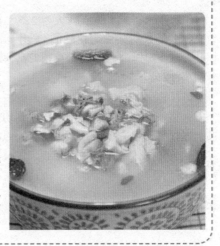

◎ **配方** 党参20克，枸杞子、红枣各少许，老母鸡1只，盐3克，姜少许。

◎ **制作** ①将老母鸡收拾干净，切块；枸杞子、红枣、党参洗净；姜洗净，切丝。②锅内注水，放入老母鸡、党参、枸杞子、红枣、姜丝一起炖煮。③煮至鸡熟时，加入盐调味，起锅装碗即可。

◎ **功效** 此汤具有补气养血、升举内脏的功效，适合因气血亏虚所致的子宫脱垂等慢性消耗性疾病的患者食用。

◎ **贴心叮咛** 服用党参、人参等滋补品时，不宜食用白萝卜，否则会降低药效，严重者会出现不良反应。

**子宫脱垂调理药膳6**

## 人参雪梨乌鸡汤

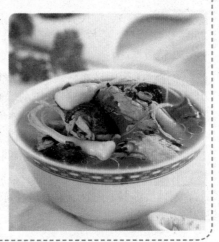

◎ **配方** 乌鸡300克，雪梨1个，白术15克，黑枣5枚，人参10克，盐、味精各适量。

◎ **制作** ①雪梨洗净，切块去核；乌鸡洗净，砍成小块；黑枣洗净；人参洗净，切大段。②锅中加水烧沸，下入乌鸡块余去血水后捞出。③锅中注油烧热，把乌鸡块下入爆香后，加入适量清水，再加入雪梨、黑枣、人参一起以大火炖30分钟后，调味即可。

◎ **功效** 人参可大补元气；白术可健脾补虚；乌鸡能补气养血、补肾调经；黑枣能养血益气；以上四味搭配同食，对子宫脱垂有很好的疗效。

## 子宫脱垂患者保健法

女性在产褥期或流产后，饮食要富有营养、易消化，促进盆底肌肉组织力量的恢复和子宫复旧。应适当休息，尤其产后6周内，不宜参加重体力劳动和增加腹压的劳动（如提、挑、背、蹲等）。

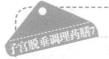

## 黄芪山药鱼汤

◎配方　黄芪15克，山药20克，鲫鱼1条，姜、葱、盐适量。

◎制作　①将鲫鱼去鳞、内脏，洗净，在鱼两侧各划一刀，备用；姜洗净，切丝；葱洗净，切成葱花。②将黄芪、山药放入锅中，加适量水煮沸，然后转小火熬煮约15分钟后转中火，放入鲫鱼煮约10分钟。③鱼熟后，放入姜、葱、盐调味即可。

◎功效　鲫鱼可以益气健脾；黄芪可补气健脾、升阳举陷；山药可补肺、脾、肾三脏；三者搭配同食，可提高机体免疫力，增强患者体质，对子宫脱垂有一定的食疗效果。

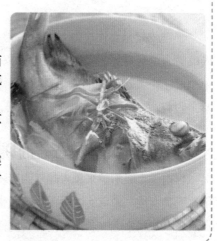

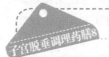

## 胡椒猪肚汤

◎配方　猪肚1个，蜜枣5枚，胡椒15克，盐适量。

◎制作　①猪肚加盐、淀粉搓洗，用清水漂洗干净。②将洗净的猪肚入沸水中汆烫，刮去白膜后捞出，将胡椒放入猪肚中，以线缝合。③将猪肚放入砂煲中，加入蜜枣，再加入适量清水，大火煮沸后改小火煲2小时，猪肚拆去线，加盐调味，取汤和猪肚食用。

◎功效　胡椒可暖胃健脾；猪肚能健脾益气、升提内脏；两者合用，对虚寒性内脏下垂的患者大有补益作用。

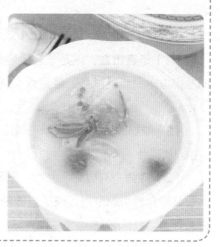

# 子宫脱垂患者保健法

该症患者平时应减少站立时间，避免久蹲。重症患者外出检查应用轮椅推送。卧床休息者落实生活护理，减少病人下床活动。保持大便通畅，每天进食500克蔬菜。指导病人锻炼盆底肌肉，如做提肛运动。

# 🐝 子宫疾病调理——子宫肌瘤

子宫肌瘤是女性生殖系统中最常见的良性肿瘤，其确切病因尚不清楚，可能与体内雌激素紊乱有关，多发生于30~50岁的女性。子宫肌瘤由平滑肌和结缔组织构成，为单个或多个大小不一的球形、实性、质硬的肿块，小者直径仅有数毫米，大者可充满整个腹腔。多数子宫肌瘤无明显症状，只有在盆腔检查时才被发现。

## 🌸 哪些人易发子宫肌瘤

目前子宫肌瘤越来越青睐三四十岁的中年女性，特别是未育、性生活失调和性情抑郁这三类女性。未育女性得不到孕激素及时、有效地保护，易发生激素依赖性疾病，子宫肌瘤就是其中之一。夫妻间正常的性生活刺激，可促进人体激素正常分泌，而长期性生活失调，容易引起激素水平分泌紊乱，导致盆腔慢性充血，诱发子宫肌瘤。女性自身的情绪抑郁，易使雌激素分泌量增多，且作用加强，有时可持续几个月甚至几年，这同样是子宫肌瘤产生的重要原因。

## 🌸 子宫肌瘤有何症状

（1）**子宫出血**：这是子宫肌瘤的主要症状，出现于半数或更多的患者。其中周期性出血（月经量过多、经期延长或者月经周期缩短）者约占2/3，非周期性出血者占1/3。

（2）**腹部肿块**：子宫肌瘤一般位于下腹正中，少数偏居下腹一侧，质硬或有高低不平感。腹部肿块的发现多在子宫肌瘤长出骨盆腔后，常在膀胱充盈时明显。

（3）**疼痛**：有腹痛、腰酸、痛经、下腹坠胀之分，程度多不严重。疼痛乃肿瘤压迫盆腔血管引起瘀血，或压迫神经，或肌瘤坏死感染引起盆腔炎导致粘连、牵拉等引起。

（4）**压迫症状**：压迫症状在月经前期较为显著，因子宫肌瘤在此时可充血肿胀。宫颈部肌瘤如压迫膀胱，则出现尿频或排尿困难、尿潴留等症状；压迫输尿管，可导致肾盂积水、肾盂肾炎；压迫直肠，会引起便秘；压迫盆腔静脉可出现下肢水肿。

（5）**白带**：盆腔充血或炎症可使白带增多，黏膜下肌瘤发生溃疡、感染、出血、坏死时，则会产生血性白带或脓臭型白带。

子宫肌瘤患者常因不孕症就诊而发现患有子宫肌瘤，而患者自然流产率也高于正常人群。由于子宫肌瘤引起月经过多，可导致大量出血。严重者可表现为全身乏力、脸色苍白、心慌气短、面色晦暗、脸部突然长黄褐斑及暗疮、口臭、脱发严重、免疫力下降、体质虚弱等。子宫肌瘤伴高血压者，多与输尿管压迫有关。

## 🌸 中医学对子宫肌瘤的认识

子宫肌瘤在中医学属"癥瘕"的范畴，指妇人下腹有结块，或胀、或满、或痛或异常出血者。病因病机主要有气滞血瘀、湿热瘀阻、痰湿瘀结、肾虚血瘀等。所以治疗以行气活血化瘀、清热利湿化瘀、化痰活血消瘀、补肾活血散结为主要原则。但是在施治中应注意"衰其大半而止"，不可一味地猛攻，以免损伤元气。

## 🌸 子宫肌瘤患者宜吃哪些药材、食材

以下推荐几种子宫肌瘤患者适用的药材和食材。

（1）**当归**：当归是无毒免疫促进剂，具有活血化瘀、调经止痛、润燥滑肠的功效，多用于治疗月经不调、经闭腹痛、癥瘕积聚、崩漏、血虚头痛、眩晕、痿痹、跌打损伤等症。

（2）**川芎**：川芎具有行气开郁、祛风燥湿、活血止痛的功效，用于治疗癥瘕、风冷头痛眩晕、寒痹痉挛、难产、产后瘀阻腹痛、痈疽疮疡、月经不调、闭经痛经、胸胁刺痛、风湿痹痛等病症。

（3）**无花果**：无花果有健胃润肠、滋阴利咽、防癌抗癌、催乳的功效，对各种癌症均有较好的食疗作用。

（4）**莪术**：莪术具有破血化瘀、消积止痛的功效，主要用于癥瘕积聚、血瘀腹痛、肝脾肿大、心腹胀痛、妇女血瘀经闭、跌打损伤、饮食积滞等。

（5）**桃仁**：桃仁具有破血行瘀、润燥滑肠的功效，主治闭经、癥瘕、热病蓄血、风痹、疟疾、跌打损伤、瘀血肿痛、血燥便秘。

（6）**青皮**：青皮具有疏肝破气、散结消痰的功效。主治胸胁胃脘疼痛、肿瘤、疝气、食积、乳肿等症。

（7）**甲鱼**：甲鱼具有益气补虚、滋阴益肾、净血散结等食疗作用，对各种肿瘤、癌症均有很好的食疗作用。

（8）**母鸡**：母鸡肉具有温中益气、补精填髓、益五脏、补虚损、健脾胃、强筋骨的功效，对子宫肌瘤有较好的食疗效果。

# 子宫肌瘤调理药膳

子宫肌瘤是一种良性肿瘤，其治疗以行气、活血化瘀、清热利湿化瘀、化痰活血消瘤、补肾活血散结为主要治疗原则。以下推荐几款适合子宫肌瘤患者食用的药膳，还你一个健康的子宫。

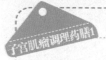

## 花生丁香猪尾汤

**◎配方**　猪尾90克，丁香、花生各少许，盐3克。

**◎制作**　①猪尾洗净，斩成段；丁香、花生均洗净。②净锅上水烧开，放入猪尾氽至透，捞起洗净。③将猪尾、丁香、花生放入瓦煲内，加适量水，用大火烧开后改小火煲2.5小时，加盐调味即可。

**◎功效**　丁香可温中暖肾、行气散结；花生具有清理体内垃圾和毒素的作用；本品对寒凝血瘀所致的子宫肌瘤有很好的疗效。

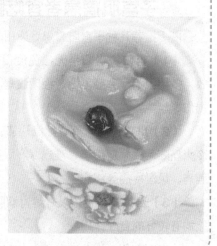

## 甲鱼芡实汤

**◎配方**　甲鱼300克，芡实10克，枸杞子15克，红枣6枚，盐4克，姜片2克。

**◎制作**　①将甲鱼处理干净，斩块，入沸水中氽烫，去血水；芡实、枸杞子、红枣均洗净，备用。②锅上火倒入水，调入盐、姜片，下入甲鱼、芡实、红枣，大火煮开，转小火煲煮2小时。③下入枸杞子续煮5分钟即可。

**◎功效**　甲鱼能益气补虚、滋阴益肾、净血散结，对各种肿瘤、癌症均有很好的食疗作用；芡实能补肾固精、止带下、抗肿瘤；与红枣、枸杞子同用，对子宫肌瘤有较好的疗效。

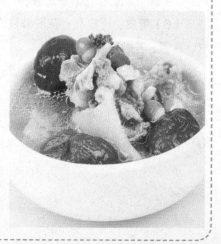

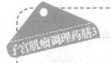

子宫肌瘤调理药膳3

## ○兔肉薏米煲

**◎配方** 兔腿肉200克，薏苡仁100克，红枣6枚，盐少许，鸡精2克，葱、姜各6克。

**◎制作** ①将兔腿洗净，剁块；薏苡仁洗净；红枣洗净，备用。②锅上火倒入水，下入兔腿肉，汆水冲净备用。③净锅上火倒入油，将葱、姜爆香，倒入水，调入盐、鸡精，下入兔腿肉、薏苡仁、红枣，小火煲至入味即可。

**◎功效** 薏苡仁能清热利湿、止带下、消肿抗癌；兔肉能清热解毒、益气补虚；红枣可补益气血；四者搭配同用，对子宫肌瘤有一定的辅助治疗作用。

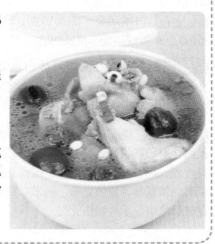

子宫肌瘤调理药膳4

## ○带鱼黄芪汤

**◎配方** 带鱼500克，黄芪30克，炒枳壳10克，料酒、盐、葱段、姜片各适量。

**◎制作** ①将黄芪、枳壳洗净，装入纱布袋中，扎紧口，制成药包。②将带鱼去头，斩成段，洗净。③锅上火放入花生油，将鱼段下入锅内稍煎，锅中再放入清水适量，放入药包、料酒、盐、葱段、姜片，煮至鱼肉熟，捡去药包、葱段、姜片即成。

**◎功效** 带鱼对辅助治疗各种良、恶性肿瘤大有益处；黄芪可益气补虚；枳壳能行气散结；三者合用，能行气散结、益气补虚、防癌抗癌。

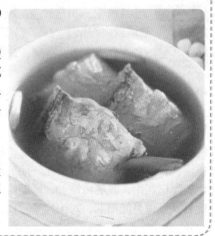

## 子宫肌瘤患者保健法

　　心情愉快对防病治病是非常重要的，特别是在患病后更要保持乐观的心态，这样有助于病情的缓解。此外，要保持外阴清洁、干燥，内裤宜宽大。若白带过多，应注意随时冲洗外阴。

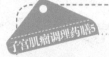

**子宫肌瘤调理药膳5** ○ **莪术粥**

◎ **配方** 白术10克，党参15克，莪术9克，三棱9克，车前草10克，粳米100克。

◎ **制作** ①将所有的药用纱布包好，备用。②入瓦锅中，加适量的水煎煮，去渣取汁。③加入洗净的粳米煮成粥即可。

◎ **功效** 三棱、莪术是行气破血、散结止痛的良药，对子宫肌瘤有很好的效果；莪术药性虽不甚峻烈，但仍属于破消之品，配合三棱治癥瘕积聚时，常需与等量的党参、白术、黄芪同用，使在破瘀之中，不致损伤元气。

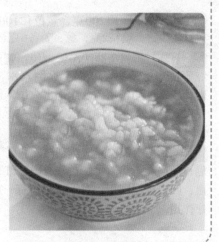

**子宫肌瘤调理药膳6** ○ **当归川芎鱼头汤**

◎ **配方** 当归15克，川芎10克，生姜5片，鳙鱼头1个，盐适量，枸杞子10克。

◎ **制作** ①将鱼头洗净，去鳃，起油锅，下鱼头煎至微黄，取出备用；川芎、当归、生姜洗净。②把鱼头、川芎、当归、生姜、枸杞子一起放入炖锅内，加适量开水，炖锅加盖，小火隔水炖2小时。③以盐调味即可。

◎ **功效** 川芎性温，有行气活血、化瘀散结的作用；当归既可补血又可活血，还能调经止痛；两者配伍同用，既能消结肿，还能改善子宫出血现象，调理月经周期，对治疗子宫肌瘤有较好的疗效。

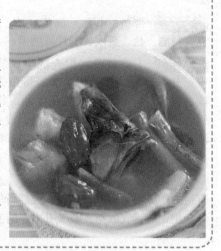

### 子宫肌瘤患者保健法

子宫肌瘤是一种良性的肿瘤，它发生恶变的机会并不大。所以患者应该保持平和乐观的心态。如果肌瘤不大，并且生长的比较缓慢，也没有症状出现，那就不必太过在意，只需要每年做一次妇科检查，并将检查情况进行比较分析。

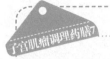

## 川芎桃仁青皮饮

子宫肌瘤调理药膳7

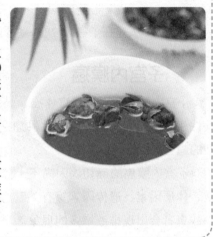

**◎ 配方** 川芎、牡丹皮、桃仁、吴茱萸、生地黄、白芍各15克，青皮8克。

**◎ 制作** ①将所有材料洗净，先将川芎、生地黄、桃仁、白芍、吴茱萸放入锅中，加水700毫升。②大火煎煮开，转小火煮至药汁为400毫升，再放入牡丹皮、青皮即可，续煮5分钟即可关火。③再煎煮1次，将2次的药汁兑匀，分2次服用，每日1剂。

**◎ 功效** 川芎、桃仁均能活血化瘀、散结止痛；吴茱萸能暖宫行气；白芍有较好的止痛效果；丹皮、生地黄凉血止血，可治疗子宫出血症状；青皮破气逐瘀；以上药材配伍同用，对子宫肌瘤有很好的疗效。

## 青皮红花茶

子宫肌瘤调理药膳8

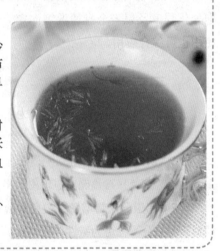

**◎ 配方** 青皮10克，红花10克。

**◎ 制作** ①青皮晾干后切成丝，与红花同入砂锅，加水浸泡30分钟，煎煮30分钟，用洁净纱布过滤，去渣，取汁即成。②当茶频频饮用，或早晚分服。

**◎ 功效** 红花可活血化瘀；青皮行气止痛，对气质血瘀型子宫肌瘤有较好的疗效，症见小腹胀痛或刺痛、经期腰腹疼痛加重，经血量多有血块，乳房胀痛，舌色紫暗有瘀点。

**◎ 贴心叮咛** 烹制饮食时，应以少油为宜，补充含钙、铁、维生素丰富的食物。

## 子宫肌瘤患者保健法

子宫肌瘤患者不可滥用化妆品，特别是那些含有雌激素的化妆品。因为这些化妆品不仅会导致患者内分泌失调、月经失调，还会导致外源性激素对子宫、子宫内膜、乳腺等过度刺激，诱发肿瘤或使原有肌瘤增大、变性。

# 子宫疾病调理——子宫癌

子宫癌是发生在子宫部位的一系列恶性肿瘤，最常见的是子宫内膜癌和子宫颈癌。

## 子宫内膜癌

子宫内膜癌又称为子宫体癌，是指子宫内膜发生的癌变，绝大多数为腺癌，是女性生殖系统常见的三大恶性肿瘤之一。多发于58~61岁的女性，近年发病率有上升的趋势。

子宫内膜癌的确切病因尚不十分清楚，可能与雌激素对子宫内膜的长期持续刺激、体质因素、遗传因素等有关。患者主要症状为不规则阴道流血，量一般不多。少数患者会出现排液增多的现象。早期可出现浆液性或浆液血性排液，晚期并发感染则出现脓血性排液，并伴有恶臭。当癌瘤侵犯周围组织时，可引起下腹胀痛及痉挛样疼痛。晚期患者会出现全身症状，如贫血、消瘦、恶病质、发热及全身衰竭。子宫内膜癌的治疗原则应根据子宫大小，积层是否被浸润、宫颈管是否累及、癌细胞分化程度及患者全身情况等而定。主要通过手术、放射疗法及药物治疗，可单独使用也可综合应用。

## 子宫颈癌

子宫颈癌以鳞状上皮细胞癌为主，发生在宫颈阴道部或颈管内。子宫颈癌有以下症状：

（1）**阴道出血**：不规则阴道出血，接触性出血和绝经后阴道出血是宫颈癌患者的主要症状。菜花状宫颈癌出血现象较早，出血量较多。

（2）**阴道分泌物增多**：白色稀薄，水样、米泔样或血性，有腥臭味。当癌组织破溃感染时，分泌物可为脓性，伴恶臭。

（3）**晚期表现**：由于癌肿的浸润、转移，可出现相应部位乃至全身的症状，如尿频、尿急、肛门坠胀、秘结，下肢肿痛、坐骨神经痛，肾盂积水，肾功能衰竭、尿毒症等，最终致全身衰竭。

## 子宫癌患者应吃什么

在饮食上，子宫癌患者宜多吃具有抗癌作用的食物，如菌类、海藻类、绿叶蔬菜、浆果类水果等。宜选择植物油，如玉米油、花生油、菜籽油、大豆油都含有大量的不饱和脂肪酸，可保护绝经期女性免受子宫内膜癌侵袭。多摄取高钙食物，如奶类、排骨汤、豆制品、鱼类等，有研究表明，每日摄取高钙食物的女性会比摄取不足的女性子宫癌发病率低。忌食辛辣刺激性食物，如辣椒、芥末、桂皮等；忌烟、酒、咖啡，这些食物会加重子宫内膜癌症状，加重子宫脓血性排液症状；忌食油炸、霉变、腌制食品，这些食物都含有致癌物质，会加重癌变。

## 🌸 子宫癌患者宜吃哪些药材、食材

以下推荐几种子宫癌患者适用的药材和食材。

（1）三七：三七具有止血、散瘀、消肿、镇痛的功效，主要用于各种出血症、崩漏癥瘕、产后血晕、恶露不下、跌打瘀血、外伤出血、痈肿疼痛等病症。

（2）土茯苓：土茯苓具有去湿、解毒、通利关节的功效，主要用于治疗反复发作的慢性疮疡，还可用于治疗湿热淋浊、带下、痈肿、子宫癌、疥癣、梅毒及肢体拘挛、筋骨疼痛等。

（3）鱼腥草：鱼腥草具有清热解毒、利尿消肿的功效，主治肺炎、热痢、疟疾、水肿、淋病、白带、痈肿、痔疮、湿疹等。

（4）丹参：丹参具有活血化瘀、安神宁心、排脓、止痛的功效，主要用于治疗恶疮肿毒、心绞痛、月经不调、痛经、闭经、血崩带下、瘀血腹痛、骨节疼痛、惊悸不眠等病症。

（5）槐花：槐花具有凉血止血、清肝泻火的功效。生槐花苦寒之性较强，多用于治疗血热妄行、肝热目赤、头痛眩晕、疮毒肿痛等病症，对子宫癌有一定的食疗功效。

（6）大蒜：大蒜有杀菌消炎、降血脂、抗动脉硬化、防癌抗癌的功效，对宫颈炎、子宫癌均有一定效果。

（7）无花果：无花果有健胃润肠、滋阴利咽、防癌抗癌、催乳的功效，对各种癌症均有较好的食疗作用。

（8）乌鸡：乌鸡具有滋阴养血、补肾填精、益肝、退热、补虚的食疗作用，可改善子宫癌患者体虚症状。

# 子宫癌调养药膳

子宫癌虽是恶性肿瘤，但患者也不必太过悲观。要保持乐观的情绪，再配合饮食调理。得了子宫癌，饮食更需注意，多食具有抗癌作用的药材、食材，对子宫癌有一定的食疗功效。

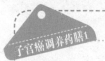

## ◦ 田七冬菇炖鸡

**◎ 配方** 田七12克，冬菇30克，鸡肉500克，大枣15～20枚，姜丝、蒜泥各少量，盐6克，油适量。

**◎ 制作** ①将田七洗净，冬菇洗净，温水泡发。②把鸡肉洗净，斩件；大枣洗净。③将所有原材料放入砂煲中，加入姜丝、蒜泥入煲内，注入适量水，慢火炖之；待鸡肉烂熟，入油、盐调味即可。

**◎ 功效** 田七能活血化瘀、止血，能明显缩短出血和凝血时间，对子宫癌患者所出现的阴道不规则出血有较好的抑制作用；田七还能补虚损，增强患者体质及抗病能力；冬菇可防癌抗癌、益气补虚；鸡肉、红枣均可益气补血；四者合用，可辅助治疗子宫癌。

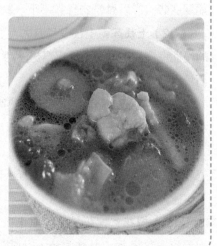

## ◦ 土茯苓灵芝炖龟

**◎ 配方** 草龟1只，家鸡半只，灵芝200克，土茯苓50克，大干贝3只，瘦肉200克，姜片5克，盐3克，味精5克，白酒少许。

**◎ 制作** ①草龟宰杀后洗净，家鸡洗净，瘦肉切小块，干贝入水中泡发2小时。②把所有原材料入沸水中汆透，捞出洗净。③把原材料放入炖盅中，调入调味料，入蒸锅蒸3小时即可。

**◎ 功效** 土茯苓能清热利湿、解毒消炎；灵芝可益气补虚，是临床治疗肿瘤、癌症的良好辅助药物；龟肉能补虚；三者合用，对子宫肌瘤、宫颈癌、子宫内膜癌的患者均大有益处。

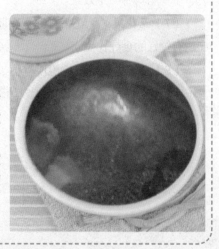

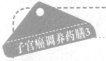

# 鱼腥草乌鸡汤

子宫癌调养药膳3

◎**配方** 鱼腥草30克，乌鸡半只，蜜枣5枚，盐、味精各适量。

◎**制作** ①鱼腥草洗净；乌鸡洗净，斩件；蜜枣洗净。②锅中加水烧沸，下入鸡块氽去血水后，捞出。③将清水1000毫升放入锅内，煮沸后加入所有用料，大火煲开后，改用小火煲2小时，加调味料即可。

◎**功效** 鱼腥草可清热解毒、消肿排脓，还有镇痛、止血的作用，对子宫癌早期患者出现排液增多症状以及晚期合并感染出现脓血性排液，并伴有恶臭等症均有一定的改善作用。

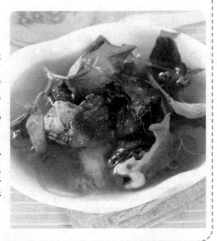

# 洋参无花果甲鱼汤

子宫癌调养药膳4

◎**配方** 西洋参10克，无花果20克，甲鱼500克，红枣3枚，盐5克，生姜5克。

◎**制作** ①将甲鱼的血放净并与适量清水一同放入锅内，加热至水沸；西洋参、无花果、红枣均洗净，备用。②将甲鱼捞出，褪去表皮、内脏，洗净，斩件，略氽水后备用。③将2000毫升清水放入锅内，煮沸后加入除盐外的所有材料，大火煲开后，改用小火煲3小时，加盐调味即可。

◎**功效** 西洋参滋阴益气、补而不燥；无花果可防癌抗癌，对子宫癌的疗效较佳；水鱼能益气补血、软坚散结、止血；三者合用，对子宫癌有较好的食疗作用。

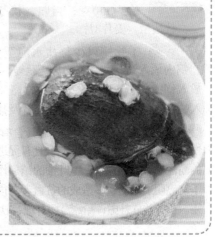

# 子宫癌患者日常保健

子宫癌患者在切除了子宫后应该注意休息，并保持愉快、开朗、乐观的心情。患者一般以卧床休息为主，也可适当进行户外活动。术后两周内，不要坐小板凳，不能手提重物，避免下蹲动作，以防腹压增加，引起阴道切口残端肠线脱落而引起阴道出血。

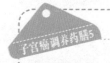

子宫癌调养药膳5 ○ **蒜子芦笋煲鱼头**

◎**配方** 三棱、莪术、当归各10克，生鱼头200克，芦笋150克，蒜子30克，花生油、盐、酱油、香菜、清汤各适量。

◎**制作** ①将生鱼头洗净一分为二，芦笋洗净切小块，蒜子洗净。②三棱、莪术、当归洗净后装入纱布袋，扎紧。③炒锅上火后倒入花生油，下入蒜子炒香，倒入清汤，下入生鱼头、芦笋、药袋，调入盐、酱油煲至熟，捞起药袋丢弃，撒入香菜即可。

◎**功效** 此品对子宫癌有较好的食疗作用，尤其适合子宫切除术后的患者食用。

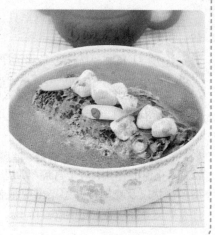

子宫癌调养药膳6 ○ **甘草蛤蜊汤**

◎**配方** 蛤蜊500克，当归、茯苓、甘草各3克，盐适量，姜片3片。

◎**制作** ①蛤蜊以少许盐水泡至完全吐沙。②锅内放入适量水，将当归、茯苓、甘草洗净后放入锅内，煮至开后改小火煮约25分钟。③再放入蛤蜊，煮至蛤蜊张开，加入姜片及盐调味即可。

◎**功效** 当归能补血活血，其含有的多糖对急性放射病防护及造血细胞的恢复有促进作用；含有的酚性油有抑制作用，茎叶油的镇痛作用明显，对子宫癌阴道出血过多造成的贫血者有很好的补益作用。茯苓益气补虚；蛤蜊滋阴补虚、软坚散结。

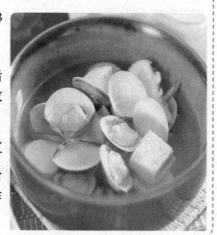

## 子宫癌患者日常保健

　　宫颈癌康复期的患者，应根据机体的体质状况，适量参加一些体育活动，如散步、做保健操、打太极拳等。这些锻炼可以增加食欲，恢复体力，提高身体的免疫功能，达到防癌抗癌、机体康复的目的。

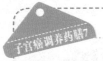

**子宫癌调养药膳7**

○ **无花果瘦肉汤**

**配方** 瘦肉300克，无花果、山药各少许，白花蛇舌草10克，盐6克，鸡精5克。

**制作** ①将肉洗净，切块，汆水备用；无花果洗净；山药洗净，去皮，切块。②白花蛇舌草洗净，煎汁备用。③将瘦肉、无花果、山药、白花蛇舌草药汁放入锅中，加适量清水，大火烧沸后以小火慢炖至山药软烂之后，加入盐和鸡精即可。

**功效** 无花果能健胃润肠、防癌抗癌，对各种癌症均有较好的食疗效果。山药可滋补脾胃，能助消化、补虚劳、益气力；白花蛇舌草可清热解毒，能缓解子宫癌患者出现恶臭脓血性排液的症状。

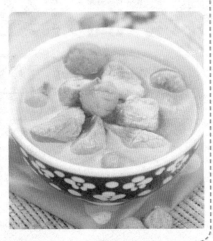

**子宫癌调养药膳8**

○ **丹参槐花酒**

**配方** 丹参、槐花各300克，米酒适量。

**制作** ①将丹参、槐花切碎，倒入适量的米酒浸泡15天。②滤出药渣压榨出汁，将药汁与药酒合并。③再加入适量米酒，过滤后装入瓶中即可。每次10毫升，每日3次，饭前将酒温热服用。

**功效** 槐花味道清香甘甜，同时还具有清热解毒、凉血止血的功效；丹参既止血又活血；米酒能活血化瘀，益气补虚；三者合用，对子宫癌引起的阴道不规则出血有一定疗效。

**贴心叮咛** 由于槐花比较甜，糖尿病患者最好不要多吃。过敏性体质的人也应谨慎食用槐花。

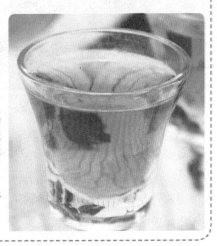

## 子宫癌患者日常保健

　　子宫癌患者要保证充分的休息，但休息并不指整天卧床，而是要根据自身的实际情况，劳逸结合，如看书、下棋、钓鱼，做些轻松的家务等，这样才能有利于身心健康，有利于身体的康复。

# 本草调养经，使青春期的你还可以更完美

俗话说"女大十八变"，处于青春期的女孩，所经历的既是人生最美丽的时候，也是美容保养最关键的时期。在这个时期，青春痘正在肆虐地侵袭着你的皮肤，乳房也正处于发育状态，青春期的女孩还会经受痛经的折磨，所以青春期美容最重要的是懂得顺其自然，更要学会精心呵护，才能长得更加漂亮。

从皮肤状况上讲，青春期的女性生理上处于生长发育的突增阶段，皮肤会变得细腻、柔嫩、光滑、红润，富有弹性，洋溢着青春的气息。但青春期女性的皮肤由于皮脂腺分泌旺盛，不可避免地会出现一些生理现象并伴有病理改变，影响了皮肤健美。所以，女性应根据自己皮肤的类型和特点，采取适当的护肤保养方法。

## 青春期战痘大攻略

引发青春痘的原因其实十分简单，仅是因为皮脂腺的油脂分泌量过多而已。皮脂腺是人体保护系统中的一个重要的腺体，位于皮层毛囊旁边。皮脂腺所分泌的油脂和汗腺所分泌的汗水，在皮肤表面结合后，形成了一道具有保护功能的弱酸性薄膜，能防止细菌的入侵，保持皮肤的湿润，使皮肤柔软光滑。

当进入青春期时，由于生长激素及性激素的作用，触动了皮脂腺的分泌功能，因此，大量而多余的油脂涌向皮肤表面，有的顺利地到达体表，有的却因"交通"阻塞而停滞在半途中。这些遇阻的油脂在不同的情境下，会发展成不同的形式，也就是不同类型的青春痘。青春痘应得到积极合理的治疗，因其类型多样，症状有轻有重，原因复杂，故治疗青春痘不主张患者自己用药，因为用药不当反而会加重症状，应该到医院请专业医师根据具体的情况予以治疗。

## 痘痘——身体状况的"晴雨表""指示灯"

痘痘是身体状况的"晴雨表""指示灯"。如嘴周长痘痘的女生，很可能是体内毒素积压过多造成的；额头上冒出痘痘，则反映女性心火过旺或是血液循环出了问题；如果鼻头有痘痘，则说明胃火过剩或是消化系统出了问题；如果痘痘长在下巴上，则很有可能是内分泌失调引起的；如果痘痘出现在左脸颊或是右脸颊，说明肺部或肝部功能失常了。

## 抗痘四步走

痘痘影响女性的容貌与形象，正处于青春期的"美眉"们对此深有体会，然而青春痘也并非青春期少女才有的专属问题，调查显示50%的女性在青春期之后仍然在与痘痘进行着不懈的斗争。那么女性究竟如何在抗"痘"过程中少走弯路，取得成功呢？

（1）**吃得对，痘才能真的消**：要想消痘，要多吃含维生素A丰富的食物。因为维生素A能促进上皮细胞的增生，可调节皮脂腺分泌，消除粉刺、痘痘。含维生素A丰富的食物有黄花菜、韭菜、胡萝卜、菠菜、蛋黄、动物肝脏等。其次，要多吃含维生素B₂丰富的食物。因为维生素B₂能保持人体激素平衡，对皮肤有保护作用。含维生素B₂丰富的食物有动物内脏、奶类、蛋类和绿叶蔬菜等。再次，要多吃含维生素B₆丰富的食物。这类食物主要有动物肝脏、肾、蛋黄、奶类、干酵母、谷麦胚芽、鱼类和蔬菜（胡萝卜、菠菜、香菇）。最后，要多吃清凉食物。这类食物主要是瘦猪肉、蘑菇、银耳、黑木耳、芹菜、苦瓜、黄瓜、冬瓜、茭白、绿豆芽、黄豆、豆腐、藕、西瓜、梨等。此外，青春期女性应适当控制饮食，少吃高脂肪及辛辣、刺激性食物，甜品也应该少吃，因为甜品会致胃肺湿热，造成血液瘀滞而形成痘痘。

（2）**青春痘发作时，请耐心等待**：要控制自己不去挤抠青春痘，确实不是一件容易的事。不过，你可以买一管具有强力消炎、化痘功能的凝胶，在青春痘未发或已发之时，用棉签蘸着凝胶，点在青春痘上。如此，可以帮助青春痘干化，加速终结它的生命。但是请注意：凝胶只可以点在青春痘上，不要整片抹在脸上，以免过于刺激未发炎的皮肤引起红肿。

（3）**挤痘三大害，件件都"要命"**：第一，挤压会造成部分油脂反被挤入真皮或皮下组织，甚至使毛囊严重破损，以致细菌扩散到周围组织引发感染而形成皮下囊肿。第二，挤压易使真皮的毛细血管破裂，致使未清理完全的污血淤积于毛囊形成痘印。第三，挤压易使表面细胞损伤死亡，伤口愈合留下痘瘢痕。因此，女孩们千万不要挤痘痘。

（4）**正确洗脸，痘痘去无踪**：正确洗脸是治疗青春痘最基本的方法。这里先向大家介绍最基础的洗脸法。先准备一条干净柔软的干毛巾和刺激性小的中性香皂；把香皂在温水（22～23℃）中揉搓起泡（泡沫越多越好），用双手把泡沫捧起来洗脸，洗1分钟，不要太用力，如果觉得疼痛就停止；接着用热水（38～40℃）清洗20秒钟，再换温水淋洗20秒。如此反复3遍。如用沐浴的莲蓬头更好，脸距喷头约1拳远，一边用热水喷淋面部，一边用手指肚轻轻敲打面部，再用温水淋20秒，用干毛巾先把脸上的水擦净，再轻轻地压脸吸水，最后涂上具有收敛作用的化妆水。若涂后觉得有紧绷感，则可多涂几次。本法必须早晚各1次。对早、中、晚期青春痘都有明显效果。

# 青春期打造完美胸部

大量的医学研究表明，乳房的大小与遗传、体型、摄取的营养以及雌激素分泌有着密切的关系。因此，如果在青春期养成挑食的毛病，就会因营养不良而造成胸部扁平。所以，想要让你的胸部发育好，青春期就不能过分追求瘦身而忽略了营养吸收。

## 多吃促进乳房发育的食物

为促进青春期的乳房发育，或避免将来出现乳房萎缩的现象，青春期的女生应多吃能促进体内激素分泌及富含维生素E的食物，如花菜、包菜、菜籽油、豆类、葵花籽油、猪肝、牛乳、牛肉等食物。此外，鳄梨中含有丰富的维生素A、维生素E、维生素C，不仅能促进乳房的发育，还能阻止乳房变形，青春期的女生应常吃。

## 青春期丰胸必知

除了食物，还有一些方法能让你拥有健康和坚挺的乳房。

（1）**姿势造就胸部**：正确的姿势能防止胸部下垂。所以，平时走路要抬头挺胸，坐下来时挺胸端正，臀部收紧，睡觉时避免俯卧，选择仰卧位、侧卧位。只要养成了这些好习惯，就能为胸部加分。

（2）**试试给胸部按摩**：坚持给乳房按摩，不仅能预防乳房疾病，还能促进胸部的血液循环，让乳房发育得更好，从而达到丰胸的目的。按摩时，将四指合并，以掌心及指腹包覆胸部外缘，由下往上滑动的同时将腋下赘肉往内拨，如此进行多次。

（3）**丰胸食品要多吃**：青春期的女性在日常生活中应多摄取蛋白质，才能使乳房保持丰满。蛋白质含量高的食物如花生、牛奶都是不错的选择。

（4）**丰胸黄金时间**：从月经来时算起的第12～24天是丰胸的黄金时间，因为这段时间女性体内的激素分泌会增加，倘若在这个时间加强按摩与食疗，就能达到轻松的丰胸效果。

# 特殊时期的特别呵护

经期是女性的一个特殊时期，因此需要特别的呵护。青春期的女性，由于子宫尚未发育成熟，所以常会引发痛经，若在此时身体没有得到周全的照顾，就会给身体带来伤害，甚至会留下病根。那么，那几天特殊的日子，究竟该怎么护理呢？

## 生冷食物碰不得

经期不宜吃生冷食物，因为生冷的食物会使血液循环的速度降低，进而影响子宫的收缩及经血的排出，导致痛经。

## 捶腰万万不可行

经期容易发生腰背酸胀等现象，此时不宜随意地敲打腰背。因为经期腰背的酸胀是由盆腔充血引起的，此时敲打腰部不仅对缓解疼痛没有任何帮助，还会让盆腔充血的情况越变越严重。另外，捶腰还不利于子宫内膜的愈合，导致血流增多，经期延长。

## 食物要吃对

经期宜吃钾元素含量高的食物，因为钾元素具有凝固血液、稳定情绪、抑制疼痛的作用，所以女人经期宜吃糙米、香蕉、花生、薏米、牛奶、海带等食物。经期还应注意不要吃得太咸，太咸的食物会导致体内盐分与水分增加，从而引起头痛、情绪激动。另外，经期女性血液中的血浆、蛋白、铁、钙大量流失，因此在经期之后应多补充矿物质与蛋白质，多食一些补血、补蛋白的物质，如蛋、肉、鱼、菠菜、桂圆、苹果、胡萝卜等。

# 青春期保健药膳

处于青春期的女性，充满活力。但青春期的到来也给女性带来了很多困扰，如青春痘、胸部扁平、痛经等。都说女人的美丽是可以吃出来的，那么又该怎么吃？吃什么呢？

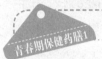

## ○ 西洋菜北杏瘦肉汤

◎ **配方** 瘦肉250克，北杏、西洋菜各适量，盐5克，鸡精3克。

◎ **制作** ①将瘦肉洗净，切件；西洋菜、杏仁洗净。②将瘦肉放入沸水中氽去血污，捞出洗净。③锅中注水，烧沸后放入瘦肉、北杏、西洋菜，大火烧沸后以小火炖1.5小时，调入盐、鸡精，稍炖即可食用。

◎ **功效** 西洋菜可清热解毒，杏仁富含B族维生素，可抑制皮肤油脂分泌。常食本品对油性皮肤、长痘的肌肤有改善效果。

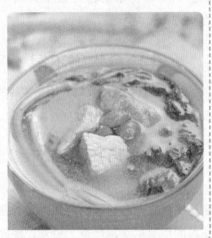

## ○ 苹果雪梨瘦肉汤

◎ **配方** 瘦肉300克，苹果、雪梨各1个，板栗、南杏仁各适量，盐3克，鸡精2克。

◎ **制作** ①将瘦肉洗净，切件；苹果、雪梨洗净，切块；板栗去壳；南杏仁洗净。②将瘦肉放入煮锅中氽一下，去除血污。③将瘦肉、苹果、雪梨、板栗、南杏仁放入锅中，加入适量清水，小火慢炖，待板栗软烂后，调入盐和鸡精即可食用。

◎ **功效** 苹果、雪梨可补水润肤；板栗、杏仁可补脑益智。

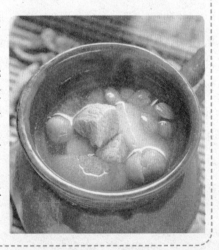

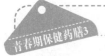

青春期保健药膳3 .................................... ○乌骨鸡粥

**◎ 配方** 乌骨鸡腿1只，大枣15枚，大米50克，盐5克，参须1支。

**◎ 制作** ①大米洗净泡水1小时，鸡腿洗净，参须泡水1杯备用。②锅中注水，放入大枣、大米，用大火煮开。③加入鸡腿、参须和水，煮开后，改用小火慢慢炖煮至稠，调入盐即可食用。

**◎ 功效** 乌鸡可补肾养血、调经止痛；大枣可补血养颜，对青春期月经不调、面色暗黄者有很好的调养作用。

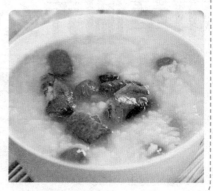

青春期保健药膳4 .................................... ○醪糟银耳

**◎ 配方** 银耳100克，醪糟50克，冰糖20克，盐3克，白砂糖100克。

**◎ 制作** ①将银耳泡发洗净，切朵备用。②锅中注水烧开，放入银耳汆透，捞出装入大碗中，加开水和白砂糖后上笼蒸烂。③锅内加水适量，加入冰糖、盐后过滤，倒入银耳、醪糟，烧开后撇沫即可。

**◎ 功效** 本品可滋阴润肤、活血美容，青春期女孩常食可使面色红润、肌肤细腻。

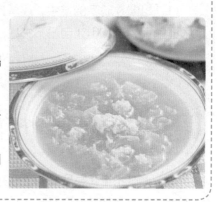

青春期保健药膳5 .................................... ○首乌核桃粥

**◎ 配方** 何首乌10克，核桃50克，白米1杯，盐5克。

**◎ 制作** ①将何首乌冲净，加5碗水熬高汤，以大火煮开，转小火煮15分钟，去渣留汁。②白米淘净，加入煮好的何首乌汁煮至粥熟。③再加入核桃、盐调味即成。

**◎ 功效** 何首乌可滋阴补肝肾、养血养颜；核桃可健脑益智；青春期女性可常食本品。

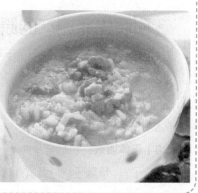

# 本草调养经，让你妊娠期也依旧迷人

妊娠期，可以说是女人最辛苦但却又最幸福的时刻。只要肚里怀着小宝宝，即使身体很不舒服，也照样很开心。但是，妊娠期要注意的问题也很多，千万不可掉以轻心，稍有差错，就可能会发生先兆流产、习惯性流产。因此，在这个特殊时期，孕妇要特别注意呵护身体，除了要在平时生活上多留心，也要通过食疗来进行内部调养，避免先兆流产、习惯性流产的发生，缓解妊娠反应和妊娠肿胀带来的不适。既要保证宝宝健康，也让自己不失往日风采。

## 本草调养，预防先兆流产

先兆流产是指在妊娠早期出现的阴道少量出血，时下时止，伴有轻微下腹痛和腰酸的一种疾病。主要是因为孕妇体质虚弱，或过度劳累、外伤（包括不当的阴道内诊、性交）所致，可能导致流产，也有可能经过适当治疗后继续妊娠。相当于中医学的"胎漏下血""胎动不安"。

### 引起先兆流产的原因

（1）**遗传基因的缺陷**：多见于染色体数目异常和结构异常。

（2）**环境因素**：环境因素影响生殖功能的事实，已被医学界认可。其不仅引起妇女的月经失调、内分泌系统功能异常，严重者可使妇女受孕后发生流产、死胎、早产、胎儿畸形或胎儿、新生儿恶性肿瘤。

（3）**母体因素**：包括全身性疾病，如严重贫血、心衰、高血压等；生殖系统疾病，如单角子宫、双子宫、纵隔子宫以及宫颈口松弛等；内分泌因素，如内分泌紊乱。

## 中医论先兆流产及孕妇日常饮食忌宜

中医学认为，先兆流产的发生主要是冲任不固，不能摄血养胎所致。因冲为血海，任主胞胎，冲任之气固摄，则胎有所载，元有所养，其胎便可正常生长发育，反之，则易发生胎漏、胎动不安等病。中医将先兆流产分为气血虚弱、肾虚、血热、外伤等四种类型，所以治疗本病以调理冲任、固摄安胎为主，根据患者所属证型，佐以补益气血、补肾安胎、凉血止血。

先兆流产后患者的身体比较虚弱，需要多注意休养，饮食上也要注意以温补和易消化为主，可以多吃些含有丰富蛋白质和维生素的食物，如鱼类、肉类、蛋类等。多食富含各种维生素及微量元素、易于消化的食品，如各种蔬菜、水果、豆类等；多食富含膳食纤维的食物，以加强肠胃蠕动功能，避免腹胀及便秘，便秘的孕妇禁止用泻药通便，如大黄、番泻叶等。胃肠虚寒者慎服性味寒凉的食品，如绿豆、银耳、莲子等；阴虚火旺者慎服雄鸡、牛肉、狗肉、鲤鱼等易使人上火的食品。

## 先兆流产患者宜吃哪些药材、食材

以下推荐几种先兆流产患者适用的药材和食材。

（1）杜仲：杜仲具有补肝肾、强筋骨、安胎气等功效，可用于治疗妊娠漏血、胎漏欲堕、胎动不安、腰脊酸疼、足膝痿弱、小便余沥等症。

（2）菟丝子：菟丝子具有滋补肝肾、固精缩尿、安胎、明目、止泻的功效，可用于腰膝酸软、目昏耳鸣、肾虚胎漏、胎动不安、脾肾虚泻、遗精、消渴、尿有余沥、目暗等症。

（3）阿胶：阿胶是常用的补血良药，具有滋阴润燥、补血、止血、安胎的功效，可用于治疗血虚引起的胎动不安、胎漏下血症，还可治疗眩晕、心悸失眠、月经不调及各种出血症。

（4）艾叶：艾叶具有理气血、逐寒湿、温经、止血、安胎的功效，可用于治疗虚寒型胎动不安、滑胎下血、心腹冷痛等症，还可治疗久痢、吐衄、月经不调、崩漏、带下绵绵等病症。

（5）白术：白术有健脾益气、燥湿利水、止汗、安胎的功效，常用于脾胃气弱引起的胎动不安，患者还伴有倦怠少气、虚胀腹泻、食少腹胀、自汗等症。

（6）猪肚：猪肚具有补虚损、健脾胃的功效，对脾胃气虚引起的胎漏下血、滑胎有一定的食疗效果，常食有助于改善虚劳瘦弱、厌食、小儿疳积、腹胀腹泻、胃痛等病症。

（7）乳鸽：鸽肉具有补肾安胎、益气养血、美颜之功效，主治先兆流产、贫血、体虚等。

# 先兆流产调理药膳

孕妇好不容易怀上了孩子，当然希望他能平安、健康地来到这个世界。但实际上，诸多的因素会影响到宝宝在母体内的发育。因此，孕妇在各个方面都要加以小心，饮食尤为重要。利用药膳进行内调，能让你和宝宝都拥有好身体！

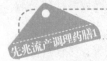

## 先兆流产调理药膳1　　　　　◦阿胶牛肉汤

◎ **配方**　阿胶粉15克，牛肉100克，米酒20毫升，生姜10克，红糖适量。

◎ **制作**　①将牛肉洗净，去筋切片。②牛肉片与生姜、米酒一起放入砂锅，加适量水，用小火煮30分钟。③再加入阿胶粉，并不停地搅拌，至阿胶溶化后加入红糖，搅拌均匀即可。

◎ **功效**　阿胶能补血止血、调经安胎；牛肉补脾生血，与阿胶配伍能温中补血，配伍生姜、米酒，更增健脾和胃、理气安胎之功，对气血亏虚引起的胎动不安、胎漏下血有很好的食疗效果。

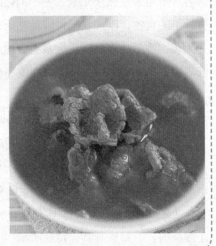

## 先兆流产调理药膳2　　　　　◦菟杞红枣炖鹌鹑

◎ **配方**　鹌鹑（人工养殖）2只，菟丝子、枸杞子各10克，红枣7枚，绍酒2茶匙，盐、味精各适量。

◎ **制作**　①将鹌鹑洗净，斩件，氽水去其血污。②菟丝子、枸杞子、红枣用温水浸透，红枣去核。③将以上用料连同1碗半沸水倒进炖盅，加入绍酒，盖上盅盖，隔水炖之；先用大火炖30分钟，后用小火炖1小时，用盐、味精调味即可。

◎ **功效**　鹌鹑肉有补脾益气、健筋骨、固肝肾、安胎之功效；菟丝子有很好的补肾安胎的作用，二者同用，对肝肾亏虚引起的胎元不固、胎漏下血有很好的食疗作用。

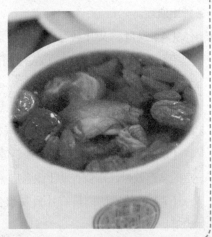

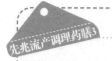

# 白术芡实煲猪肚

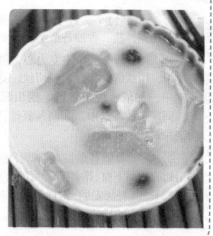

◎ **配方** 猪肚250克，芡实、莲子各30克，白术15克，红枣6枚，生姜3片，生粉、盐各适量。

◎ **制作** ①猪肚洗净，加盐、淀粉反复涂擦后清洗干净；芡实、白术分别洗净；莲子洗净去心；红枣洗净去核。②煲内注入适量清水，放入猪肚、芡实、莲子、红枣、白术，大火煮开后改小火煲2小时。③加盐调味即可。

◎ **功效** 白术、猪肚均有健脾益气、安胎的功效，芡实、莲子能补肾固精、止滑泄，也有一定的安胎作用，红枣可补益气血。以上材料配伍同食，对脾胃气弱引起的胎动不安有较好的食疗效果。

# 杜仲栗子鸽汤

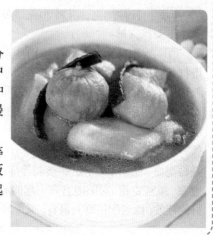

◎ **配方** 乳鸽400克，栗子150克，杜仲50克，盐2小匙。

◎ **制作** ①乳鸽切块，栗子入开水中煮5分钟，捞起后剥去外膜。②下入乳鸽块，入沸水中汆烫，捞起冲净后沥干。③将鸽肉、栗子和杜仲放入锅中，加6碗水后用大火煮开，再转小火慢煮30分钟，加盐调味即成。

◎ **功效** 杜仲具有补肝肾、强筋骨、安胎气等功效；鸽肉具有补肾安胎、益气养血之功效；板栗可补益肾气；三者配伍同用，对肝肾亏虚引起的先兆流产有很好的效果。

## 先兆流产患者保健法

怀孕前3个月的准妈妈活动量不要太大，若是出现阴道出血、肚子闷痛等情况，即为先兆性流产的征兆，需尽快就医诊断。另外，出现这样的情况则可能是由过于劳累或是活动量过大引起的，准妈妈需多卧床休息。

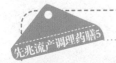

先兆流产调理药膳5 ........................................................ ◦ **莲子猪肚**

◎ **配方** 猪肚1个，莲子50克，葱1棵，姜15克，蒜10克，盐、香油各适量。

◎ **制作** ①莲子洗净泡发去心，猪肚洗净，内装莲子，用线缝合，葱、姜切丝，蒜剁泥。②放入锅中，加清水炖至熟透，捞出晾凉后切成细丝，同莲子放入盘中。③调入葱丝、姜丝、蒜泥和调味料拌匀即可。

◎ **功效** 猪肚能补虚损、健脾胃、安胎，对脾胃气虚引起的胎漏下血、滑胎有一定的食疗效果；莲子可健脾补气、补肾安胎，常食对脾肾两虚引起的胎动不安有一定的疗效；两者配伍同食，效果更佳。

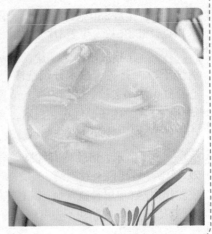

先兆流产调理药膳6 ........................ ◦ **杜仲艾叶鸡蛋汤**

◎ **配方** 杜仲25克，艾叶20克，鸡蛋2个，盐5克，生姜丝少量。

◎ **制作** ①杜仲、艾叶分别用清水洗净。②鸡蛋打入碗中，搅成蛋浆，再加入洗净的姜丝，放入油锅内煎成蛋饼，切成块。③再将以上材料放入煲内，用适量水，猛火煲至滚，然后改用中火续煲2小时，盐调味，即可。

◎ **功效** 杜仲能补肝肾、理气安胎，可用于治疗妊娠漏血、胎动不安、足膝痿弱等症；艾叶能温经散寒、暖宫安胎，对阳虚宫寒引起的胎动不安有很好的疗效；两者配伍既补肝肾，又能暖宫安胎。

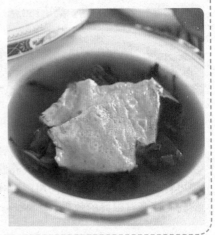

## 先兆流产患者保健法

　　孕妇要注意均衡饮食。怀孕期间需均衡地摄取六大类食物，若是准妈妈有贫血现象，可经医生诊断再另外补充铁剂，而怀孕前3个月因体内激素水平改变，孕吐现象严重，可服用维生素B₆来减缓孕吐的现象。

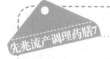

先兆流产调理药膳7

# 葡萄红枣汤

◎ **配方** 红枣15克，葡萄干30克。

◎ **制作** ①葡萄干洗净，备用。②红枣去核，洗净。③锅中加适量的水，大火煮沸，先放入红枣煮10分钟，再下入葡萄干煮至枣烂即可。

◎ **功效** 此汤具有补血、安胎的功效，对血虚引起的胎动不安有较好的疗效，症见患者阴道少量下血、面色苍白、神疲乏力、少气懒言、舌淡苔白等。

◎ **贴心叮咛** 红枣黏腻碍脾，所以脾胃虚弱、经常腹胀的患者食用时可加入少量陈皮，能除腹胀。

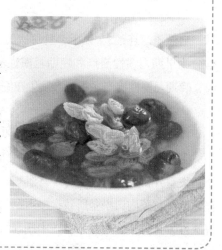

先兆流产调理药膳8

# 菟丝子大米粥

◎ **配方** 大米100克，菟丝子20克，白糖、葱各适量。

◎ **制作** ①将大米淘洗干净，置于冷水中浸泡半小时后捞出沥干水分，备用；菟丝子洗净；葱洗净，切花。②锅置火上，倒入清水，放入大米，以大火煮至米粒开花。③再加入菟丝子煮至浓稠状，撒上葱花，调入白糖拌匀即可。

◎ **功效** 菟丝子具有滋补肝肾、固精缩尿、理气安胎、明目、止泻的功效，对肝肾亏虚引起的胎动不安、腰膝酸软、神疲乏力等症均有很好的疗效。

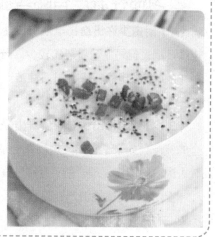

## 先 兆 流 产 患 者 保 健 法

有先兆流产者，禁止各种形式的体育运动。未出现先兆流产或先兆流产治愈继续妊娠者，宜进行散步活动，每天散步30分钟左右。根据自身的情况而定，不可过劳。患者也可照常工作，但应避免过重体力劳动。

# 本草调理，防治滑胎有一手

自然流产连续3次以上，且每次流产往往发生在同一妊娠月份者称为习惯性流产。常分为早期习惯性流产和晚期习惯性流产，早期习惯性流产指流产发生在妊娠12周以前，晚期习惯性流产多指流产发生在妊娠12周以后。

## 引起习惯性流产的原因

习惯性流产的原因大多为孕妇黄体功能不全、甲状腺功能低下、先天性子宫畸形、子宫发育异常、宫腔粘连、子宫肌瘤、染色体异常、自身免疫性疾病等。习惯性晚期流产常为子宫颈内口松弛所致，多由刮宫或扩张宫颈所引起的宫颈口损伤，少数可能属于先天性发育异常。此类患者在中期妊娠之后，由于羊水增多、胎儿长大、宫腔内压力增高，胎囊可自宫颈内口突出，当宫腔内压力增高至一定程度，就会破膜而流产，故流产前常常没有自觉症状。

## 习惯性流产有哪些症状

（1）**阴道少许出血**：早期习惯性流产者阴道出血情况可能会延续几天，也有可能会连续几周，但是血量一般比较少。若血量增多，则易导致流产。

（2）**下腹疼痛**：患有习惯性流产后会有下腹部位隐痛的感觉，一般伴随阴道少量出血。

（3）**妊娠物排出**：若患者排出一部分妊娠物，有一部分残留在子宫内部，此为不完全的流产；如果子宫内妊娠物完全排出体外，称为完全流产。当出现这种情况时，应及时去医院做清宫处理，避免妊娠物在体内引发感染。

（4）**晚期习惯性流产**：晚期习惯性流产者检查宫颈，可以发现扩张，或者已经看到胎囊在宫颈口形成堵塞。

## 中医治疗习惯性流产

中医称习惯性流产为"滑胎"。中医学认为，滑胎的主要病机是母体冲任损伤或胎元不固，或胚胎缺陷，不能成形，故而屡孕屡堕。或因孕后房事不节，纵欲所伤，以致肾气亏虚，冲任不固，胎失所系，而致屡孕屡堕，遂为滑胎。常见的病因是气血不足、脾肾亏虚。所以治疗滑胎应从补益气血、健脾固肾等方面着手。

## 习惯性流产患者应吃什么

大多数习惯性流产患者身体比较虚弱，在饮食上要注意以补虚、增强体质为主。该症患者可以多吃些含有丰富蛋白质和维生素的食物，如鱼类、肉类、蛋类、奶类、坚果等；多食富含各种维生素及微量元素、易于消化的食品，如各种蔬菜、水果、豆浆等；多食富含膳食纤维的食物，以加强肠胃蠕动功能，避免腹胀以及便秘，便秘的孕妇禁止用泻药通便，如大黄、番泻叶等。胃肠虚寒者慎服性味寒凉的食品，如绿豆、银耳、苦瓜等；阴虚火旺者慎服雄鸡、牛肉、狗肉、鲤鱼等易使人上火的食品。

## 习惯性流产患者宜吃哪些药材、食材

以下推荐几种习惯性流产患者适用的药材和食材。

（1）**杜仲**：杜仲具有补肝肾、强筋骨、安胎气等功效，可用于治疗妊娠下血、胎漏欲堕、胎动不安、腰脊酸疼、足膝痿弱、小便余沥等症。

（2）**菟丝子**：菟丝子具有滋补肝肾、固精缩尿、安胎、明目、止泻的功效，可用于腰膝酸软、目昏耳鸣、肾虚滑胎、胎动不安、脾肾虚泻、遗精、消渴、尿有余沥、目暗等症。

（3）**阿胶**：阿胶是常用的补血良药，具有滋阴润燥、补血、止血、安胎的功效，可用于治疗血虚引起的胎动不安、滑胎下血症，还可治疗眩晕、心悸失眠、月经不调及各种出血症。

（4）**山药**：山药具有补气补脾、补肾涩精等功效，对脾胃气虚引起的滑胎下血有一定的食疗效果。

（5）**白术**：白术有健脾益气、燥湿利水、止汗、安胎的功效，常用于脾胃气弱引起的胎动不安、滑胎下血，患者还伴有倦怠少气、虚胀腹泻、食少腹胀、自汗等症。

（6）**羊肚**：羊肚具有补虚损、健脾胃的功效，对脾胃气虚引起的胎漏下血、滑胎有一定的食疗效果，常食有助于改善虚劳瘦弱、厌食、小儿疳积、腹胀腹泻、胃痛等病症。

（7）**乌鸡**：乌鸡具有滋阴补肾、养血填精、退热补虚作用，对体质虚弱的习惯性流产者有很好的食疗效果。

（8）**鹌鹑**：鹌鹑肉具有补五脏、益精血、温肾助阳的功效，对先兆流产、习惯性流产的患者均有食疗效果。

# 习惯性流产调理药膳

习惯性流产患者多因气血不足、脾肾亏虚引起。因此，在习惯性流产的调养上应以补益气血、健脾固肾为原则。多服用杜仲、艾叶、白术、菟丝子等具安胎功效的药材与补气血食材烹调而成的药膳对孕妇大有好处。

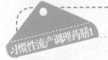

## 枸杞杜仲炖鹌鹑

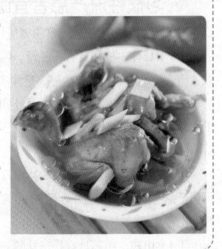

◎ **配方** 人工鹌鹑3只，枸杞子20克，杜仲10克，生姜5克，葱、盐、味精、绍酒各适量。

◎ **制作** ①将鹌鹑3只洗净，枸杞子、杜仲浸透洗净，生姜切片，葱切段。②锅内加水烧开，放入绍酒、姜片、鹌鹑煮开，捞起待用。③将鹌鹑、枸杞子、杜仲、姜片一起放入干净炖盅内，加入清水炖2小时，调入盐、味精，撒入葱段即成。

◎ **功效** 杜仲能补肝肾、理气安胎，可用于治疗妊娠漏血、胎漏欲堕、胎动不安、腰脊酸疼，足膝痿弱等症；鹌鹑肉能益精血、温肾助阳、安胎，对先兆流产、习惯性流产的患者均有食疗效果。

## 补肾乌鸡汤

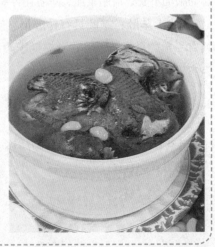

◎ **配方** 杜仲、菟丝子、桑寄生、山药、白果各10克，枸杞子5克，乌鸡肉300克，盐3克，姜2克。

◎ **制作** ①乌鸡肉洗净切块；杜仲、菟丝子、桑寄生、山药、白果和枸杞子分别洗净沥干；姜洗净，去皮切片。②将全部材料放入锅中，倒入适量水，加盐拌匀。③用大火煮开，转小火炖约30分钟即可。

◎ **功效** 杜仲、菟丝子、桑寄生均可滋补肝肾、理气安胎，对肾虚引起的先兆流产、习惯性流产的患者均有很好的食疗效果。该症常见阴道少量出血、腰膝酸软、神疲乏力、头晕耳鸣等。

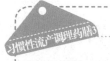

# 杜仲艾叶瘦肉汤

◎ **配方** 阿胶15克，杜仲15克，艾叶30克，猪瘦肉120克。

◎ **制作** ①杜仲、艾叶洗净；阿胶打碎。②猪瘦肉洗净，切大块。③把杜仲、艾叶与猪瘦肉放入锅内，加适量清水，大火煮沸后，改小火煲1小时，加入阿胶同炖，搅拌至烊化即可。

◎ **功效** 杜仲可滋补肝肾、理气安胎；阿胶可补血止血、安胎；艾叶能散寒暖宫、安胎，三者配伍，具有养血安胎、暖宫止血的功效，对诸多类型的先兆流产均有疗效，尤其适合肾虚、阳虚、血虚型习惯性流产的患者食用。

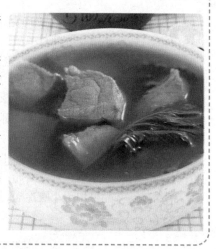

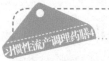

# 阿胶猪皮汤

◎ **配方** 阿胶25克，葱白15克，猪皮500克，姜、花椒水、绍酒、味精、盐、酱油、蒜末、香油各适量。

◎ **制作** ①将阿胶放入碗内，加入绍酒，上蒸笼蒸化。②把姜洗净切片；把猪皮洗净放锅内煮透，捞出用刀将猪皮里外刮干净，再切成条。③锅内加2000毫升开水，下猪皮及阿胶、葱白、姜片、花椒水、盐、绍酒、酱油、蒜末、香油，先用旺火烧开，再转慢火熬30分钟即可。

◎ **功效** 该汤具有补血安胎的功效，对气血亏虚引起的妊娠胎动不安有一定的食疗作用。

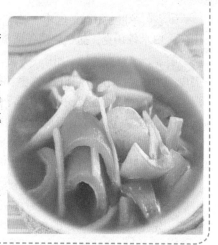

## 习惯性流产患者保健

习惯性流产患者要选择合适的饮食，食物要易于消化，尤其应选食富含各种维生素、微量元素的食品。胃肠虚寒者慎服性味寒凉食品，如绿豆、银耳、莲子等；阴虚火旺者慎服雄鸡、牛肉、狗肉、鲤鱼等易上火之品。该症患者忌食辛辣、油炸及咖啡、酒精等刺激性食物。

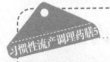

## 艾叶煮鹌鹑

习惯性流产调理药膳5

◎ **配方** 艾叶30克，菟丝子15克，人工鹌鹑2只，黄酒、盐、味精、麻油各适量。

◎ **制作** ①将鹌鹑洗净，艾叶、菟丝子分别洗净。②在砂锅中注入清水200毫升，放入艾叶、菟丝子和鹌鹑。③烧开后，捞去浮沫，加入黄酒和盐，小火炖至熟烂，下味精，淋麻油即可。分2次趁热食鹌鹑并喝汤。

◎ **功效** 艾叶能散寒止痛、温经止血、暖宫安胎；菟丝子可补肾温阳、理气安胎；鹌鹑益气补虚、消结热。本品可用于小腹冷痛、滑胎下血、宫冷不孕等症。

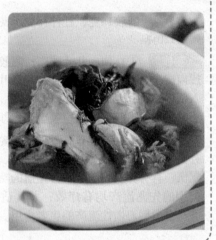

## 山药白术羊肚汤

习惯性流产调理药膳6

◎ **配方** 羊肚250克，红枣、枸杞子各15克，山药、白术各10克，盐、鸡精各适量。

◎ **制作** ①羊肚洗净，切块，氽水；山药洗净，去皮，切块；白术洗净，切段；红枣、枸杞子洗净，浸泡。②锅中烧水，放入羊肚、山药、白术、红枣、枸杞子，加盖。③炖2小时后调入盐和鸡精即可。

◎ **功效** 山药、白术具有补气健脾、补肾安胎的功效；羊肚能益气补虚、补益脾胃；红枣可补气养血；枸杞子可滋补肝肾；因此该汤既能补虚健脾，还能益气安胎，对气血亏虚引起的习惯性流产、先兆流产均有一定的食疗作用。

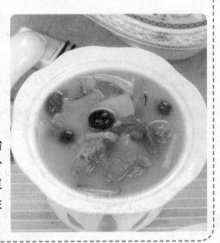

## 习惯性流产患者保健

　　习惯性流产患者要注意个人卫生，常换衣，勤洗澡，但不宜盆浴、游泳。特别要注意阴部卫生，防止病菌感染。衣着应宽大，腰带不要束紧。平时应穿平底鞋。对有自然流产史的孕妇来说，妊娠3个月以内、7个月以后应避免房事，习惯性流产患者此期应严禁房事。

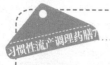

# 菟丝子煲鹌鹑蛋

◎ **配方** 菟丝子9克，红枣、枸杞子各12克，鹌鹑蛋（熟）400克，姜、盐适量。

◎ **制作** ①菟丝子洗净，装入小布袋中，绑紧口；红枣及枸杞子均洗净。②红枣、枸杞子及装有菟丝子的小布袋放入锅内，加入3杯水。③加入鹌鹑蛋，最后加入生姜煮开，改小火继续煮约60分钟，加入盐调味即可。

◎ **功效** 鹌鹑蛋具有强壮筋骨、补气安胎的功效，对体质虚弱、气血不足、体倦食少的习惯性流产患者大有补益作用；红枣能养血益气；枸杞子可滋补肝肾；三者配伍，疗效更佳。

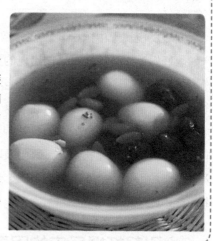

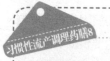

# 菟丝子粳米粥

◎ **配方** 菟丝子60克，粳米100克，白糖适量。

◎ **制作** ①将菟丝子捣碎，加水煎煮10分钟，滤去药渣，取汁备用。②将粳米放入锅中，加水适量，煮至八成熟时，再倒入药汁。③粥熟时加入白糖调味即可食用。

◎ **功效** 菟丝子具有滋补肝肾、固精缩尿、理气安胎的功效，对肝肾亏虚引起的胎动不安、腰膝酸软、神疲乏力等症均有很好的疗效。粳米味甘性平，可补脾胃、养五脏、益气血。两物合煮为粥，具有补虚损、益脾胃、滋肝肾、安胎之功效。

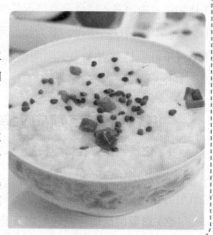

## 习惯性流产患者保健

习惯性流产患者要定期做产前检查。妊娠中期就应开始定期进行产前检查，医生可及时发现和处理异常情况，并指导孕期保健。此外，妊娠期要保持愉快的情绪，避免各种刺激，采用多种方法消除紧张、烦闷、恐惧心理，以调和情志。

# 食疗助你缓解妊娠反应

妊娠反应属于中医学 "妊娠恶阻" 的范畴，是妊娠期多发病，常见于年轻的初产妇。妊娠反应是指妊娠早期出现的恶心呕吐、头晕倦怠，甚至食入即吐的症状。若妊娠早期仅有恶心择食、头晕或晨起偶有呕吐为早孕反应，不属病态，一般在妊娠3个月后逐渐消失。患者恶心呕吐频繁、头晕、厌食，甚则恶闻食气，食入即吐，不食亦吐，严重者可出现全身乏力、精神萎靡、消瘦，甚至可见血压下降、体温升高、黄疸、嗜睡或昏迷等症状。妊娠恶阻及时治疗后，大多可治愈。若出现体温升高达38℃以上，心率每分钟超过120次，出现持续黄疸或持续蛋白尿、精神萎靡不振等，要及时考虑终止妊娠。

## 引起妊娠反应的因素有哪些

妊娠反应的发生，主要是冲气上逆、胃失和降所致。临床上常见的病因病机有脾胃虚弱、肝胃不和，呕吐日久者会出现气阴两虚症状。妊娠反应的辩证主要根据呕吐物的性状和患者的口感，结合全身情况综合分析。若口淡、呕吐清涎者，多为脾胃虚弱；口中黏腻、呕吐稠厚痰涎者，多为脾虚湿盛；口苦、呕吐酸水或苦水者，多为肝胃不和；干呕或呕吐血性物者多为气阴两虚。治疗本病当以调气和中、降逆止呕为主，佐以健脾、疏肝、化湿、益气养阴。

## 妊娠反应有何应对策略

（1）**心情要保持轻松愉快**：孕妇可自学一些保健知识，以充分认识早孕反应，解除心理上的负担。丈夫的体贴，亲属、医务人员的关心能解除孕妇的思想顾虑，增强孕妇战胜妊娠反应的信心；另外还需要有一个舒适的环境，大多可减轻症状。

（2）**适量的运动可减轻妊娠反应**：不要因为恶心呕吐就整日卧床休息，这样只会加重早孕反应，使恶心、食欲不佳、倦怠等症状则更为严重，易成恶性循环。适当参加一些轻缓的活动，如室外散步、做孕妇保健操等，都可改善心情，强健身体，减轻妊娠反应。

（3）**对于呕吐频繁导致身体缺水者应及时补充体液**：可补给葡萄糖液、生理盐水，以补充身体所需的水分、糖、盐等。鼓励患者服药时采取少量多次缓慢饮服的方法，以获药力。

## 🌸 妊娠反应患者应吃什么

妊娠反应患者饮食宜清淡、易消化，鼓励患者进食，宜采取少量多餐的进食原则。多食具有健脾胃、止呕吐的食物，如砂仁、生姜、白扁豆、猪肚、鲫鱼等。忌食肥甘厚味以及辛辣刺激性食物，如肥肉、辣椒、胡椒等；忌食生硬、难消化的食物，如糯米饭、玉米、坚果等，这些食物食后易胀气，会加重身体不适感。

## 🌸 妊娠反应患者宜吃哪些药材、食材

以下推荐几种妊娠反应患者适用的药材和食材。

（1）**生姜**：生姜有发表、散寒、止呕、开痰的功效，常用于脾胃虚寒、食欲减退、恶心呕吐等病症。

（2）**豆蔻仁**：豆蔻仁有行气暖胃、消食除胀、宽中止呕的功效，常用于治疗气滞、食滞、胸闷、腹胀、嗳气、噎膈、吐逆、反胃、呕吐疟疾等病症，治疗呕吐症常与砂仁配伍使用。

（3）**陈皮**：陈皮具有理气健脾调中、行气消食的功效，对妊娠期孕妇厌食、呕吐、食后腹胀、恶心有一定的疗效。

（4）**砂仁**：砂仁具有行气调中、和胃醒脾的功效，主治腹痛痞胀、食少腹胀、噎膈呕吐、寒泻冷痢、妊娠胎动不安。砂仁常与厚朴、枳实、陈皮等配合，治疗胸脘胀满、腹胀食少、厌食、呕吐等病症。

（5）**黄芪**：黄芪均有补气健脾、化气利尿、托毒敛疮的功效，可用于脾胃气虚所致的厌食、厌油腻、食少腹胀、恶心呕吐等症，还可用于表虚自汗及消渴病（糖尿病）。

（6）**白扁豆**：扁豆具有健脾化湿、和中止呕等功效，常用于脾胃虚弱、食欲缺乏、大便溏泻、暑湿吐泻、胸闷腹胀等肠胃不适症。

（7）**鲫鱼**：鲫鱼要选身体扁平、颜色偏白的，肉质会很嫩。新鲜鱼的眼略凸，眼球黑白分明，眼面发亮。

（8）**香菜**：香菜有消食下气、开胃醒脾、调和中焦的作用，用于缓解食欲缺乏、腹胀、恶心、呕吐等症。

# 妊娠反应调理药膳

妊娠反应的调养应以调气和中、降逆止呕为主，佐以健脾、疏肝、化湿、益气养阴。以下推荐一些专为孕妇准备的可口药膳，不仅能让孕妇吃出美味，更能助你轻松度过怀孕期。

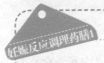

## 白扁豆鸡汤

**◎ 配方** 白扁豆100克，莲子40克，鸡腿300克，砂仁10克，盐5克。

**◎ 制作** ①将清水1500毫升、鸡腿、莲子置入锅中，以大火煮沸，转小火续煮45分钟备用。②白扁豆洗净，沥干，放入锅中与其他材料混合，煮至白扁豆熟软。③再放入砂仁，搅拌溶化后，加入盐调味后即可关火。

**◎ 功效** 扁豆、砂仁均具有健脾化湿、和中止呕的功效，对妊娠期呕吐的患者有较好的食疗效果，能有效改善脾胃虚弱、食欲缺乏、恶心呕吐、胸闷腹胀等肠胃不适症。

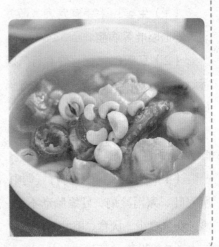

## 香菜鱼片汤

**◎ 配方** 紫苏叶10克，砂仁5克，生姜5片，香菜50克，鲫鱼100克，盐、酱油、味精各适量。

**◎ 制作** ①将香菜洗净切碎；紫苏叶洗净，切丝；生姜洗净切丝。②鲫鱼肉洗净切薄片，用盐、姜丝、紫苏叶丝、酱油拌匀，腌渍10分钟。③放入腌渍的鱼片、砂仁，煮熟，加盐、味精即可。

**◎ 功效** 香菜即为中药材"芫荽"，有行气温胃、止呕的作用；鲫鱼、砂仁、生姜能健脾利湿、和胃止呕。此汤有暖胃和中、行气止呕的功效，适合脾虚湿盛型呕吐的患者食用。

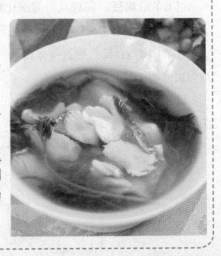

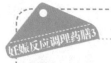

◦ **豆蔻陈皮鲫鱼羹**

◎ **配方** 鲫鱼1条，豆蔻仁、陈皮各适量，盐适量，葱段15克。

◎ **制作** ①鲫鱼宰杀并收拾干净，斩成两段后下入热油锅煎香；豆蔻、陈皮均洗净浮尘。②锅置火上，倒入适量清水，放入鲫鱼，待水烧开后加入豆蔻、陈皮煲至汤汁呈乳白色。③加入葱段继续熬煮20分钟，调入盐即可。

◎ **功效** 豆蔻仁能行气暖胃、消食除胀、宽中止呕，陈皮能理气健脾调中、行气消食，鲫鱼可益气健脾、益胃止呕，三者配伍同食，对妊娠期孕妇恶心、厌食、呕吐、食后腹胀、腹泻等病症有一定的疗效。

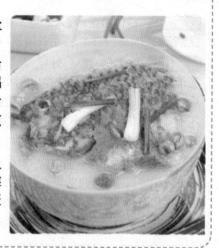

◦ **砂仁黄芪猪肚汤**

◎ **配方** 猪肚250克，银耳100克，黄芪25克，砂仁10克，盐适量。

◎ **制作** ①银耳以冷水泡发，去蒂，撕小块；黄芪洗净备用；砂仁洗净去核。②猪肚刷洗干净，汆水，切片。③将猪肚、银耳、黄芪、砂仁放入瓦煲内，大火烧沸后再以小火煲2小时，再加盐调味即可。

◎ **功效** 黄芪、猪肚均有补气健脾的功效；砂仁可化湿止呕；银耳可滋阴益胃；因此该汤对妊娠妇女恶心呕吐、厌油腻、神疲乏力、困倦等症均有一定的改善作用。

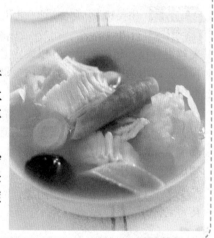

## 妊娠反应保健法

妊娠期应少吃或不吃冰冷、不易消化的食物。适当减少运动量和工作量，怀孕初期应该充分休息。多补充水分，避免脱水。香蕉、运动饮料可帮助补充体内电解质，这样可减轻头晕及四肢无力的症状。

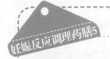

·········· ○ # 砂仁桂圆腰豆粥

◎ **配方** 砂仁10克，糯米80克，麦仁、腰豆、红豆、花生、绿豆、桂圆、莲子各适量，白糖少许。

◎ **制作** ①麦仁、腰豆、红豆、花生、绿豆、桂圆、莲子均洗净，泡发；糯米洗净。②锅置火上，注水后，放入糯米、麦仁、腰豆、红豆、花生、绿豆、桂圆、莲子煮至开花。③改用小火煮至粥浓稠可闻见香味时，再放入砂仁、白糖搅拌溶化后即可关火。

◎ **功效** 本品营养全面丰富，对妊娠呕吐剧烈、摄食过少导致营养不良的患者有很好的补益作用，加上砂仁有行气除胀、化湿止呕的功效，因此本品对妊娠呕吐缓解期的患者有很好的食疗效果。

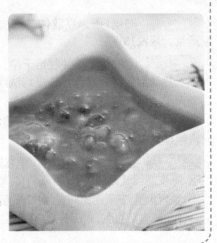

·········· ○ # 生姜牛奶

◎ **配方** 生姜10克，鲜牛奶200毫升，白糖20克。

◎ **制作** ①生姜洗净，切丝。②将鲜牛奶、生姜丝混合在一起放锅里。③以大火煮沸，边煮边搅拌，起泡后即可关火，加入白糖调匀，稍凉后即可饮用。

◎ **功效** 生姜可增进血行，驱散寒邪，温中止呕，是止呕良药，与牛奶搭配服用具有调理肠胃功能、镇吐止呕、增强食欲的功效，主要治疗脾胃虚寒型妊娠反应。

◎ **贴心叮咛** 生姜性温，阴虚，内有实热或患痔疮者忌用。

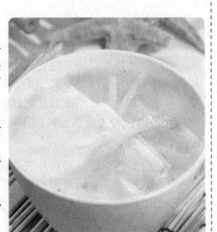

## 妊娠反应保健法

睡眠要定时定量。采用左侧卧的睡姿为好，以防下肢静脉回流受阻。此外，可用泡温水澡和喝热牛奶的方式催眠，在泡澡时水温不要超过40℃，在浴水中放少许薰衣草浴盐会对入睡更有帮助。

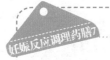

# 莲子乌杞炖鸽蛋

**妊娠反应调理药膳7**

◎ **配方** 紫河车30克，山药50克，枸杞子10克，鸽蛋3个，生姜5片，瘦猪肉150克，盐适量，米酒10克。

◎ **制作** ①将所有紫河车洗净泡发，洗净；山药、枸杞子、生姜均洗净备用。②瘦肉洗净切块，氽烫后捞起备用；鸽蛋煮熟后去壳。③将所有材料加水1500毫升以大火煮滚后转中火炖煮2小时，下入米酒，炖至呈浓汤状，加盐调味即可。

◎ **功效** 紫河车益气补虚；山药、鸽蛋可健脾补虚，枸杞子富含多种维生素，可滋阴补肝肾；对妊娠期呕吐剧烈导致营养不良的患者有很好的补益作用。

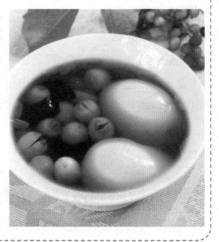

# 生姜橘皮茶

**妊娠反应调理药膳8**

◎ **配方** 生姜10克，橘皮10克，红糖适量。

◎ **制作** ①将生姜、橘皮分别洗净，放入锅中。②锅中加水500毫升，煮至300毫升即可关火。③去渣加入红糖即可饮用。

◎ **功效** 生姜可温胃止呕，是止呕第一药；橘皮可理气健脾、行气和胃；红糖可养血补虚；三者同用，对胃寒呕吐的早孕患者有很好的疗效，既能止呕又能改善体虚、营养不良等症状。

◎ **贴心叮咛** 生姜与红糖煮水饮用，对缓解痛经有很好的疗效，也可预防感冒。

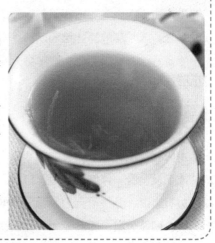

## 妊娠反应保健法

孕妇吸入温热的蒸汽可缓解鼻塞症状。可以利用热毛巾敷鼻或吸入蒸汽。在脸盆中倒入开水，放入少许的迷迭香浴盐，将头、面靠近脸盆，用浴巾将头、盆蒙住，利用开水的蒸汽熏一熏，效果也不错。

# 妊娠肿胀不用愁，本草帮你来消肿

妊娠肿胀又称为"子肿"，多以妊娠中晚期孕妇出现肢体、面目甚至全身肿胀为主要病证。若在妊娠晚期，仅足部或双膝下轻度水肿，无其他不适，且多能于平卧后自消者，不作病论。妊娠中晚期出现水肿，多见于初产妇、多胎、羊水过多、血劳、风眩、肾脏疾病患者。水肿多由踝部开始逐渐向小腿、大腿、腹壁、外阴部及全身漫延。水肿处皮肤紧张而发亮，按之有凹陷。妊娠晚期，仅见踝部水肿，无其他不适者，不作病论。

## 妊娠肿胀发病原因有哪些

妊娠肿胀的发病病机：脾胃气虚，转输失职，水湿停聚，流注于肌表，发为本病；肾虚命门火衰，膀胱气化失职，不能气化行水；肾为胃之关，肾阳不布，则关门不利，水湿泛溢肌肤而为肿；孕四个月后，胎体见长，阻碍气机升降，遂致气滞肿胀。

妊娠肿胀的患者应增加产前检查次数，严密观察病情，保证休息，左侧卧位，补充足够蛋白质、维生素、铁和钙剂，并严格限制钠盐。可用利尿剂氢氯噻嗪、氨苯蝶啶，或呋塞米，或甘露醇静脉给药以消除水肿。针灸疗法：取足三里、阴陵泉、三阴交，适用于脾肾亏虚之妊娠肿胀；取脾俞、水分、中脘，用艾条熏灸，可有效治疗各种证型的妊娠肿胀。

## 中医论妊娠肿胀

中医将妊娠肿胀分为脾虚型和肾阳虚型。脾虚型的主要症状为：妊娠数月面目四肢水肿或遍及全身，伴胸闷气短、口淡无味、食欲缺乏、大便溏薄，舌质胖嫩，苔薄白或腻、边有齿痕，脉缓滑无力。肾阳虚型的主要症状为：妊娠数月，面浮肢肿，尤以腰以下为甚，四肢欠温、腰膝无力，舌质淡或边有齿痕，苔白润，脉沉迟。所以治疗本病当以补脾温肾为本，利水消肿为标。

## 妊娠肿胀患者适合吃什么

妊娠肿胀患者应注意饮食营养全面，多食具有健脾益气、利水消肿的食物，如鲫鱼、赤小豆、冬瓜、马蹄、猪肚等。饮食宜清淡，宜低盐饮食，忌食腌肉、咸菜等。摄盐过多会使体内含钠量增加，影响体内水液代谢，从而会加重水肿。性寒滋腻、海腥发物和刺激性食物不仅不利于消除水肿，也对孕妇本身不利。

## 妊娠肿胀患者宜吃哪些药材、食材

以下推荐几种妊娠肿胀患者适用的药材和食材。

（1）**车前草**：车前草具有利水消肿、清热明目的功效，主要用于治疗小便不利、水肿胀、淋浊带下、血淋尿血、黄疸、暑湿泻痢、目赤障翳、痰热咳嗽等常见病症。

（2）**党参**：党参具有补中益气、健脾益肺的功效，可用于治疗因脾胃气虚、水湿运化不利所造成的妊娠水肿。

（3）**茯苓**：茯苓具有利水渗湿、健脾补中、宁心安神的功效，主治小便不利、水肿胀满、痰饮咳嗽、食少脘闷、呕吐、泄泻、心悸不安、失眠健忘、遗精白浊等病症。

（4）**白术**：白术有健脾益气、燥湿利水、止汗、安胎的功效，常用于脾胃气弱、倦怠少气、虚胀腹泻、水肿、黄疸、小便不利、自汗、胎气不安等病症的治疗。

（5）**泽泻**：泽泻具有利水、渗湿、泄热的功效，主治小便不利、水肿胀满、呕吐、泻痢、痰饮、脚气、淋病、尿血。

（6）**鲫鱼**：鲫鱼可补阴血、通血脉、补体虚，还有益气健脾、利水消肿、清热解毒、通络下乳之功效。

（7）**赤小豆**：赤小豆有消肿、利尿、滋补强壮、健脾养胃、止泻、抗菌消炎、解除毒素等功效，还能增进食欲，促进胃肠消化吸收。

（8）**马蹄**：马蹄具有清热解毒、凉血生津、利水消肿、化湿祛痰、消食除胀的功效，对水肿、小便不利、痢疾、小儿麻痹、便秘等疾病有食疗作用。

（9）**鸭肉**：鸭肉可大补虚劳、滋五脏之阴、清虚劳之热、补血行水、养胃生津、止咳、清热健脾，主治身体虚弱、病后体虚、营养不良性水肿、妊娠水肿等。

（10）**黑豆**：黑豆具有消肿下气、润肺燥热、活血利水、祛风除痹、补血安神、明目健脾、补肾益阴、解毒的作用，用于水肿胀满、风毒脚气、黄疸水肿、风痹痉挛、产后风疼、痈肿疮毒，对妊娠产生的水肿有一定食疗功效。

# 妊娠肿胀调理药膳

妊娠肿胀不仅让孕期的你看起来臃肿无比，还在一定程度上影响着你的正常生活，且应警惕妊娠高血压综合征的发生。因此，妊娠肿胀的调理也是很必要的，以下推荐一些消除水肿的药膳，让孕期肿胀快快消退。

 妊娠肿胀调理药膳1

## 白术茯苓田鸡汤

◎ **配方** 白术、茯苓各15克，白扁豆30克，芡实20克，田鸡4只（约200克），盐5克。

◎ **制作** ①白术、茯苓均洗净，投入砂锅，加入适量清水，用小火约煲30分钟后，倒出药汁，除去药渣。②田鸡洗净，去皮斩块，备用；芡实、白扁豆均洗净，投入砂锅内大火煮开后转小火炖煮20分钟，再将田鸡放入锅中炖煮。③加入盐与药汁，一同煲至熟烂即可。

◎ **功效** 白术、茯苓健脾益气、利水消肿，白扁豆、田鸡可健脾利水、清热解毒；四者同用，对脾虚水湿内停所致的妊娠水肿有很好的食疗效果。

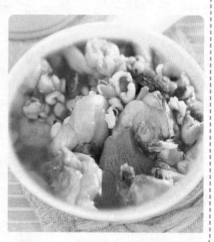

 妊娠肿胀调理药膳2

## 赤小豆炖鲫鱼

◎ **配方** 赤小豆50克，鲫鱼1条（约350克），盐适量。

◎ **制作** ①将鲫鱼处理干净，备用。②赤小豆洗净，备用。③鲫鱼和赤小豆放入锅内，加2000～3000毫升水清炖，炖至鱼熟烂，加盐调味即可。

◎ **功效** 本品具有健脾益气、利水消肿、解毒渗湿的功效，对妊娠水肿、小便排出不畅等患者都有食疗作用。

◎ **贴心叮咛** 在熬鲫鱼汤时，可以先用油将鲫鱼煎至表皮略黄，再用开水小火慢熬，这样会使得鱼肉鲜嫩，鱼汤呈现出乳白色，味道更鲜美。

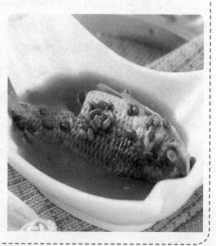

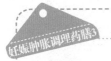

妊娠肿胀调理药膳3

# 胡萝卜马蹄煮鸡腰

◎ **配方** 胡萝卜、马蹄各100克，鸡腰150克，淮山药、枸杞子、茯苓、黄芪各10克，姜5克，盐、料酒、味精各适量。

◎ **制作** ①胡萝卜、马蹄均洗净，胡萝卜去皮切菱形，马蹄去皮；淮山药、枸杞子、茯苓、黄芪均洗净，鸡腰收拾干净。②胡萝卜、马蹄下锅汆水；鸡腰加盐、料酒、味精腌渍后下锅汆水。③所有材料放入锅中，加适量清水，大火烧沸后转小火煲熟，加盐、味精调味即可。

◎ **功效** 马蹄、茯苓均有利水消肿的作用；黄芪、山药可健脾益气，助脾运湿，帮助消除水肿。

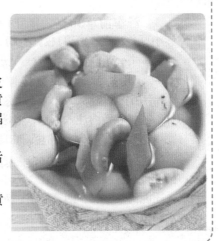

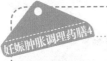

妊娠肿胀调理药膳4

# 粉葛薏苡仁脊骨汤

◎ **配方** 脊骨150克，粉葛、薏苡仁各适量，车前子、泽泻各10克，盐2克。

◎ **制作** ①脊骨洗净，斩块；粉葛洗净，切块；薏苡仁洗净，浸水15分钟；车前子、泽泻洗净，煎汁备用。②净锅入水烧开，下脊骨汆尽血水，捞出洗净。③将脊骨、粉葛、薏苡仁放入瓦煲，注入清水，大火烧开后改小火煲炖2小时，倒入药汁，加盐调味即可。

◎ **功效** 薏苡仁可健脾祛湿、利水消肿；车前子、泽泻均有利尿消肿的功效，可将体内多余水分从小便排出，三者合用，效果更佳。

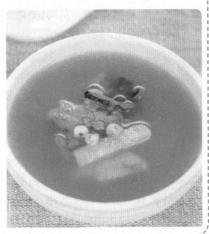

## 妊娠肿胀保健法

　　妊娠肿胀患者平时应注意不要坐太久，每1.5小时就要站起来走一走。避免久站，站久了也会产生水肿。白天准妈妈应尽可能经常地把双脚抬高、双腿放平，让腿部的血液循环通畅，还要经常改换坐立姿势，这些都可以防止水肿。

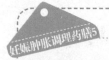

妊娠肿胀调理药膳5 ················································· ◦ **鲜车前草猪肚汤**

◎ **配方** 鲜车前草30克，猪肚130克，薏苡仁、赤小豆各20克，蜜枣1枚，生粉、盐适量。

◎ **制作** ①鲜车前草、薏苡仁、赤小豆洗净；猪肚翻转，用盐、淀粉反复搓擦，用清水冲净。②锅中注水烧沸，加入猪肚氽至收缩，捞出切片。③将砂煲内注入清水，煮滚后加入所有食材，以小火煲2.5小时，加盐调味即可。

◎ **功效** 车前草具有利尿通淋、消除水肿的功效；猪肚可健脾补虚；薏苡仁、赤小豆均可健脾利水，还能清热解毒；四者同用，对脾虚湿盛的妊娠水肿患者有很好的食疗效果。

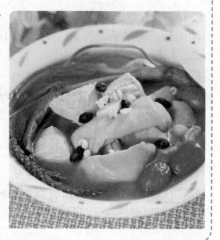

妊娠肿胀调理药膳6 ················································· ◦ **马蹄冬菇鸡爪汤**

◎ **配方** 鸡爪300克，马蹄100克，茯苓、白术各15克，冬菇50克，枸杞子20克，盐、鸡精各适量。

◎ **制作** ①鸡爪洗净；马蹄洗净，去皮，切块；冬菇、枸杞子洗净，浸泡。②锅中注水烧沸，放入鸡爪过水，取出洗净。③将鸡爪、马蹄、冬菇、枸杞子、茯苓、白术放入锅中，加入清水慢火炖2小时，调入盐、鸡精即可。

◎ **功效** 茯苓、白术具有补气健脾、利水消肿的功效；马蹄可清热解毒、利尿通淋；三者合用，对妊娠肿胀有很好的食疗效果，可使体内多余水分从小便排出，以达消肿目的，还能增强脾胃功能。

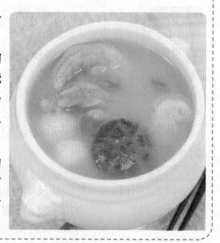

## 妊娠肿胀保健法

　　妊娠水肿的妇女在日常饮食中，应尽量少食盐，忌食生冷、油腻的食物；适当多吃些温阳的食物，如米、面、豆类、瘦肉、动物肝脏、鸡、鸭等。但若水肿越来越重，伴头晕等不适，就应及时到医院诊治。

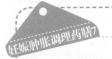

## 玉米须鲫鱼煲

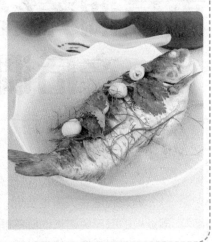

◎ **配方** 鲫鱼450克，玉米须90克，莲子50克，盐、味精各少许，葱段、姜片各5克。

◎ **制作** ①将鲫鱼收拾干净，在鱼身上划上几刀；玉米须洗净；莲子洗净、泡发备用。②锅上火倒入油，将葱、姜炝香，下入鲫鱼略煎，再倒入水，加入玉米须、莲子肉煲至熟，调入盐、味精即可。③食用前，将玉米须捞出丢弃，饮汤食鱼肉。

◎ **功效** 鲫鱼具有健脾利水之功；玉米须药性温和，有较好的利水消肿、利尿通淋之功，莲子可健脾补肾；三者同用，对脾肾虚弱，不能正常运化水液而使得水湿上泛肌肤所形成的水肿有很好的效果。

## 泽泻白术瘦肉汤

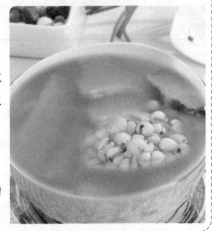

◎ **配方** 猪瘦肉60克，泽泻15克，白术30克，盐3克，味精2克，薏苡仁20克。

◎ **制作** ①猪瘦肉洗净，切件；泽泻、白术、薏苡仁洗净。②把猪瘦肉、泽泻、白术、薏苡仁一起放入锅内，加适量清水，大火煮沸后转小火煲1～2小时，去泽泻，调入盐和味精即可。

◎ **功效** 泽泻具有利水、渗湿、泄热的功效；白术具有健脾除湿的作用；猪瘦肉能补气健脾；三者同用，对脾虚妊娠水肿、小便不利有很好的辅助治疗作用。

### 妊娠肿胀保健法

妊娠期肿胀患者应调整日常生活节奏，不能过于紧张和劳累。要保证充足的休息和睡眠时间，每餐后休息半小时，下午休息2小时，每晚应睡9~10小时。患者不要久站、坐，并防止情绪激动和避免较剧烈或长时间的体力劳动。

# 本草调养经，
## 产后调养不容忽视

产后的调养对女人来说至关重要，产后若不注意调养，会引发很多疾病，如产后缺乳、产后腹痛、产后恶露不净、产后抑郁症等。此外，妈妈们常会失望地发现，生产后原本苗条的身材变得臃肿不堪，以前挺拔的胸部经过长时间的哺乳已出现了下垂的现象，而原本光洁的肌肤也不可避免地出现了斑点……

难道妈妈们真的与美丽无缘了吗？答案当然是否定的，只要你注重平时的饮食调养，合理摄入有助美容的食物，你就可以摆脱产后疾病，美丽也跟着回来了！

## 找对原因，让女人快速恢复完美身材

产后肥胖是妈妈们最关注的问题，其实，要想快速瘦身，找到肥胖的原因才是关键。

一般来说，产后肥胖的定义与一般人肥胖的定义并无不同，通常医生或营养师建议，怀孕期间以增加11千克的体重为原则，怀孕前体重较轻的妇女，所增加的体重应该稍多一些；体重较重的妇女，则不要增加太多的体重。

产后有没有及时减重，和以后体重的增加多少有至关重大的关系。产后6个月是控制体重的黄金时期，如果产后6个月内能够恢复到怀孕之前的体重，则8～10年后，体重平均增加2.4千克；如果产后体重无法下降，则8～10年后，平均体重会增加8.3千克。产后参加运动和哺喂母乳的妇女，体重一般不会增加，如果能哺喂婴儿到3个月以上，则减重的效果将会更好。

## 脾虚、气血亏损也能引起产后肥胖

除了营养摄入过于丰富以及缺乏运动，妈妈们身材之所以发生如此翻天覆地的变化，其实还有两个原因，一是脾虚，一是气血亏损。气血亏损会使妈妈们体内的新陈代谢功能变差，而造成脂肪在身上堆积；而脾虚同样能导致发胖，还会让妈妈们出现体乏、头晕的现象。对于脾虚与气血亏损，妈妈们就必须找到对症的药膳来补益。根据《本草纲目》的记载，黄明胶、野猪肉都是补益气血亏损的药材，而莲肉、荷叶则具有很好的治脾理胃的功效，妈妈们宜多吃加了这几味药材的药膳来调理身体，只要打好身体底子，不再虚弱，肥胖问题就能得到很好的缓解。

## 运用健康的产后瘦身法

产后瘦身最好从饮食与运动着手，不要有快速减肥的期待，哺乳期的妇女以一周减少0.5~1千克最适宜，6个月内减少10%的体重是最理想的情况。至于减肥药物，医生则会建议体重过重的妇女考虑使用，对于产后身体恢复情况不是很好的产妇，医生通常都不建议在产后使用。从理论上来说，医生处方的减肥药并不会对哺乳有影响，使用者并不需要太过担心，但减肥药所产生的不良反应因人而异，再加上有许多不合法的减肥药使用后会对身体造成伤害，因此最好经过医生的评估与建议之后再使用，而且坐月子和哺乳期间最好不要使用药物。

针对产后体重过重的妇女，可以借助减肥班的课程，达到健康瘦身的目的。现在很多私立妇产医院已经提供了相关的课程，结合了减重医学、女性内分泌学、减重心理学、营养学及有氧运动的知识，让参与者不但可以达到有效且健康地减重，饮食及心理观念的校正，并可使复胖的概率降到最低。

# 🎗 产后妈妈饮食养颜经

一些妈妈们在有了宝宝之后，会全身心投入到孩子身上，往往忽视了对自己的保养，不经意之间，却发现自己的容颜过早变得黯淡，皮肤也变得粗糙起来。其实产后养颜是每个妈妈都需要做的功课。做好这门看似复杂、其实简单的功课，将会使你受益匪浅。

## 产后妈妈饮食要合理、科学

合理、科学的饮食可提高皮肤细胞的新陈代谢，补充皮肤养分的消耗，使皮肤更加光泽、细嫩，富有弹性。做了妈妈的女性，如果能根据自己所处年龄阶段的生理变化，合理安排日常饮食，就能从根本上做好产后养颜护肤工作。

总的来说，产后妈妈养颜要多食含维生素C、维生素E及蛋白质的食物，如西红柿、柠檬、鲜枣、芝麻、核桃、薏苡仁、花生米、瘦肉等。维生素C可抑制代谢废物转化成有色物质，从而减少黑色素的产生；维生素E能促进血液循环；蛋白质可促进皮肤生理功能。产后养颜应少食油腻、辛辣、味甘肥厚的食品，忌烟酒，不饮用过浓的咖啡。

## 产后长痘长斑，需内外调节

生过宝宝以后，很多新妈妈的嘴旁会有痘痘"安家落户"，还伴有肿痛的感觉。产后长痘痘除了内分泌变化这个原因外，还有可能是情绪压力及睡眠受到影响造成的。这时就要注意，首先要保持愉快的心情。产后妈妈一是体力消耗严重，二是还要照顾小孩，心情难免受到影响，殊不知烦躁的心情也会表现在你的皮肤上。因此，要消灭痘痘，新妈妈们首先要保持心情舒畅开朗。其次则是饮食上不可虚补过头，要注意粗粮、细粮结合，还要补充些清凉下火的食物。

妊娠斑也就是黄褐斑，由于它以鼻尖和两个面颊部最突出，且对称分布，形状像蝴蝶，又称为蝴蝶斑。它是由于怀孕后胎盘分泌雌激素增多而产生的，不过妊娠斑存在个体差异，有的孕妇斑会重一些，有的会轻一些。生产后体内雌激素分泌会恢复到怀孕前的正常平衡状态，大部分人脸上的斑会自然减轻或消失，但也有人依然如故，这就需要由内而外地进行调节。

消除妊娠斑需要一定的时间，它的减轻与控制也依赖众多的因素。在日常生活中，应注意以下几个方面，做到食养结合。

（1）**多喝胡萝卜汁**：胡萝卜中含有丰富的维生素，具有润滑、强健皮肤的作用，可以用来防止皮肤粗糙及雀斑，妈妈们可以通过每日喝1杯胡萝卜汁的方法来达到祛斑养颜的目的。

（2）**注重睡眠**：充足的睡眠对皮肤的保养非常重要，睡眠不仅可以用来减缓女性皮肤的衰老，还能让人变得光彩照人。

（3）**多吃西红柿**：西红柿中含有丰富的谷胱甘肽，这种物质能有效地抑制黑色素，使沉着的色斑减退或消失。

# 产后调养药膳

宝宝的健康降临让妈妈欣喜若狂，但产后呈现出来的一系列"丑态"又让妈妈痛心不已。因此，产后的调养不可忽视！遵循正确的饮食原则，合理膳食，产后的妈妈也能魅力依然！

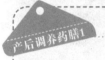

**产后调养药膳1** ·············· ◦ **晶莹醉鸡**

◎**配方** 鸡腿100克，当归15克，西洋芹片、胡萝卜片各50克，枸杞子、川芎、红枣各10克，盐、黄酒、米酒各适量，香油1毫升。

◎**制作** ①将川芎、当归煎取药汁，去渣备用。②鸡腿去骨，洗净切块，放入锅中，加入汤汁、米酒、黄酒，加水适量，煮沸后转小火焖煮2小时，再加入药汁，西洋芹片、胡萝卜片，续煮10分钟。③加盐调味，淋上香油即可。

◎**功效** 本品既养血补虚，又能活血化瘀。

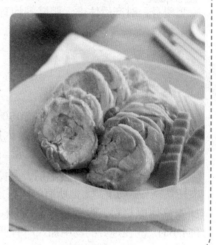

**产后调养药膳2** ·············· ◦ **归参炖母鸡**

◎**配方** 当归15克，党参20克，母鸡1只，葱、姜、料酒、食盐各适量。

◎**制作** ①将母鸡宰杀后，去毛，去内脏，洗净切块。②将剁好的鸡块放入沸水中氽去血。③将当归、党参、鸡块加清水，把砂锅放在大火上烧沸，然后再用小火炖至鸡肉烂熟，调入葱、姜、料酒、盐调味即成。

◎**功效** 本品可补血益气、健脾补虚，对产后患者有很好的调养作用，可改善体虚症状。

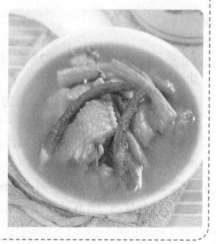

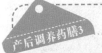
## 山药鲑鱼

**产后调养药膳3**

◎ **配方** 鲑鱼80克，山药20克，胡萝卜10克，海带10克，芹菜末15克。

◎ **制作** ①鲑鱼洗净、切块；山药、胡萝卜削皮、洗净，切小丁；海带洗净，切小片备用。②山药丁、胡萝卜丁、海带放入锅中，加入3碗水煮沸，转中火熬成1碗水。③加入鲑鱼块煮熟，撒上芹菜末即可。

◎ **功效** 本品既健脾胃，又能美容养颜，还可减肥瘦身，对产后体虚、肥胖等均有改善作用。

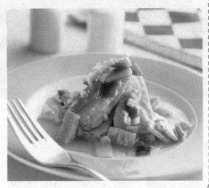

## 鲜人参炖竹丝鸡

**产后调养药膳4**

◎ **配方** 鲜人参2根，竹丝鸡650克，猪瘦肉200克，生姜2片，花雕酒3克，火腿30克，味精、食盐、鸡粉、浓缩鸡汁各适量。

◎ **制作** ①将竹丝鸡去毛后，去掉内脏；猪瘦肉切块；火腿切丁。②把所有的肉料汆去血污后，加入其他原材料，然后装入盅内，移去锅中隔水炖4小时。③在炖好的汤中加入所有调味料即可。

◎ **功效** 人参大补元气，搭配竹丝鸡、瘦肉，对产后体质虚弱、乳汁不下者有一定的补益效果。

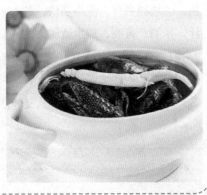

## 党参排骨汤

**产后调养药膳5**

◎ **配方** 青豆50克，党参25克，排骨100克，盐适量。

◎ **制作** ①青豆洗净，党参润透切段。②排骨洗净砍块，汆烫后捞起备用。③将上述材料放入煲内，加水1000毫升以小火煮约45分钟，再加盐调味即可。

◎ **功效** 本品补中益气，对产后体质虚弱、面色苍白、神疲乏力者有很好的调理作用。

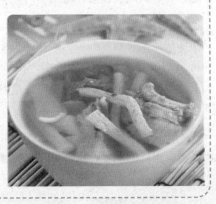

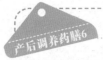

**产后调养药膳6** ·································○ **黑枣党参鸡肉汤**

◎ **配方** 鸡肉300克，土豆100克，黑枣、党参、枸杞子各15克，盐5克。

◎ **制作** ①鸡收拾干净，斩件；土豆洗净，去皮，切块；党参洗净，切段；黑枣、枸杞子洗净，浸泡。②锅中注水，放入鸡焯去血水，捞出。③将鸡肉、土豆、黑枣、党参、枸杞子放入锅中，加适量清水慢炖2小时，加入盐即可食用。

◎ **功效** 本品益气养血，可有效改善产后体虚症状，有利于女性产后身体的恢复。

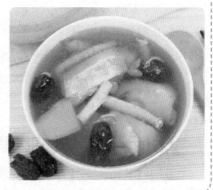

**产后调养药膳7** ·································○ **淡菜枸杞煲乳鸽**

◎ **配方** 乳鸽1只，淡菜50克，枸杞子、红枣各适量，盐3克。

◎ **制作** ①乳鸽宰净，去毛及内脏，洗净；淡菜、枸杞子均洗净泡发；红枣洗净。②锅上水烧热，将乳鸽放入稍焯5分钟，捞起。③将乳鸽、枸杞子、红枣放入瓦煲内，注入水，大火煲沸，放入淡菜，改为小火煲2小时，加盐调味即可。

◎ **功效** 鸽肉益气养血，是产后、病后患者的滋补佳品，还可调畅心情，预防产后抑郁。

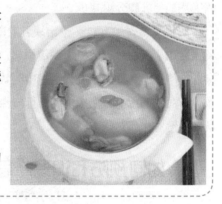

**产后调养药膳8** ·································○ **燕麦枸杞粥**

◎ **配方** 燕麦片30克，大米100克，枸杞子10克，糖3克。

◎ **制作** ①将枸杞子、燕麦片泡发后洗净。②燕麦片、大米、枸杞子一起加水煮30分钟至成粥。③调入白糖、继续煮至糖溶化即可。

◎ **功效** 本品可健脾和胃、滋阴补肝肾、解郁安神，对产后脾胃气虚、食欲缺乏、心烦者有很好的改善效果。

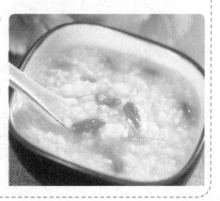

# 本草催乳，让女人奶水充足

产妇在哺乳时乳汁甚少或全无，不足够甚至不能喂养婴儿者，称为产后缺乳。缺乳的程度和情况各不相同，有的开始哺乳时缺乏，以后稍多但仍不充足；有的全无乳汁，完全不能喂乳；有的正常哺乳，突然高热或七情过激后，乳汁骤少，不足于喂养婴儿。

## 引起产后缺乳的因素有哪些

乳汁的分泌量除与乳腺的发育、婴儿的按时吮吸、营养状态、饮食量等有关外，还与精神因素有密切关系。乳腺先天发育不良会导致缺乳或无乳，母体饮食量减少使得营养不良，或因生产时出血过多导致贫血，以及婴儿没有按时吮吸，这些均会导致产后缺乳。此外，情志不调会影响母体分泌乳汁的功能，如过度劳累、失眠、焦虑、恼怒、疼痛等均能使乳腺分泌减少。

清代《傅青主女科》论治缺乳着眼于"气血"，虚则补之，实则疏之。即说明缺乳主要由于气血亏虚或气血瘀滞引起，气血亏虚者，当以补益气血为主；气血瘀滞者，则以行气活血、通络下乳为主。中医认为缺乳的主要病机为乳汁生化不足或乳络不通所致，常见的病因有气血虚弱、肝郁气滞、痰浊阻滞。所以治疗本病应从补益气血、疏肝解郁、健脾化痰这些方面着手。

## 如何预防和调理产后缺乳

（1）孕妇在孕期做好乳头护理，若有乳头凹陷者，要经常把乳头向外拉，并要常用肥皂擦洗乳头，防止乳头皲裂而造成哺乳困难。

（2）预防产后大出血而引起产后贫血，加强产后营养，积极纠正孕期贫血。

（3）产后妇女要早哺乳、定期哺乳，促进乳汁的分泌。现在临床提倡母乳喂养，母婴同室，早接触，早吸吮，于产后30分钟内开始哺乳，尽早建立泌乳反射，坚持"按需哺乳"的原则。

（4）保持乐观的情绪，忌抑郁、烦躁、恼怒等不良情绪的刺激，适当锻炼，有利于气血调和。

## 产后妇女吃什么

产后妇女的饮食要保证营养全面，多食高蛋白食物，如瘦肉类、鱼类、蛋类、奶类，还要摄入足够的新鲜蔬菜、水果及充足的水分。多吃具有补益气血、通络下乳的食物，如猪蹄、鲫鱼、章鱼、虾仁、丝瓜等，这些食物可促进乳汁分泌，改善产后缺乳症状。饮食宜清淡，忌食辛辣刺激性食物，如辣椒、花椒、咖啡、浓茶等；忌食甜食，如果糖、巧克力等，哺乳期妇女摄入这些食物，既不利于乳汁的分泌，也对接受母乳喂养的新生儿不利；忌食具有回乳作用的食物，如大麦、麦芽等。

## 🌸 产后缺乳患者宜吃哪些药材、食材

以下推荐几种产后缺乳患者适用的药材和食材。

（1）**通草**：通草具有通利小便、下乳汁的功效，是治疗产妇乳少的常用药，主要治疗产后乳少、淋症涩痛、小便不利、水肿、黄疸、湿温病、小便短赤、经闭、带下等病症。

（2）**王不留行**：王不留行具有行血通经、催生下乳、消肿敛疮的功效，治妇女闭经、乳汁不通、难产、血淋、痈肿、金疮出血。痛经、经闭由肝气郁滞所致者，可与香附、郁金等配伍，以使气行血活。

（3）**猪蹄**：猪蹄具有补虚弱、填肾精、下乳汁等功效，多食可改善因贫血所致的乳汁不行，是常用的下乳佳品。

（4）**虾仁**：虾具有补肾、壮阳、通乳之功效，可治产后乳少、体倦、腰痛、腿软、筋骨疼痛、失眠不寐以及丹毒、痈疽等症。

（5）**鲫鱼**：鲫鱼可补阴血、通血脉、补体虚，还有益气健脾、利水消肿、清热解毒、通络下乳之功效。

（6）**丝瓜**：丝瓜有清暑凉血、解毒通便、祛风化痰、润肌美容、通经络、行血脉、下乳汁等功效，对急性乳腺炎、产后乳汁不行均有较好的食疗效果。

（7）**土鸡**：鸡肉具有温中益气、补精填髓、益五脏、补虚损、健脾胃、强筋骨的功效，对产后血虚引起的缺乳有很好的补益效果。

（8）**章鱼**：章鱼具有补气养血、收敛生肌的作用，对产后气血亏虚，导致乳汁生化无源的缺乳疗效显著。

（9）**花生**：花生健脾和胃、利肾去水、理气通乳，适用于营养不良、脾胃失调、咳嗽痰喘、乳汁缺少等症。

（10）**芝麻**：芝麻味甘，性平，能补肝肾、益精血、润肠燥，适用于肝肾虚损、精血不足而致之须发早白、眩晕耳鸣、腰膝酸软、四肢无力，产后血虚之乳汁不足，血虚津亏之肠燥便秘等。

# 产后缺乳调理药膳

乳汁是孕育宝宝的源泉，乳汁不仅能增强宝宝自身的抵抗力，还能在哺乳过程中，让妈妈与宝宝更加亲密呢！以下推荐一些专门为产后缺乳的妈妈准备的催乳药膳，让你与宝宝亲密无间。

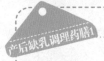

## ○莲子土鸡汤

**◎配方** 土鸡肉300克，姜1片，莲子30克，盐、鸡精粉、味精各适量。

**◎制作** ①先将土鸡剁成块，洗净，入沸水中余去血水；莲子洗净，泡发。②将鸡肉、莲子一起放入炖盅内，加开水适量，放入锅内，炖蒸2小时。③最后加入盐、鸡精、味精调味即可食用。

**◎功效** 本品具有温中益气、补精添髓、补益气血、补虚损、健脾胃的功效，对产后气血亏虚引起的缺乳有很好的补益效果。

**◎贴心叮咛** 带皮的鸡肉内含有较多的脂类物质，所以较肥的鸡应该去掉鸡皮再烹制。

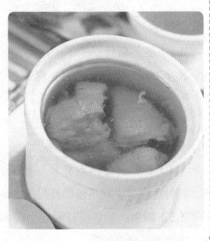

## ○竹笋鲫鱼汤

**◎配方** 冬笋200克、鲫鱼1条(约300克)，黄酒、姜丝、葱、盐、味精各适量。

**◎制作** ①将鲫鱼去鳃，留鳞，剖腹去内脏，加黄酒、姜丝、精盐拌匀。②炒锅置旺火上，下油，烧至八成热时，倒入冬笋加姜丝，加盐炒匀，加盖稍焖。③再倒入鲫鱼块同焖片刻，注入清水500毫升，烧开后，转用小火煮至熟透，调入味精，撒上葱花即可。

**◎功效** 鲫鱼可补阴血、通血脉、补体虚、通络下乳、利水消肿；冬笋可清热解毒、滋阴生津；两者同用，对产后乳汁不行的患者有很好的食疗效果。

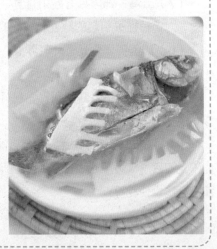

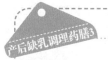

## 萝卜干蜜枣猪蹄汤

◎ **配方** 萝卜干30克，猪蹄600克，通草8克，蜜枣5枚，盐5克。

◎ **制作** ①萝卜干浸泡1小时，洗净切块，蜜枣洗净；通草洗净，煎汤备用。②猪蹄斩件，洗净，飞水；烧锅，将猪蹄干爆5分钟。③将清水放入瓦煲内，煮沸后加入以上用料，大火煲滚后，改用小火煲3小时，加盐调味。

◎ **功效** 猪蹄具有补虚弱、填肾精、下乳汁等功效，多食可改善因贫血所致的乳汁不行，是常用的下乳佳品。

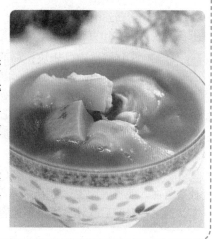

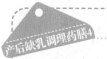

## 通草丝瓜对虾汤

◎ **配方** 通草6克，对虾8只，丝瓜200克，食油、葱段、蒜、盐各适量。

◎ **制作** ①将通草、丝瓜、对虾分别洗干净，虾去泥肠。②将葱切段；蒜拍切成细末；丝瓜切条状。③起锅，倒入食用油，下虾、通草、丝瓜、葱段、蒜末、盐，用中火煎至将熟时，再放些食油，烧开即可。

◎ **功效** 通草可下乳汁、利小便；丝瓜可清热解毒、通络下乳，还能防止乳腺炎；虾有较好的下乳作用；三者合用，对产后乳少、乳汁不行以及因导致乳汁不通的乳腺炎均有一定的辅助治疗作用。

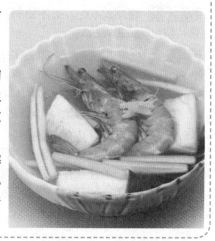

## 产后通乳小贴士

乳汁的多少和精神状态密切相关。精神过度紧张、忧虑、悲伤、愤怒或惊恐，都会影响乳汁的分泌。如果乳汁分泌较少，孩子不够吃，千万不要着急，着急只会适得其反。所以，平时产妇遇事切莫烦躁，只有保持心情舒畅，才能保证乳汁的正常分泌。

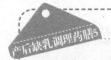
## 猪蹄凤爪冬瓜汤

**产后缺乳调理药膳5**

**◎配方** 猪蹄250克，鸡爪150克，冬瓜、花生米各适量，木香10克，盐、鸡精、姜片各适量。

**◎制作** ①猪蹄洗净，斩块；鸡爪洗净；冬瓜去瓤，洗净切块；花生米洗净。②净锅入水烧沸，下入猪蹄汆透，捞出洗净；木香洗净，煎汁备用。③将猪蹄、鸡爪、姜片、花生米放入炖盅，注入清水，大火烧开，放入冬瓜，改小火炖煮2小时，加盐、鸡精调味即可。

**◎功效** 木香可行气散结、通络化瘀；猪蹄可补益气血，使得乳汁生化有源；两者同用，既补虚又通络，对产后缺乳、乳络不通者效果显著。

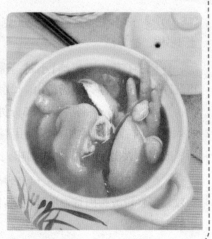

## 枸杞香猪尾

**产后缺乳调理药膳6**

**◎配方** 猪尾250克，王不留行10克，牛膝8克，枸杞子适量，盐3克。

**◎制作** ①猪尾洗净，剁成段；枸杞子洗净，浸水片刻。②净锅入水烧沸，下猪尾汆透，捞出洗净。③将猪尾、枸杞子、王不留行放入瓦煲内，加入适量清水，大火烧沸后改小火煲1.5小时，加盐调味即可。

**◎功效** 王不留行具有行血通经、催生下乳、消肿敛疮的功效，对治妇女闭经、乳汁不通、乳腺炎症均有较好的疗效；牛膝可通经下乳、利尿通淋，与王不留行同用有很好的通络经下乳效果，对产后乳汁不下有很好的疗效。

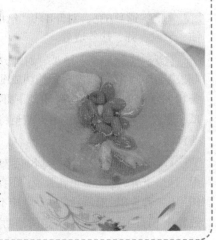

## 产后通乳小贴士

产妇多吃营养丰富和易于消化的食物，多喝汤水，如猪蹄汤、鸡汤、海参汤、鲫鱼汤等，可使体内得到更多的蛋白质、脂肪、水分和钙质。这样，产妇不仅分泌的乳汁质量好，而且量也可增多。哺乳期间，最好少吃辛辣刺激性的食物。

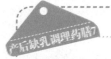

产后缺乳调理药膳7

# 红枣莲藕猪蹄汤

◎配方　红枣、当归各适量，莲藕、猪蹄各250克，黑豆、清汤适量，盐6克，姜片3克。

◎制作　①将莲藕洗净，切块；猪蹄洗净，斩块。②黑豆、红枣洗净浸泡20分钟备用。③净锅上火，倒入清汤，下入姜片、当归，调入盐烧开，下入猪蹄、莲藕、黑豆、红枣煲至熟即可。

◎功效　当归具有补血活血、通络通乳的功效；猪蹄是常用的丰胸下乳佳品；红枣可益气补血；黑豆可健脾补虚；四者同用，对合气血亏虚所致的缺乳症有很好的食疗效果。

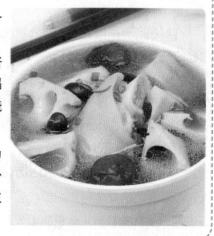

产后缺乳调理药膳8

# 章鱼花生猪蹄汤

◎配方　猪蹄250克，章鱼干40克，花生米20粒，盐适量。

◎制作　①将猪蹄洗净、切块，汆水；章鱼干用温水泡透至回软；花生米用温水浸泡备用。②净锅上火，倒入水，调入盐，下入猪蹄、花生米。煲至快熟时，再下入章鱼干同煲至熟即可。

◎功效　章鱼具有补气养血、收敛生肌的作用，猪蹄、花生均是通乳佳品，对产后气血亏虚，导致乳汁生化无源的缺乳症疗效显著。

◎贴心叮咛　煲炖章鱼要控制好火候，不可炖制得过老了，以免影响口感。

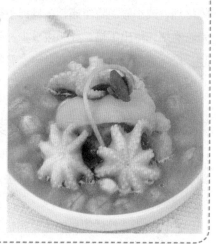

# 产后通乳小贴士

产妇常因夜间哺乳或因乳汁较少而在夜间给孩子食用代乳品，以致不能好好休息。一般来说，产妇每天要保证8~10小时的睡眠时间。适时合理休息，乳汁自然就会增多。

# 本草去痛，让女人轻松一身

产妇在产褥期内，发生与分娩或产褥有关的小腹疼痛，称为产后腹痛。若因瘀血引起的产后腹痛称为"儿枕痛"。孕妇分娩后，由于子宫的收缩恢复作用，下腹部会呈阵发性及节律性疼痛，多于产后1~2日出现，持续2~3日自然消失，西医学称为"宫缩痛""产后痛"，属产褥期的正常生理现象，一般不需治疗。若腹痛阵阵加剧，难以忍受，或腹痛缠绵不愈，疼痛不已，影响产妇的康复则为病态，应积极治疗。

## 🌸 引起产后腹痛的原因

产后腹痛的发生与产妇新产后子宫收缩恢复状况以及产妇的身体状态密切相关。妊娠期，子宫随着胎儿体积的增大而逐渐增大。分娩后，胎儿、胎盘一次俱下，子宫由藏而泻，并由膨满状态顿呈空虚状态，加之子宫缩复排出瘀血浊液，在这一满一泻的过程中，气血变化急剧，若产妇身体虚弱，或产后失血过多或调理不当，则难以适应这一过程，而易导致产后腹痛。产后腹痛的特点是新产后或产褥期内出现小腹部阵发性剧烈疼痛，或小腹隐隐作痛，多日都不得缓解，无恶寒发热现象，常伴有少量恶露，颜色紫暗有块，排出不畅，或恶露量少，颜色淡红。但要注意产后腹痛与产褥感染腹痛的鉴别。产褥感染腹痛者会伴有发热、恶寒、出冷汗等全身感染症状，并且阴道分泌物有恶臭味。

## 🌸 中医论产后腹痛及其证型

产后腹痛最早载于汉代《金匮要略》，其中记载产后腹痛证分为血虚里寒、气血郁滞、瘀血内结等虚实不同的治疗方法，其所创的当归生姜羊肉汤、枳实芍药散、下瘀血汤一直为后代医家所沿用。

中医认为，产后腹痛的主要病机为气血亏虚或瘀血阻滞导致气血运行不畅，不荣则痛或不通则痛。临床表现为血虚和血瘀两种证型。

①**血虚型**：症见产后小腹疼痛，喜暖喜按，恶露量少色淡，兼见头晕目眩、心悸失眠大便秘结、舌质淡红、苔薄、脉细弱。治宜益气补血，方用圣愈汤加减。

②**血瘀型**：症见产后小腹疼痛，拒按，腹部有明显冷感，得热则减，恶露量少、色紫黯、夹血块，胸胁胀痛，四肢不温，面色青白，舌质紫黯、苔薄白，脉沉紧。治宜活血化瘀、散寒止痛，方用生化汤加减。

因此产后腹痛的治疗当以补益气血或活血化瘀为主。

## 产后腹痛患者宜吃什么

产后患者身体多虚弱，因此饮食要保证营养全面，多食高蛋白食物，如瘦肉类、鱼类、蛋类、奶类，还要摄入足够的新鲜蔬菜、水果，有利于身体的恢复。多摄入具有补益气血及活血化瘀的食物，如乌鸡、红米、羊肉、当归、山楂、米酒等。饮食宜清淡，忌食辛辣刺激性食物，如辣椒、花椒、咖啡、浓茶等；忌食甜食，如果糖、巧克力等，这些食物对产后腹痛的恢复不利。

## 产后腹痛患者宜吃哪些药材、食材

以下推荐几种产后腹痛患者适用的药材和食材。

（1）当归：当归具有补血活血、调经止痛、润燥滑肠的功效，多用于治疗月经不调、闭经、产后腹痛、血虚头痛、眩晕、痿痹、赤痢后重、痈疽疮疡、跌打损伤等症。

（2）三七：三七具有止血、散瘀、消肿、止痛的功效，主要用于治疗各种出血症、血痢、产后血晕、产后瘀血腹痛、恶露不下、跌仆瘀血、外伤出血、痈肿疼痛等病症。

（3）川芎：行气开郁、祛风燥湿、活血止痛，主治风冷头痛眩晕、难产、产后瘀阻腹痛、痈疽疮疡、月经不调、闭经痛经、癥瘕、胸胁刺痛、风湿痹痛。

（4）桃仁：桃仁可破血行瘀、润燥滑肠，主治产后瘀血腹痛、闭经、肿瘤、热病蓄血、风痹、疟疾、跌打损伤、血燥便秘。治一切瘀血滞留作痛，一般配红花、当归、桑枝、赤芍等。

（5）肉桂：肉桂具有补元阳、暖脾胃、除积冷、通血脉的功效，主治命门火衰、肢冷脉微、亡阳虚脱、腹痛泄泻、寒疝奔豚、腰膝冷痛、经闭癥瘕等病症。

（6）羊肉：羊肉有补肾壮阳、散寒除湿的作用，凡肾阳不足、腰膝酸软、腹中冷痛、虚劳不足者皆可用它作食疗品。

## 产后腹痛小偏方，让女人摆脱痛楚

（1）山楂60克，红糖30克。将山楂放入砂锅内用小火煮5分钟后，加入红糖再煮片刻，趁热饮服。此品活血祛瘀、止痛，适合产后腹痛患者服用。

（2）红兰花30克，白酒200毫升。将红兰花与白酒同煎至白酒量减半，去渣候温，每次服50毫升。此品行血止痛，适用于产后腹痛。

# 产后腹痛调理药膳

产后腹痛主要由气血亏虚或瘀血阻滞导致气血运行不畅，不荣则痛或不通则痛。因此，产后腹痛的调理应以益气补血、活血化瘀为主。以下推荐一些产后腹痛患者适用的药膳，让你摆脱疼痛没忧愁。

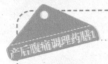

## 桃仁红米粥

◎ **配方**　桃仁20克，红米80克，枸杞子少许，红糖少量。

◎ **制作**　①将红米淘洗干净，置于冷水中泡发半小时后捞出沥干水分，桃仁洗净，枸杞子洗净，备用。②锅置于火上，倒入清水，放入红米煮至米粒开花。③加入桃仁、枸杞子同煮至浓稠状，调入红糖拌匀即可。

◎ **功效**　桃仁具有活血化瘀、通经止痛的功效；红糖可暖宫散寒；红米可补益气血；三者合用，对产后血瘀腹痛有很好的疗效，症见腹痛绵绵为针刺样疼痛，或阴道有少量出血，多为暗紫色。患者面色晦暗、舌色紫暗有瘀斑等。

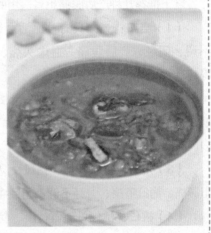

## 当归生姜羊肉汤

◎ **配方**　当归50克，生姜20克，羊肉500克，食盐、酱油、大蒜各适量。

◎ **制作**　①先将羊肉洗净，切块。放入沸水锅内氽去血水，捞出晾凉。②将当归、生姜用水洗净，顺切成大片。③取砂锅放入适量清水，将羊肉、当归、生姜放入，大火烧沸后，去掉浮沫，改用小火炖至羊肉烂熟，即可食用。

◎ **功效**　本品是治疗产后腹痛的代表方，当归可补虚劳、化瘀血；生姜、羊肉可暖胞宫、散寒凝；三者配伍同用，对产后寒凝血瘀引起的腹痛有很好的疗效。

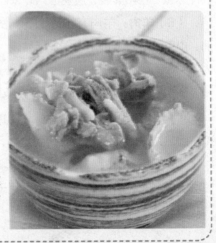

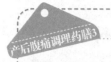

产后腹痛调理药膳3

# 生姜肉桂炖虾丸

◎ **配方** 虾丸150克，瘦猪肉50克，肉桂20克，生姜15克，薏苡仁25克，熟油、盐、味精各适量。

◎ **制作** ①虾丸对半切开；瘦猪肉洗净，切块；生姜洗净拍烂。②肉桂洗净；薏苡仁淘净。③将以上材料入锅，待锅内水开后，先用中火炖1小时，然后再用小火炖1小时，放进少许熟油、盐和味精即可。

◎ **功效** 肉桂能补元阳、暖脾胃、除积冷、通血脉，对寒凝血瘀、腹部冷痛、畏寒肢冷的产后患者有很好的疗效；生姜有温胃散寒之功，与肉桂配伍，可增强暖宫散寒、化瘀止痛之效。

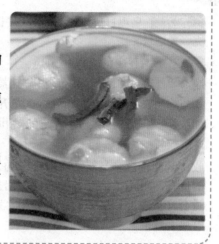

产后腹痛调理药膳4

# 鸡血藤鸡肉汤

◎ **配方** 鸡肉200克，鸡血藤、生姜、川芎各20克，盐6克。

◎ **制作** ①鸡肉洗净，切片、氽水；生姜洗净切片；鸡血藤、川芎洗净，放入锅中，加水煎煮，留取药汁备用。②将氽水后的鸡肉、生姜放入锅中，大火煮开，转小火炖煮1小时，再倒入药汁，煮沸。③加入盐调味即可食用。

◎ **功效** 川芎能行气止痛、活血化瘀，鸡血藤能活血化瘀、通经通络，与川芎配伍，祛瘀能力倍增，对气滞血瘀所致的产后腹痛、闭经、痛经、小腹或胸胁刺痛均有很好的疗效。

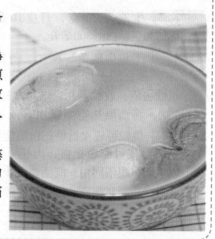

## 产后腹痛保健法

产妇应保持心情愉快，要避免各种精神刺激因素，还要注意防风保暖，尤其要注意下腹部的保暖，不可久坐、久站、下蹲或用一种姿势睡卧时间过长，否则容易造成盆腔瘀血，引发腹痛。产妇应注意随时改变体位，适当活动。

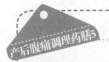

• 丹参三七炖鸡

◎ **配方** 乌鸡1只，丹参30克，三七10克，盐5克、姜适量。

◎ **制作** ①乌鸡洗净，切块，丹参、三七洗净。②丹参、三七装于纱布袋中，扎紧袋口。③布袋与鸡同放于砂锅中，加清水600毫升，烧开后，加入姜丝和盐，小火炖1小时，下味精调味即可。

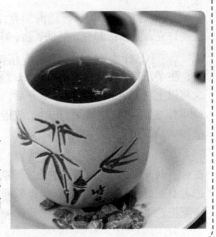

◎ **功效** 乌鸡滋阴补血，丹参、三七可散可收，既能止血，又能活血散瘀，均为化瘀止血的良药，可用于治疗各种血瘀、出血证，尤其适合产后多虚、多瘀的患者食用，对产后腹痛有显著效果。

• 化瘀止痛酒

◎ **配方** 生地黄250克，丹皮30克，肉桂30克，桃仁30克，白酒500毫升。

◎ **制作** ①将生地黄、桃仁、丹皮和肉桂捣为细末，和白酒一同煎煮约40分钟。②冷却后，过滤去渣，收贮备用。③每次10~20毫升，每日3次，将酒温热空腹服用，或不限时饮。

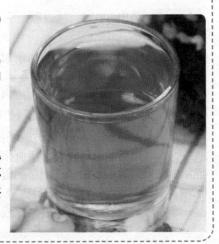

◎ **功效** 桃仁可破血行瘀；白酒能活血化瘀；生地黄、丹皮可凉血止血；肉桂可温里散寒化瘀；以上药材配伍同用，既活血又止血，止血不留瘀，对产后瘀血腹痛、恶露不净等症均有很好的疗效。

## 产后腹痛保健法

产妇饮食宜清淡，少吃生冷食物。红薯、黄豆、蚕豆、豌豆等容易引起胀气的食物也以少食为宜。此外，不要卧床不动，应及早起床活动，并根据体力，渐渐增加活动量，但不可太劳累，否则适得其反。

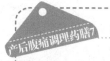

产后腹痛调理药膳7 ·········· ◦ **山楂桂皮茶**

◎ **配方** 山楂10克，桃仁10克，桂皮8克，延胡索8克。

◎ **制作** ①将山楂、桂皮、延胡索、桃仁均洗净，先将桂皮、延胡索、桃仁放入锅中；锅中加水700毫升，大火煮开后转小火煎煮10分钟。②再放入山楂，煎煮3分钟即可关火。③滤去药渣，取汁饮用。

◎ **功效** 山楂、桃仁、延胡索均有活血化瘀、行气止痛的功效；桂皮即为肉桂，有散寒止痛的作用；四味药材同用，既活血又散寒，对产后内有瘀血阻滞所引起的腹痛患者有较好的辅助治疗作用。

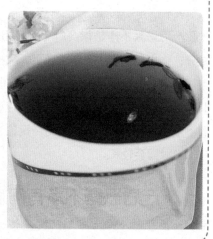

产后腹痛调理药膳8 ·········· **川芎肉桂姜茶**

◎ **配方** 川芎10克，肉桂姜茶包1个，老姜片、黑糖姜母汁各少许，糖包1个。

◎ **制作** ①将川芎洗净，放入平底锅中，加水适量，大火煮开，转小火煎煮10分钟，捞去药渣，留汁。②再加入老姜片及黑糖姜母汁至锅中，煮沸后倒入装有肉桂姜茶的玻璃壶。③加盖浸泡3～5分钟，附上糖包即可。

◎ **功效** 川芎可活血止痛，可治疗产后瘀阻腹痛；肉桂具有补元阳、暖脾胃、除积冷、通血脉的功效。两者合用，既活血化瘀，又散寒止痛，对血瘀寒凝所致的产后腹痛有很好的疗效。

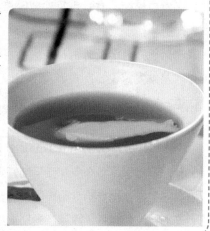

## 产后腹痛保健法

产后腹痛者可运用饮食自治法。取干姜粉1.5克、红糖25克，开水冲服，连服数次。本方主治产后腹痛，即儿枕痛。具有温中散寒，活血化瘀之功效。另外，取生姜30克、盐15克、荞麦皮100克，炒热装入布包敷于腹痛部外用，亦可缓解产后腹痛。

# 本草止恶露——加速子宫修复

产后恶露不净是指产后（一般指顺产）子宫血性分泌物持续10天以上，仍淋漓不尽者，称之为"产后恶露不净"，又称为"恶露不止""恶露不尽"。西医学称之为子宫复旧不全、晚期产后出血。子宫在胎盘娩出后逐渐恢复至未孕前状态的过程为子宫复旧，需6~8周时间。而血性恶露一般持续3~4天，若持续延长至7~10天者，为产后子宫复旧不全。对于剖宫产者，则另当别论，因剖宫产所造成的损伤较大，因此恢复较慢，子宫出血时间会较长。

## 产后恶露不净有何症状

产后恶露不净大多与产程过长、胎盘等组织残留子宫、产道损伤、产后子宫复旧不良等因素有关。主要症状为：产后血性恶露日久不尽，量或多或少，色淡红、暗红或紫红，或有恶臭气，可伴有神疲懒言、气短乏力、小腹空坠；或小腹疼痛拒按，出血较多者可伴有贫血症状，严重者还可导致晕厥。妇科检查可见子宫大而软，有压痛，子宫口松弛，有时可见残留胎盘组织堵塞于宫口。当恶露量多、色鲜红时，可能有软产道损伤现象。

产后恶露若能及时治疗，大多可痊愈，若出血日久可导致贫血，如有胎盘胎膜残留，容易继发感染，严重者可因出血过多而昏厥，应积极抢救。对于产后出血淋漓不止，达2~3个月者，应高度警惕绒毛膜上皮癌，应做相关检查。

## 如何预防产后恶露不净

预防产后恶露不净应加强早期妊娠检查和孕期的营养调护，提倡住院分娩。胎盘娩出后，必须仔细检查胎盘胎膜是否完整，有无缺损。如发现有宫腔残留，应立即清宫。患者产后要注意休息，注意产褥期卫生，避免感受风寒，并加强营养，提倡做产后保健操，以促进身体恢复。

## 中医论产后恶露不净及患者饮食忌宜

清代《胎产心法》指出"产后恶露不只是由于产时损伤气血，虚损不足，不能收摄，或恶露不尽，则好血难安，相并而下，日久不止"，或"火动病热"。临床上可将产后恶露归纳于气虚、血瘀、血热三个方面，所以治疗应以补益气血、活血化瘀、清热止血为主。

产后患者身体多虚弱，因此饮食要保证营养全面，多食高蛋白食物，如瘦肉类、鱼类、蛋类、奶类，还要摄入足够的新鲜蔬菜、水果，有利于身体的恢复。多摄入具有补益气血及活血化瘀的食物，如乌鸡、红米、羊肉、当归、山楂、米酒等。饮食宜清淡，忌食辛辣刺激性食物，如辣椒、花椒、咖啡、浓茶等；忌食甜食，如果糖、巧克力等，这些食物不利于产后病的恢复。

## ❀ 产后恶露不净患者宜吃哪些药材、食材

以下推荐几种产后恶露不净患者适用的药材和食材。

（1）**花旗参**：花旗参具有益气补虚、生津止渴的功效，可有效治疗产后失血过多引起的恶露不尽，还可以治疗肺结核、伤寒、慢性肝炎、慢性肾炎、红斑狼疮、再生障碍性贫血、白血病、肠热便血等。

（2）**小蓟**：小蓟具有凉血、祛瘀、止血的功效，可治疗各种出血症，对血热妄行引起的产后恶露有较好的疗效，还可治疗急性传染性肝炎、创伤出血、疔疮、痈毒。

（3）**香附**：香附具有理气解郁、活血止痛的功效，主治产后气滞血瘀引起的恶露不尽、脘腹胀痛、疝气疼痛、月经不调、经行腹痛、闭经、崩漏带下等病症。

（4）**泽兰**：泽兰具有活血通经、利尿消肿的作用，治闭经、癥瘕、产后恶露不净、产后瘀滞腹痛、身面水肿、跌仆损伤、金疮、痈肿。本品为妇科常用药，药性较和缓，与补益气血之品同用，使消中有补，不伤元气。

（5）**菊花**：菊花具有疏风、清热、明目、解毒的功效，可用来治疗血热型产后恶露不净，还可用于治疗头痛、眩晕、目赤、心胸烦热、疔疮、肿毒等病症。

（6）**山楂**：山楂是具有消食化积、行气散瘀的功效，主要用于治疗肉食积滞、胃脘胀满、泻痢腹痛、瘀血经闭、产后恶露瘀阻、心腹刺痛、疝气疼痛、高脂血症等病症。

（7）**猪肚**：猪肚具有补虚损、健脾胃的功效，对产后气血亏虚引起的恶露不净有一定的食疗效果，常食有助于改善虚劳瘦弱、厌食、小儿疳积、腹胀腹泻、胃痛等病症。

（8）**乌鸡**：乌鸡具有滋阴补肾、养血添精、退热补虚作用，对体质虚弱的产后恶露不净者有很好的食疗效果。

# 产后恶露不净调理药膳

产后女性身体多虚弱，治疗应以补益气血、活血化瘀、清热止血为主，多摄入具有补益气血以及活血化瘀的药材食材，如当归、乌鸡、山楂、黄芪等，可加速子宫的修复，让你不再流血不止！

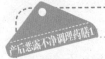

## ◦ 花旗参炖乌鸡

◎ **配方**　花旗参10克，香附10克，红枣5枚，乌鸡1只，川贝母3克，盐5克。

◎ **制作**　①鸡洗净，斩块，放入炖盅内；香附洗净，煎水备用；花旗参、川贝母、红枣均洗净。②花旗参、川贝母、红枣、乌鸡一起倒入炖盅内，倒入香附汁。③在火上炖4小时，再加入盐调味即可。

◎ **功效**　花旗参有补中、益气、生津的功效；乌鸡可养血补气；香附活血化瘀、行气止痛；大枣补益气血，对气血亏虚引起的产后恶露不净，量多色淡、质稀无臭味，并有神疲乏力、面色苍白、小腹空坠、舌淡苔薄者有很好的疗效。

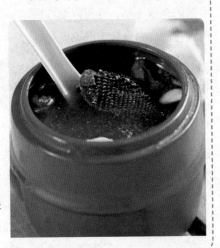

## ◦ 苦瓜菊花猪瘦肉汤

◎ **配方**　瘦肉400克，苦瓜200克，菊花10克，盐、鸡精各5克。

◎ **制作**　①瘦肉洗净，切块，汆水；苦瓜洗净，去籽去瓤，切片；菊花洗净，用水浸泡。②将瘦肉放入沸水中汆一下，捞出洗净。③锅中注水，烧沸，放入瘦肉、苦瓜、菊花慢炖，1.5小时后，加入盐和鸡精调味，出锅装入炖盅即可。

◎ **功效**　菊花具有疏风明目、清热解毒的功效；苦瓜可清热泻火；猪瘦肉可益气补虚，三者合用，既可清热解毒又能补虚，可用来治疗血热型产后恶露不净。

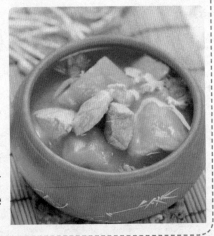

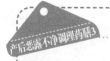

○ 冬瓜黑鱼汤

◎ **配方** 黑鱼500克，冬瓜500克，白术、泽兰各10克，盐、黄酒、胡椒粉、白糖、葱段、生姜片各适量。

◎ **制作** ①将冬瓜洗净，切片；黑鱼去鳞、鳃及内脏，洗净，切段；白术、泽兰洗净，煎取药汁，去渣备用。②黑鱼下油锅稍煎，再加适量清水，然后加入冬瓜片、黄酒、盐、白糖、葱段、生姜片，煮至鱼熟瓜烂。③再倒入药汁，加入胡椒粉调味，稍煮片刻即成。

◎ **功效** 该汤既补气又活血，对气血亏虚并有瘀滞的产后恶露不净患者食用，也有利于产后伤口的恢复。

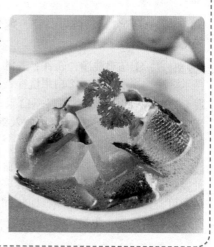

○ 养血止痛粥

◎ **配方** 黄芪15克，当归15克，白芍15克，红糖适量，粳米100克。

◎ **制作** ①将黄芪、当归、白芍洗净，入锅加水煮沸，转小火续煮10分钟后捞去药渣，留汁。②再将粳米淘洗干净，放入锅中加水煮成粥。③待粳米熟烂后加入适量红糖，倒入药汁继续稍煮片刻即可。

◎ **功效** 黄芪可补气健脾，当归能补血活血，白芍补血止疼痛，红糖能温里散寒，补益气血，粳米可益气补虚，以上几味同用，对治疗产后恶露不净有很好的食疗效果，既能止恶露，还能帮助产后身体的恢复。

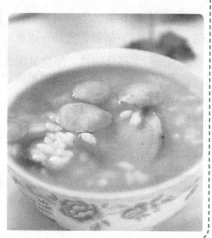

## 恶露不净保健法

恶露不净者应卧床休息静养，避免情绪激动，保持心情舒畅，家人朋友要安慰病人，消除其思想顾虑，特别要注意避免精神刺激。此外，要保持室内空气流通，祛除秽浊之气，但要注意保暖，避免受寒。若血热证者，衣服不宜过厚。

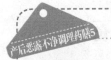

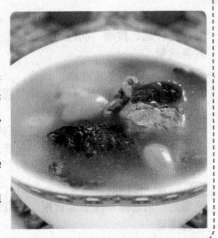

## 白果莲子糯米乌鸡汤

**产后恶露不净调理药膳5**

◎ **配方** 乌鸡1只,白果25克,莲子、糯米各50克,胡椒、盐各适量。

◎ **制作** ①乌鸡洗净,斩件,入沸水中汆烫;糯米洗净,用水浸泡。②白果洗净备用;莲子去莲心,泡发备用。③将乌鸡、白果、莲子、糯米放入炖盅中,加适量开水,放入锅内炖蒸2小时,再放入盐、胡椒调味即可。

◎ **功效** 乌鸡具有滋阴补肾、养血添精、退热补虚作用,莲子、白果可补肾健脾、燥湿止带,糯米可益胃健脾、增强体质,四味同用,能健脾补肾、补益气血、止带、除恶露。

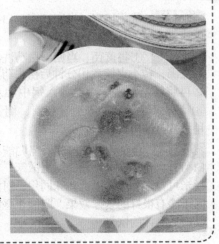

## 无花果煲猪肚

**产后恶露不净调理药膳6**

◎ **配方** 无花果20克,猪肚1个,蜜枣适量,盐、醋、鸡精、胡椒、老姜各适量。

◎ **制作** ①猪肚加盐、醋反复擦洗,用清水冲净;无花果、蜜枣洗净;胡椒稍研碎;姜洗净,去皮切片。②锅中注水烧开,将猪肚汆去血沫后捞出。③将所有食材一同放入砂煲中,加清水,大火煲沸后改小火煲2小时,至猪肚软烂后调入盐、鸡精即可。

◎ **功效** 本品具有补虚损、健脾胃的功效,对产后气血亏虚引起的恶露不净有一定的食疗效果。

## 恶露不净保健法

血热、血瘀、肝郁化热的病人,应加强饮料服食,如藕汁、梨汁、橘子汁、西瓜汁,以清热化瘀。脾虚气弱的病人,遇寒冷天气可增加羊肉、狗肉等温补食品。肝肾阳虚的病人,可增加滋阴食物,如甲鱼、龟肉等。

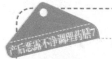

# 小蓟生地饮

◎ **配方** 小蓟15克，生地黄10克，金银花10克。

◎ **制作** ①将小蓟、生地黄、金银花均洗净。②将小蓟、生地黄先放入锅中，加水600毫升，大火煮开后转小火续煮5分钟，再放入金银花，续煮1分钟即可关火。③滤除药汁，去渣，即可饮用。

◎ **功效** 小蓟凉血止血、祛瘀消肿，对各种出血症均有疗效；生地清热凉血、益阴生津之功效；金银花清热解毒；三者同用，既能活血止血还能清热，对血热妄行引起的产后出血、恶露不净、产后伤口感染有很好的疗效。

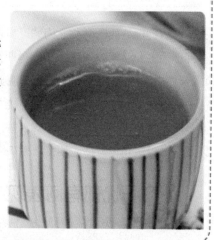

# 山楂香附茶

◎ **配方** 香附、川芎各10克，山楂6克。

◎ **制作** ①将香附、川芎、山楂分别洗净。②先将香附、川芎放入锅内，锅中加水600毫升，大火煮开后转为小火续煮。③再将山楂放入锅中续煮2分钟即可关火，滤去药渣，留汁饮用即可。

◎ **功效** 香附、川芎、山楂均有活血化瘀的功效，香附还能疏肝解郁；川芎为血中气药，既行气又活血；山楂能消食除胀；三者同用，对产后气滞血瘀所致的恶露不净有很好的疗效。

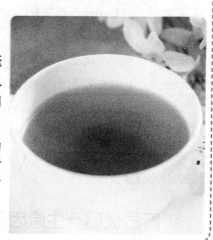

## 恶露不净保健法

恶露不净者要注意合理饮食，加强营养，饮食宜清淡，忌生冷、辛辣、油腻、不易消化的食物。为免温热食物助邪，可多吃新鲜蔬菜。若气虚者，可予鸡汤、桂圆汤等。若血热者可食梨、橘子、西瓜等水果，但宜温服。

# 本草解郁，让女人产后心情舒畅！

产后抑郁，西医学称之为"产褥期抑郁症"，是以产妇在分娩后出现情绪低落、精神抑郁为主要症状的病症，是产褥期精神综合征中最常见的一种类型。本病一般在产后1周开始出现症状，产后4~6周逐渐明显，平均持续6~8周，甚至长达数年。

本病的发病原因尚不明确，可能与产后内分泌环境的变化和社会心理因素有关，尤其是既往有精神病史、产后焦虑、缺乏社会支持与关爱、生活压力大、居住环境不良，以及对"母亲角色"适应不良者发病率较高。

## 产后忧郁有何表现

患者主要表现为精神抑郁、情绪低落、伤心落泪、悲观厌世、失眠多梦、易感疲乏无力，或内疚、焦虑、易怒，或沉默不语，不愿与家人甚至丈夫交流。严重者会出现处理事情能力低下，不能照料婴儿，甚至有伤害婴儿的行为或反复出现自杀的想法。由于产后抑郁症没有突出的临床特征，所以往往不被产科医生重视，得不到及时、相应的关注和治疗。近年来，本病的发病率有上升的趋势，严重影响了产妇、婴儿的健康和安全。

产妇应重视围产期及产褥期的心理保健和心理护理，家属在陪同产妇做产前检查时应告诉医生产妇的性格情况，有无精神病家族史和抑郁症表现等，对于具有发生抑郁症高危因素的产妇给予足够的重视，帮助调解家庭的婆媳、夫妻关系，缓解孕妇对分娩的恐惧害怕心理及选择生男生女的心理负担，减轻产后的应激压力。产妇在产后要保持充足的睡眠和休息，避免过劳和过重的心理负担。早预防、早发现、早治疗产后抑郁症对产妇的身心健康极为重要。

## 产后忧郁产生原因及患者日常饮食忌宜

产后抑郁症多与产褥期生理病理有关。产后多虚多瘀，血虚则不养心，心神失养，或过度忧愁思虑，损伤心脾；或瘀血停滞，上攻于心；或情志所伤，肝气郁结，肝血不足，发为本病。所以治疗本病当从补益心脾、活血化瘀、疏肝解郁等方面着手。

饮食宜营养全面，多摄入蛋白质及维生素含量高的食物，如肉类、蛋类、奶类及新鲜蔬菜和水果，有利于产妇产后体质的恢复。多食具有疏肝解郁、养心安神的食物，如玫瑰花、乳鸽、金针菇、佛手瓜、莲子、大豆、大枣等。饮食以清淡，忌食辛辣刺激性食物，如辣椒、芥末、胡椒等，这些食物对神经系统不利，会加重精神异常症状。忌食咖啡、浓茶等食物，因咖啡中含有咖啡因，茶中富含茶碱等成分，有兴奋中枢神经的作用，会加重患者失眠、焦虑等症状。

## 产后抑郁症患者宜吃哪些药材、食材

以下推荐几种产后抑郁患者适用的药材和食材。

（1）玫瑰花：玫瑰花具有理气解郁、和血散瘀的功效，可用于治疗产后抑郁、肝胃气痛、吐血咯血、月经不调、赤白带下、肿毒等病症。

（2）香附：香附气香行散，可升可降，具有理气解郁、调经止痛的功效，主治肝郁气滞、胸胁痞满、脘腹胀痛、疝气疼痛、月经不调、经行腹痛、闭经、崩漏带下等病症。

（3）郁金：郁金具有行气活血、疏肝解郁、清热凉血的功效，主治产后抑郁、胸胁脘腹疼痛、月经不调、痛经经闭、跌仆损伤、热病神昏、惊痫、癫狂、血热吐衄、血淋、砂淋、黄疸等病症。

（4）佛手：佛手具有疏肝解郁、理气和中、化痰止咳的功效，用于肝郁气滞、胸胁胀痛、脾胃气滞、脘腹胀痛、呕逆少食、咳嗽痰多等症。

（5）白芍：白芍是常见的补血良药，具有养血柔肝、缓中止痛、敛阴收汗的功效，可治疗肝郁血虚引起的产后忧郁症，还可治疗胸腹疼痛、泻痢腹痛、自汗盗汗、阴虚发热、月经不调、崩漏、带下等常见病症。

（6）酸枣仁：酸枣仁具有养肝解郁、宁心安神的功效，可治疗虚烦不眠、惊悸怔忡、烦渴、虚汗等病症。

（7）金针菇：金针菇具有补肝、解郁、益肠胃、抗癌之功效，对肝病、胃肠道炎症、溃疡、抑郁症、肿瘤等病症有食疗作用。

（8）乳鸽：鸽肉具有补肾疏肝、益气养血、美颜之功效，对产后气血亏虚引起的抑郁症有较好的食疗效果，还可改善贫血、体虚，对心脑血管疾病亦有食疗效果。

（9）百合：百合具有润肺止咳、清心安神的作用。适用于慢性咳嗽、肺结核、口舌生疮、口干、口臭的患者食用，对因产后抑郁所致的失眠也有很好的食疗功效。

（10）莲子：莲子具有清心醒脾、补脾止泻、补中养神的功效，主治心烦失眠、脾虚久泻、大便溏泄、久痢、腰疼、男子遗精、妇人赤白带下等。对因产后抑郁所致的心烦、失眠等症状有较好的食疗作用。

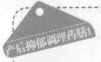

# 产后抑郁调理药膳

治疗产后抑郁当从补益心脾、活血化瘀、疏肝解郁等方面着手。合理的膳食，有利于产妇产后体质与精神状态的恢复。多食一些具有安神解郁的食物，如玫瑰花、郁金、酸枣仁等对产后抑郁者都非常有好处。

## 产后抑郁调理药膳1　　玫瑰香附茶

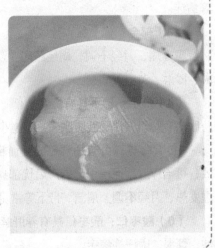

◎ **配方**　玫瑰花5朵，香附10克，冰糖15克。

◎ **制作**　①香附放入煮壶，加600毫升水煮开，转小火续煮10分钟。②陶瓷杯以热水烫温，放入玫瑰花，将香附水倒入冲泡，加冰糖调味即成。

◎ **功效**　玫瑰具有能疏肝理气、除烦解郁、活血化瘀的作用；香附可疏肝解郁、行气活血；二者配伍，解郁效果更佳，对产后抑郁症患者有很好的辅助治疗作用，能改善患者郁郁寡欢、胸闷胁痛；同时还能调经止痛，调理月经失调、消沉不快乐、胃痛、痛经等。

## 产后抑郁调理药膳2　　郁金大枣鳝鱼汤

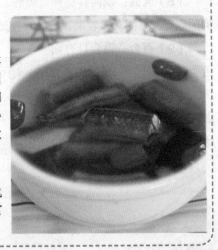

◎ **配方**　鳝鱼500克，郁金20克，延胡索10克，大枣10枚，生姜5片，盐、味精、料酒各适量。

◎ **制作**　①先把鳝鱼洗净，用盐腌去黏液，宰杀去其肠，洗净切段，并余去血水；郁金、延胡索洗净，煎取药汁备用。②起油锅爆香姜片，加少许料酒，放入鳝鱼炒片刻取出。③红枣、生姜洗净，与鳝鱼肉一起放入瓦煲内，加适量水，大火煮开后改小火煲1小时，再加入药汁，加盐、味精调味即可。

◎ **功效**　本品既能疏肝解郁，还可补虚、化瘀，对产后血瘀、血虚引起的抑郁症有很好的食疗效果。

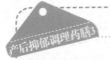

**产后抑郁调理药膳3**

◦ **白果炖乳鸽**

◎ **配方** 白果30克，乳鸽1只，合欢皮8克，枸杞子10克，火腿片2克，姜10克，葱、盐、味精、胡椒粉、绍酒各适量。

◎ **制作** ①将白果去外壳，浸泡一夜，去心；枸杞子去果柄、杂质，洗净；乳鸽洗净，斩件；姜拍碎；葱切段。②锅中加水烧开，下入乳鸽汆去血水后，捞出；合欢皮洗净备用。③将白果仁、乳鸽、枸杞子、合欢皮、绍酒、姜同放炖锅内，加清水3800毫升，置大火上烧沸，再用小火炖2小时，加盐、味精、胡椒粉即成。

◎ **功效** 益气养血、养心安神、疏肝解郁。

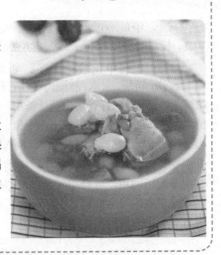

**产后抑郁调理药膳4**

◦ **金针生地鲜藕汤**

◎ **配方** 金针菇150克，生地10克，鲜莲藕200克，盐1小匙。

◎ **制作** ①金针菇用清水洗净，泡发后捞起沥干；生地洗净备用。②莲藕削皮，洗净，切块，放入锅中，加4碗水，再放入生地，以大火煮开，转小火续煮20分钟。③加入金针菇，续煮3分钟，起锅前加盐调味即可。

◎ **功效** 金针菇具有疏肝解郁、健脾和胃；生地清热凉血、补血止血，鲜藕滋阴益胃、凉血止血的疗效，对产后忧郁症的患者有很好的食疗作用，还能养心安神、帮助睡眠，有助于产后身体的恢复。

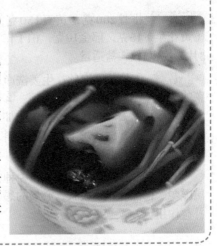

## 产后抗抑郁小贴士

许多研究都表明，如果妈妈比较平静的话，那么新生婴儿会生长得比较好。新妈妈如果每天能够花15分钟来放松，无论是通过深呼吸、冥想还是泡澡等方法，都有助于妈妈缓解压力，同时也有助于成为一个脾气更好的妈妈，以便增进亲子关系。

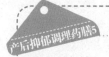

## 甲鱼猪骨汤

◎**配方** 甲鱼200克，猪骨175克，柴胡、白芍各10克，桂圆肉4颗，枸杞子2克，盐6克，姜片2克。

◎**制作** ①将甲鱼收拾干净，斩块，汆水；猪骨洗净，斩块，汆水；桂圆肉、枸杞子洗净备用。②柴胡、白芍均洗净，煎取药汁备用。③净锅上火倒入清水，加入姜片烧开，下入甲鱼、猪骨、桂圆肉、枸杞子煲至熟，再倒入药汁，调入盐即可。

◎**功效** 甲鱼、猪骨、柴胡、白芍、桂圆肉、枸杞子配伍同用，可补益气血、养心安神，对气血亏虚造成的产后抑郁、沉默寡言、心悸失眠的患者有一定的辅助治疗的作用。

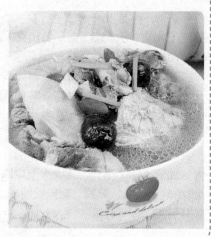

## 金针黄豆排骨汤

◎**配方** 排骨200克，黄豆150克，干金针菜（黄花菜）15克，郁金10克，柏子仁10克，生姜3片，红枣4枚，盐适量。

◎**制作** ①将黄豆泡软；生姜洗净；剪去金针菜的头部，泡发备用；红枣去核。②排骨洗净，入沸水汆烫，去除血水。③汤锅中加入1500毫升水，大火烧开，放入以上备好的材料，以小火煲1个小时，加盐调味即可。

◎**功效** 本品可补虚、解郁、安神，对产后体质虚弱、郁郁寡欢、失眠、心烦的患者有良好的补益作用。

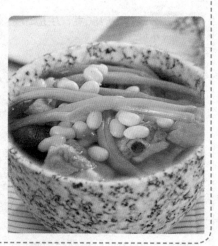

## 产后抗抑郁小贴士

产后要保持充足的睡眠。良好的睡眠可使新妈妈减少胡思乱想的症状，使产妇精神愉悦、内心平静。多与家人沟通，让自己生活在快乐的气氛中。家人、朋友也应多给予新妈妈帮助，多给予其关心。

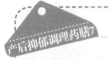

产后抑郁调理药膳7 ..................................... 。**佛手瓜白芍瘦肉汤**

◎ **配方** 鲜佛手瓜200克，白芍20克，猪瘦肉400克，蜜枣5枚，盐3克。

◎ **制作** ①佛手瓜洗净，切片，汆水。②白芍、蜜枣洗净；猪瘦肉洗净，切片，汆水。③将清水800毫升放入瓦煲内，煮沸后加入以上用料，大火开滚后，改用小火煲2小时，加盐调味。

◎ **功效** 佛手瓜具有疏肝解郁、理气和中、活血化瘀的功效，可用于肝郁气滞所致的郁郁寡欢、胸胁胀痛、食少腹胀、心神不安、失眠等症。白芍可补血养肝，对肝血不足，心神失养的抑郁患者大有益处。

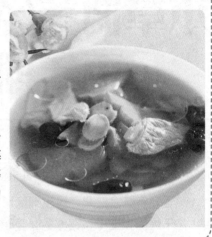

产后抑郁调理药膳8 ..................................... 。**酸枣仁莲子茶**

◎ **配方** 干莲子1/2杯，酸枣仁10克，冰糖2大匙。

◎ **制作** ①干莲子泡水10分钟，酸枣仁放入棉布袋内备用。②将莲子沥干水分后放入锅中，放入酸枣仁后，加入清水800毫升，以大火煮沸，再转小火续煮20分钟，关火。③加入冰糖搅拌至融化，滤取茶汁即可(莲子亦可食用)。

◎ **功效** 酸枣仁具有镇静的作用，特别适合因情绪烦躁导致失眠的人，莲子有助稳定情绪。因此这道茶饮对产后抑郁、神经衰弱、心悸、经前烦躁不易入眠者均有一定的疗效，可多饮用。

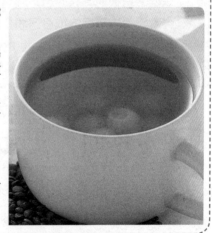

## 产后抗抑郁小贴士

新妈妈可饭后散步，呼吸新鲜的空气。这样不仅能使心情愉悦，同时还能够让你精神更充足。一定要注意不要强迫自己去做一些高强度的有氧运动，因为高强度的运动会引起血流量的增多，反而可能会引起不良效果。

# 本草调养经，
# 更年期要养足精气神

女性到了45岁左右，月经量开始减少，并出现月经周期不规律的现象，这是步入更年期的初步征兆。女性进入更年期，由于雌激素缺乏，皮肤会变薄，表皮细胞增生率也会降低，眼睑容易出现黑晕，皮肤干燥而少光泽，在秋冬时更明显。皮肤的变化直接反映了人体衰老的过程，因此正确的皮肤养护对于更年期女性显得尤为重要。

更年期不仅是所有女人必须经历的阶段，它更是女人走向成熟的一个过渡时期。所以，处于更年期的女人更应发现岁月赋予自己宝贵的东西，积极地调整心态，才有可能变得更加淡定从容。若再搭配合理的膳食，养成良好的饮食习惯，配合得当的美容调养，相信更年期的女性也会越变越美。

## 更年期，女人要懂得好好呵护自己

更年期又称为围绝经期，是指女性绝经前后的一段时间，包括绝经前期、绝经期、绝经后期。女人45岁后进入围绝经期，也就是更年期的前奏，此时卵巢功能开始逐渐衰退，经过10年左右，卵巢功能几乎完全消失。更年期是人体由成熟走向衰老的过渡阶段，对人类而言，它是进入老年阶段的开始。

要对抗更年期问题，首先要懂得好好呵护自己。学会自我调节，保持精神愉快。在夫妻关系方面，要比过去更注重，要以温柔的回报和激情的响应缓和厌倦和排斥。

### 更年期女性日常生活注意事项

对于更年期女性来说，在日常生活中均衡地摄取各种营养素及含天然植物性雌激素的豆类蛋白，减少动物性脂肪的摄入，多吃蔬菜水果及补充适量维生素，适度地运动以维持理想的体重，保证充足的睡眠和规律的生活，减少情绪不安及压力，避免烟酒等物质的刺激，都可以使皮肤的新陈代谢维持在良好的状态。女性在更年期除了注意精神、心理卫生外，合理膳食也十分重要。B族维生素对维护神经功能，促进消化，预防头痛、头晕，保持记忆力等大有裨益。小米、麦片、玉米等粗粮及菌类食物中含较丰富的B族维生素，更年期女性应适当多吃。此外，要少吃盐，避免吃刺激性食品，如酒、咖啡、浓茶、胡椒等。

另外，更年期女性卵巢功能急剧衰退，特别容易罹患子宫肌瘤、卵巢肿瘤、子宫颈癌等疾病。因此，更年期的女性朋友还要注意子宫和卵巢的保养。

## ✿ 更年期，皮肤也要抗老化

更年期的女人，脸上难免会留下由岁月刻下的"年轮"。从医学角度讲，这是由真皮组织里的结缔组织、弹力纤维和肌肉纤维退化萎缩及细胞缩水造成的。造成更年期女人脸上皱纹增多的内因其实很多，如各种慢性病、人体自然老化、精神因素、紫外线、干燥的气候、化妆品使用不当等。应对更年期皮肤老化也应该根据具体原因，对症调理，不过总的来说应注意以下几点。

（1）**注意营养调理**：在更年期，人的代谢和生理功能都有所改变，机体适应调节能力、抵抗能力有所下降，因此，要重视营养的调理。要充分摄取对肌肤有益的维生素，讲究饮食营养均衡。多补充膳食纤维及适当服用营养品，从身体内部来保养肌肤。食用低热量、低脂肪的食物，少摄取糖分，多喝水，也对预防或延缓肌肤老化有一定的帮助。

（2）**保证充足的睡眠**：肌肤的再生是在夜间进行的，因此，不规律的生活及睡眠不足，绝对是健康肌肤的大敌。即使再忙，每天也一定要保证至少6～8小时的睡眠。

（3）**放松心情，降低压力**：压力会影响激素平衡，造成皮肤斑点。所以，保持心情开朗，消除压力是绝对必要的。

（4）**做好对抗紫外线的准备**：紫外线可以对肌肤造成最无情的伤害，避免日积月累的日光照射是延缓皮肤老化最有效的方法。更年期女性要做好防晒措施，杜绝让肌肤老化的外在因素。

（5）**随时检查肌肤状况**：随时注意细纹或肌肤松弛等现象，在小问题还没变严重之前及时发现，以便可尽早进行修护保养。

（6）**随时保持肌肤清洁**：维持肌肤健康的第一步，就是洁净肌肤，将脸上的污垢及化妆品彻底洗干净。

# 饮食调养，让你轻松度过更年期

更年期在中医学被称为"脏躁"。衰老引起的疾病多以肾虚为主，所以更年期补肾尤为重要。饮食调养是一个很好的补肾方法，但不同体质的人，又有着不同的饮食菜单。

## 补肾还需看体质

（1）**气虚者**：多见面皓白、精神不振、懒于说话、声音低微、容易出汗、头晕心悸等，可选用人参、党参、山药、大枣等进补，可煮汤喝，也可与鸡肉、牛肉、猪排骨等合炖服用。

（2）**血虚者**：多见面色无华、口唇发白、头昏眼花、心悸失眠、精神不振等，可选用红枣、赤豆、桂圆、金针菜、阿胶、当归、木耳等进补。

（3）**阴虚者**：多见头晕耳鸣、口干咽燥、手足心热、午后发热、夜间容易盗汗、失眠多梦、腰酸等，可选用莲子、银耳、鸭鹅肉、枸杞等进补。

（4）**阳虚者**：多见形寒怕冷、四肢不温、精神不振、大便溏薄、腰腿软、夜尿频多等，可选用羊肉、狗肉、牛肉、鸡肉、海虾、鹿茸等进补。

## 几种对更年期女性有益的食物

（1）**甲鱼**：含有蛋白质、脂肪、钙、磷、铁、维生素等营养，具有滋阴凉血、补虚调中的功能。

（2）**木耳**：有补中益气、凉血止血的作用，适宜于月经紊乱、经血过多的更年期女性食用。

（3）**银耳**：有润肺止咳、生津滋阴、益气和血、健脑强心的作用，尤其适宜于肺肾阴虚、口感燥热的更年期女性食用。

（4）**豆腐**：豆类蛋白质含量最高的食物，能够降低胆固醇，还能将女性更年期的潮热反应减到最低程度，同时对骨质疏松有一定的预防作用。

（5）**木瓜**：含有丰富的维生素C，具有保护皮肤、延缓衰老、治疗便秘、防治癌症等多种功效。

（6）**百合**：具有润肺、补虚、安神的作用，也是一种滋补佳品，对女性更年期症状，如心神不宁、失眠不安、虚烦惊悸、神志恍惚等症有显著疗效。

（7）**燕窝**：性平，味甘，有滋阴润燥、益气养心、填精补髓、养血补血的功效，是一种滋补佳品，尤其适宜于体质虚弱、表虚多汗的更年期女性食用。

# 更年期保健药膳

更年期是每个女人必须经历的阶段，无法逃避。但更年期的保健方式，却能选择。更年期的女人，更应好好地呵护自己，慰劳自己。一两道美味可口的药膳，不仅能满足你的胃，还能让你保持年轻、靓丽。

## 更年期保健药膳1 ·········· ○ 湘莲桂圆炖猪脑

◎ **配方** 湘莲50克，猪脑2副，桂圆肉25克，陈皮1块，盐3克，味精2克。

◎ **制作** ①湘莲、桂圆肉、陈皮洗净，陈皮浸软备用。②猪脑浸于水中，挑去薄膜、红筋，再用清水洗净，放入沸水中汆烫，捞起沥干水分，备用。③将全部材料放入炖盅内，注入适量清水，盖上盅盖，隔水炖4小时，以少许盐、味精调味即可。

◎ **功效** 猪脑可补脑安神、增强记忆，桂圆可补血养心，更年期女性常食可改善心烦失眠、健忘等症状。

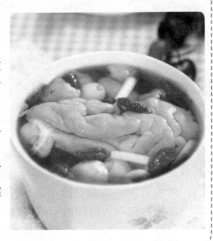

## 更年期保健药膳2 ·········· ○ 枸杞红枣炖猪心

◎ **配方** 猪心1个，猪肉100克，枸杞子10克，红枣5颗，姜、盐、鸡精、香油、花雕酒、高汤各适量。

◎ **制作** ①枸杞子泡发洗净，猪心洗净，切块，瘦猪肉切块，姜去皮，切片。②锅上火，爆香姜片，倒入高汤，待汤沸，下猪心，肉块汆烫一下，捞出。③转入砂锅中，放入花雕酒、红枣、枸杞子，炖约60分钟至熟烂，调入调味料，淋上香油，拌匀即可。

◎ **功效** 本品可养心安神、滋阴补肝肾，适合更年期女性食用，可改善心悸失眠的症状。

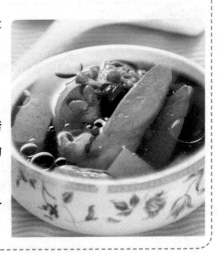

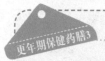

更年期保健药膳3

## 黑芝麻山药糊

◎配方　黑芝麻250克，山药250克，何首乌250克，白糖适量。

◎制作　①将黑芝麻、山药、何首乌洗净，晒干，炒熟，研成细粉。②再将三种粉末盛入碗内，加入开水和匀。③调入白糖和匀即可。

◎功效　本品健脾补肾，养血安神。对脾肾亏虚型贫血、面色萎黄或苍白、面部长斑、头晕、乏力、心烦失眠、腰膝酸痛、舌淡苔白等症均有改善效果。

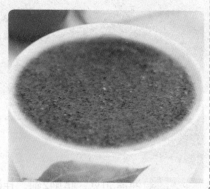

更年期保健药膳4

## 何首乌黑豆煲鸡爪

◎配方　鸡爪8只，猪瘦肉100克，黑豆20克，红枣5颗，何首乌10克，盐3克。

◎制作　①鸡爪斩去趾甲洗净，备用；红枣、何首乌洗净泡发，备用；猪瘦肉洗净，汆去血水，沥水备用。②黑豆洗净放锅中炒至裂开。③全部用料放入煲内加适量清水煲3小时，下盐调味即可。

◎功效　本品滋阴补肝肾、益气养血、美颜祛斑，对更年期女性有很好的滋补作用。

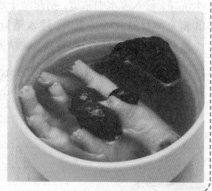

更年期保健药膳5

## 板栗枸杞粥

◎配方　板栗200克，枸杞子100克，大米100克，盐6克。

◎制作　①将大米用清水洗净。②煲中加清水，下入板栗、大米，煲至成粥。③最后撒上枸杞子，加入盐，再煲至入味即可。

◎功效　板栗补肾益气，加上枸杞子滋阴补肾、美颜抗衰老，对更年期女性有很好的滋补作用，可缓解肝肾亏虚引起的腰膝酸软、体虚倦怠等症状。

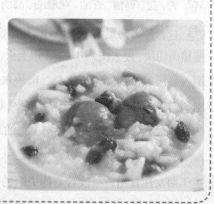

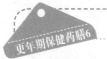

## 茯苓鸽子煲

**更年期保健药膳6**

◎ **配方** 肉鸽子300克，茯苓10克，盐4克，姜片2克。

◎ **制作** ①将肉鸽宰杀净，斩成块氽水；茯苓洗净备用。②净锅上火倒入水，放入姜片，下入肉鸽、茯苓煲至熟，加盐调味即可。

◎ **功效** 中医学认为，鸽肉气味咸、平、无毒，有解毒、补肾壮阳、补血安神之功效。鸽子肉对更年期气血不足、心悸失眠具有大补功效。

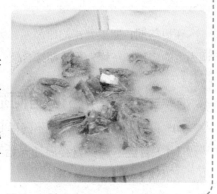

## 浮小麦莲子黑豆茶

**更年期保健药膳7**

◎ **配方** 黑豆、浮小麦各30克，莲子、黑枣各7颗，冰糖少许。

◎ **制作** ①将黑豆、浮小麦、莲子、黑枣均洗净，放入锅中，加水1000毫升，大火煮开，转小火煲至熟烂。②调入冰糖搅拌溶化即可，代茶饮用。

◎ **功效** 浮小麦是敛阴固汗的常用药，莲子、黑豆滋阴补肾，黑枣益气补血。本品对更年期潮热盗汗、自汗有很好的改善作用。

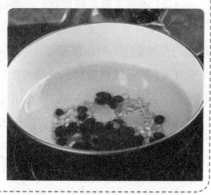

## 天麻苦瓜酿肉

**更年期保健药膳8**

◎ **配方** 天麻、川芎、茯苓、苦瓜、猪绞肉、甜椒末、盐、米酒、香油、太白粉各适量。

◎ **制作** ①苦瓜切段去籽和白膜后铺于盘中备用。②绞肉加入调味料搅拌至出黏性，用汤匙填入苦瓜内备用。③将清水倒入锅中，加入川芎、茯苓、天麻，以中火煮沸，转小火续煮5分钟，过滤取药汁，再淋于苦瓜上，撒上甜椒末，放入蒸笼中，以大火蒸15~20分钟即可。

◎ **功效** 本品可清热、活血、降血压、降血脂。

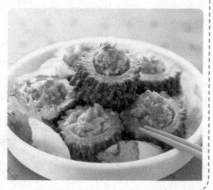

# 细看更年期综合征

在更年期，卵巢分泌的雌激素急骤降至最低水平，便会发生一系列自主神经功能失调为主的症状，统称为更年期综合征。

## 更年期综合征有何症状

90%以上的女性都会出现不同程度的更年期症状。

**（1）月经不调：**月经周期开始不规律，或缩短或延长，血量有时增多，有时减少，或淋漓不尽。

**（2）自主神经功能紊乱：**主要表现为潮热盗汗、心慌气短、胸闷不适、心律不齐、头痛眼花等。发作可一日数次，发作时心跳加快，血压升高，常因情绪激动而使症状加重。

**（3）泌尿生殖系统症状：**早期症状不明显或很轻，进入更年期晚期则可出现阴道干涩、性交疼痛、性欲减退、外阴瘙痒、阴道炎、外阴炎等。因膀胱萎缩、弹性降低、肌张力差等变化，可出现尿频、尿急或张力性尿失禁。

**（4）神经精神症状：**情绪波动、性格改变、烦躁易怒或消沉抑郁、多疑轻生、焦虑恐惧、记忆力衰退、注意力不集中、失眠等。

**（5）其他症状：**易出现骨质疏松、腰背和关节酸痛、易骨折等。

## 中医论更年期综合征

更年期综合征在中医学相当于"绝经前后诸证"的范畴。妇女绝经前后，肾气渐衰，天癸渐竭，冲任二脉虚损，加之体质因素或外界刺激，使阴阳失去平衡，脏腑气血不和。本病以肾虚为本，肾的阴阳平衡失调，影响到心、肝、脾脏，而出现诸多症候。本病分为肾阴虚、肾阳虚、肾阴阳两虚三个证型，治疗以调和肾阴肾阳为主。

## 更年期综合征"生""心"调养法

更年期的调养首先应从生活起居和个人心理方面入手。

**（1）更年期综合征的生活起居调养法：**更年期女性生活应有规律，注意劳逸结合，保证充足的睡眠，但不宜过多卧床休息。身体尚好时应主动从事力所能及的工作和家务，或参加一些有益身心的文体活动和社会活动，以丰富精神生活，增强身体素质。

（2）**更年期综合征的心理调养法**：患者首先要明确，更年期是一个正常的生理变化过程，可持续几个月甚至几年，因此出现一些症状是不可避免的，不必过分焦虑，要解除思想负担，保持豁达、乐观的情绪。多参加一些娱乐活动，以丰富生活乐趣。注意改进人际关系，及时疏导新发生的心理障碍，以保持精神愉快，稳定情绪。

## ❀ 更年期综合征患者应吃什么

更年期综合征患者饮食宜清淡，控制热量和脂肪的摄入。摄入过多热量和脂肪会引起肥胖，而肥胖又会导致糖代谢异常，而增加心脑血管疾病的发病率，所以更年期一定要控制饮食的热量摄取。宜选用植物油，如菜籽油、葵花籽油等；多食少胆固醇的食物，如蔬菜、水果、瘦肉、鱼类、豆制品等。更年期女性体内雌激素水平降低，骨组织合成代谢下降，易发生骨质疏松症，增加骨折的发病率，所以要增加钙质摄入量。而且受体内激素影响，更年期女性情绪不稳定，若体内钙不足，更会加重情绪波动，增加精神痛苦。另外，更年期女性要限制食盐的摄入；忌食辛辣刺激性食物，如烟酒、咖啡、浓茶及辣椒等。

## ❀ 治疗更年期综合征常用的药材、食材

以下推荐几种更年期综合征患者适用的药材和食材。

（1）**灵芝**：灵芝被誉为"仙草""瑞草"，具有益气血、安心神、健脾胃等功效，对更年期综合征有较好的疗效，主要用于治疗虚劳、心悸、失眠、头晕、神疲乏力、久咳气喘、冠心病、肿瘤等病症。

（2）**猪脑**：猪脑有补骨髓、益虚劳、滋肾补脑之功效，主要用于治疗头晕、头痛、目眩、偏正头风、神经衰弱、失眠、健忘、记忆衰退等症。

（3）**海参**：海参具有补肾益精、养血润燥、止血的功效，可改善更年期女性精血亏虚、性欲低下、月经不调等症状，而且海参是高蛋白、低脂肪、低胆固醇食物，可有效防治心脑血管疾病。

（4）**猪心**：猪心具有补虚损、安神定惊、养心补血的功效，主治心虚多汗、自汗、惊悸恍惚、怔忡、失眠多梦等症。

（5）**莲心**：莲心具有清心醒脾、补脾止泻、安神明目、健脾补胃、止泻固精的功效，主治心烦失眠、脾虚久泻、大便溏泄、久痢、腰疼、男子遗精、妇人赤白带下等症。

（6）**小麦**：小麦具有养心神、敛虚汗、养心益肾、健脾厚肠、除热止渴的功效，对更年期综合征的盗汗、五心烦热、失眠健忘有很好的疗效。

# 更年期综合征调理药膳

进入了更年期，出现或多或少的更年期症状是很正常的。但更年期的保健也是女性朋友们应该重视的，以下推荐一系列对于更年期女性有益的药膳，让你在更年期也能享受美丽！

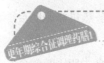

## 灵芝炖土鸡

◎ **配方** 灵芝12克，土鸡1只，香菇50克，老姜15克，花雕酒10毫升，盐3克，大葱、鸡粉适量。

◎ **制作** ①将灵芝洗净，润透，切片；土鸡肉洗净，入沸水锅中氽去血水；香菇洗净，去柄，切块；老姜洗净，去皮，切片。②炖锅置旺火上，掺入清水，放入土鸡，烧沸，除去浮沫，放入姜、葱、花雕酒、灵芝小火炖4小时，捞出姜片不用。③再加入盐、鸡精，待汤沸即可。

◎ **功效** 灵芝、香菇、土鸡三者配伍，对肝肾虚损、精血不足所致的更年期综合征有较好的疗效，可治疗虚劳、心悸、失眠、神疲乏力等症状。

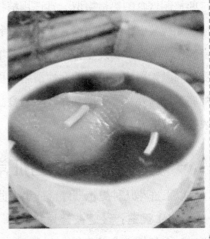

## 兔肉百合枸杞汤

◎ **配方** 兔肉60克，百合130克，枸杞子50克，葱花、盐各适量。

◎ **制作** ①将兔肉洗净，砍成小块；百合洗净，剪去黑边；枸杞子泡发。②锅中加水烧沸，下入兔肉块，氽去血水，去浮沫后捞出。③在锅中倒入一大碗清水，再加入兔肉、盐，用中火烧开后倒入百合、枸杞子，再煮5分钟，放入葱花，立即起锅即成。

◎ **功效** 百合清心安神，对更年期患者虚烦惊悸、神志恍惚、烦躁易怒、失眠多梦等症有很好的改善作用。兔肉有很好的补益作用，更年期患者常食不仅能补虚，还能预防心脑血管疾病。

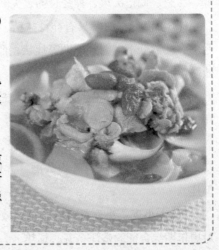

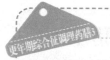

## 山药麦芽鸡肫汤

◎ **配方** 鸡肫200克，山药、麦芽、蜜枣各20克，盐4克，鸡精3克。

◎ **制作** ①鸡肫洗净，切块，余水；山药洗净，去皮，切块；麦芽洗净，浸泡。②锅中放入鸡肫、山药、麦芽、蜜枣，加入清水，加盖以小火慢炖。③1小时后揭盖，调入盐和鸡精稍煮，出锅即可。

◎ **功效** 麦芽养心神、敛虚汗、养心益肾、除热止渴，对更年期综合征所见的潮热盗汗、五心烦热、失眠健忘有很好的疗效。山药补益肾气、助消化、补虚劳、益气力、长肌肉，还能抗衰老、降压降糖，对更年期女性大有益处。

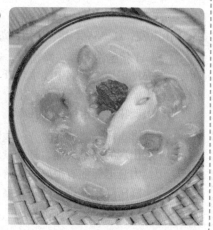

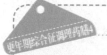

## 参麦泥鳅汤

◎ **配方** 太子参20克，浮小麦、泥鳅、猪瘦肉各150克，蜜枣3枚，花生油10克，盐5克。

◎ **制作** ①太子参、浮小麦洗净，用棉布袋装好，扎紧袋口。②猪瘦肉洗净，切块；蜜枣洗净；泥鳅用开水略烫，洗净表面黏液，锅中下花生油，将泥鳅煎至两面金黄色。③将清水1300毫升放入瓦煲内，水沸后加入全部原料，大火煲开后改用小火煲2小时，除去棉袋，加盐调味即可。

◎ **功效** 本品滋阴敛汗、滋阴益气、养心安神、疏肝解郁、降压降脂，对更年期女性有较好的食疗作用，还能预防多种心脑血管疾病。

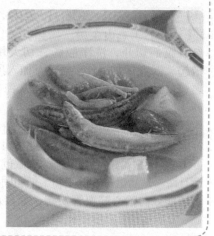

## 更年期保健知识

　　月经频繁、经血量多甚至引起贫血的人，可选择蛋白质含量高的食物，如鸡蛋、瘦肉、豆类等。平时还应多食一些猪肝、蔬菜和水果。如果食欲缺乏，可用红枣、桂圆加红糖做成红枣桂圆汤饮用，或用红枣、红小豆煮粥当点心食用，可以起到健脾补血的功效。

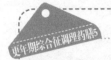
## 天麻炖猪脑

更年期综合征调理药膳5

◎ **配方** 猪脑300克,天麻15克,葱2棵,姜1块,枸杞10克,红枣5克,盐、味精、高汤各适量。

◎ **制作** ①猪脑洗净,去净血丝。葱择洗净,切段,姜去皮切片。②锅中注水烧开,放入猪脑汆烫,捞出沥水。③高汤放入碗中,加入所有原材料,调入调味料隔水炖2小时即可。

◎ **功效** 猪脑补骨髓、益虚劳、滋肾补脑,对更年期患者出现的头晕头痛、神经衰弱、失眠、健忘、记忆力衰退等症有很好的改善作用,天麻平肝潜阳、降压降脂,可有效防止高血压、高脂血症以及脑卒中等中老年性常见病。

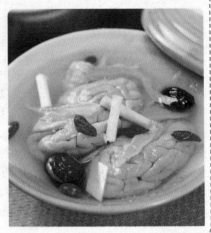

## 姜片海参炖鸡汤

更年期综合征调理药膳6

◎ **配方** 海参3只,鸡腿1只,姜1段,盐2小匙。

◎ **制作** ①鸡肉汆烫,捞起;姜切片。②海参自腹部切开,洗净腔肠,切大块,汆烫,捞起。③煮锅加6碗水煮开,加入所有材料煮沸,转小火炖约20分钟,加入海参续炖5分钟,加盐调味即成。

◎ **功效** 本品具有补肾益精、养血润燥、益气补虚的功效,可改善更年期女性精血亏虚、性欲低下、月经不调、心烦易怒、失眠健忘等症状,而且海参是高蛋白、低脂肪、低胆固醇食物,常食还能效防治心脑血管疾病,如高血压、冠心病、高脂血症、动脉硬化等。

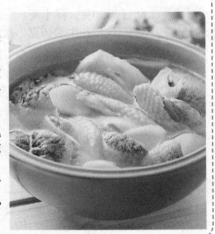

## 更年期保健知识

更年期女性应保持良好的情绪。这样可以提高和协调大脑皮质和神经系统的兴奋性,充分发挥身体潜能,使人精神饱满、精力充沛、食欲增强、睡眠安稳、生活充满活力。这对提高免疫力、促进健康、适应更年期身体的变化大有裨益。

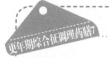

# 莲子芡实猪心汤

**◎ 配方** 莲子、芡实各50克，猪心350克，猪瘦肉100克，蜜枣20克，盐适量。

**◎ 制作** ①将莲子、芡实、猪瘦肉、蜜枣洗净。②猪心切开两边，洗净空腔里的残留瘀血，入锅中汆烫。③将2000毫升清水放入瓦煲内，煮沸后放入全部用料，大火煲开后，改用小火煲3小时，再加盐调味即可。

**◎ 功效** 猪心安神定惊、养心补血，有镇静和强心的作用；莲子、芡实养心安神、助眠，与猪心同食，对更年期妇女失眠、盗汗、潮热、心悸、精神恍惚、烦躁易怒等症状有一定的食疗效果。

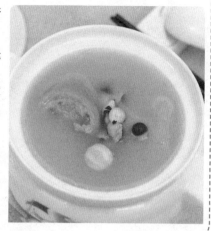

# 莲心苦丁更年清心茶

**◎ 配方** 苦丁茶3克，莲心1克，菊花3克，枸杞子10克。

**◎ 制作** ①将苦丁茶、莲心、菊花、枸杞子均去杂质，洗净备用。②将以上材料共放入茶杯中，以沸水冲泡，加盖焖10分钟后即成。③代茶频饮，可复泡3~5次。

**◎ 功效** 苦丁茶、菊花清热解毒、活血脉、降血压、降血脂；枸杞子滋补肝肾、降压降脂、抗衰老；常饮此茶能清心火、安心神，对女性更年期的心情烦躁、面色萎黄、性欲低下等症有明显的改善作用。

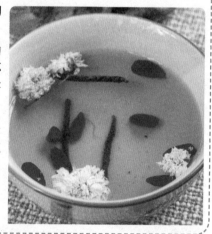

## 更年期保健知识

对于更年期有头昏、失眠、情绪不稳定等症状的人，要选择富含B族维生素的食物，如小米、麦片、豆类和瘦肉、牛奶等。牛奶中含有的色氨酸有镇静安眠功效；绿叶菜、水果含有丰富的B族维生素。这些食品对维持神经系统的功能、促进消化都有一定的作用。